现代全科护理技术

李璐 等 主编

 长江出版传媒 湖北科学技术出版社

图书在版编目（CIP）数据

现代全科护理技术 / 李璐等等主编. — 武汉 ： 湖
北科学技术出版社，2023.4
ISBN 978-7-5706-1990-0

Ⅰ．①现… Ⅱ．①李… Ⅲ．①护理学 Ⅳ．①R47

中国版本图书馆 CIP 数据核字（2022）第 070751 号

现代全科护理技术

XIANDAI QUANKE HULI JISHU

责任编辑：王小芳　　　　　　　　　　　　　封面设计：曾雅明

出版发行：湖北科学技术出版社　　　　　　电话：027-87679426
地　　址：武汉市雄楚大街 268 号　　　　　邮编：430070
（湖北出版文化城 B 座 13-14 层）
网　　址： http://www.hbstp.com.cn

印　　刷：湖北星艺彩数字出版印刷技术有限公司　　邮编：430070

787×1092　　　　1/16　　　　　　12.5 印张　　295 千字
2023 年 4 月第 1 版　　　　　　　2023 年 4 月第 1 次印刷
　　　　　　　　　　　　　　　　　　　定价：79.00 元

本书如有印装质量　　可找本社市场部更换

编　委　会

主　编　李　璐（聊城市眼科医院）

　　　　王　丽（青岛市第八人民医院）

　　　　任向辉（聊城市人民医院）

　　　　邢朝霞（宁津县人民医院）

　　　　李玉君（昌乐县五图街道卫生院）

　　　　许沛沛（青岛市第八人民医院）

目　　录

第一章　护　理　管　理

第一节　概　述

随着医学技术的进步和医学模式的转变,护理工作的范围和内容也在不断扩大,护理工作的对象也由患者扩大到社会人群,这些都导致护理学科迅速发展。护理管理作为护理学科的重要组成部分,成为涉及自然科学和社会科学领域的综合性应用学科。护理管理是将管理的科学理论和方法应用到护理实践活动中,以提高护理工作的效率。

一、护理管理的概念

护理管理是护理工作中的基本工作内容,护理人员需要运用科学管理的方法,组织完成护理工作任务。世界卫生组织认为护理管理是发挥护士的潜在能力和有关人员及辅助人员的作用,或者运用设备和环境、社会活动等,在提高人类健康这一过程中有系统地发挥这些作用。美国护理专家吉利斯认为,护理管理过程应包括资料收集、规划、组织、人事管理、领导和控制的功能。因此,编者认为护理管理是指运用科学管理理论和方法,对护理工作涉及的人员、时间、信息、技术、设备等要素进行有效的计划、组织、协调和控制,实现护理组织的目标。护理管理除了具有管理学的特点外,还具有经济学、行为科学、社会学等特点。护理管理涉及的范围广泛,包括组织管理、人员管理、质量管理、科研管理、教学管理、信息管理等,这就要求管理者具有广泛的知识。护理管理需要现代化和科学化,这是提高护理工作水平的保障。

二、护理管理的任务

目前护理管理的任务分为理论和实践两个方面,理论任务是借鉴国外先进的护理管理模式和方法,结合我国护理管理的实践,研究护理管理的规律、原理和方法,创立适应我国国情的护理管理理论体系;实践任务是将科学管理理论和方法运用于护理管理活动中,提高护理工作的效率和质量。依据护理工作的内容,可以将护理管理分为护理行政管理、护理业务管理、护理教育管理和护理科研管理。

1.护理行政管理

护理行政管理是指管理者根据国家有关医疗卫生方面的法律法规和政策,以及医疗机构的有关规章制度,对护理工作进行组织管理,持续改进工作质量,提高护理部门的绩效。

2.护理业务管理

护理业务管理是对护理的各项业务工作进行协调控制,提高护理人员的护理服务能力,提高工作效率,满足服务对象对护理服务的需求。

3.护理教育管理

护理教育管理是指将教育管理的一般概念运用于护理专业中,研究护理教育系统中的管理问题,揭示护理教育管理的过程及其规律。

4.护理科研管理

护理科研管理是运用现代管理的科学原理和方法,结合护理科研规律和特点,对护理科研工作进行计划、组织、协调和控制的过程。护理科研管理的目的是提高护理的研究水平,探寻和总结护理工作规律,促进护理管理理论的发展,并研究理论应用于实践,提高护理的效能。

三、护理管理者的角色

(一)明茨伯格的管理者角色理论

明茨伯格认为,对于管理者而言,从角色出发,才能够找出管理学的基本原理并将其应用于管理的具体实践中去。明茨伯格在《管理工作的本质》中这样解释说:"角色这一概念是行为科学从舞台术语中借用过来的。角色就是属于一定职责或者地位的一套有条理的行为。"明茨伯格将管理者的工作分为十种角色。这十种角色分为3类,即人际关系方面的角色、信息传递方面的角色和决策方面的角色。

1.人际关系角色

(1)代言者角色:这是管理者所担任的最基本的角色。作为护理管理者,必须履行有关法律、社会、专业和礼仪等方面的责任。如护理管理者代表医院举行护理业务会议、接待来访者、签署文件等。很多职责有时可能是日常事务,然而它们对组织能否顺利运转非常重要,不能被忽视。

(2)领导者角色:由于护理管理者是护理部门的正式领导,要对护理部门组织成员的工作负责,这就构成了领导者的角色。此角色活动涉及两个方面:一是人员的聘用,护理管理者通常负责选拔和培养人才,包括对下属的聘用、培训、考核等;二是激励引导,护理管理者以科学的管理和专业的技能激励下属护理人员完成护理工作任务,共同实现护理组织目标。

(3)联络者角色:是指护理管理者同他所领导的组织以外的无数个人或团体维持关系的重要网络。通过对每种管理工作的研究发现,管理者花在同事和单位之外的其他人身上的时间与花在自己下属身上的时间一样多。护理管理者在工作中需要进行沟通,一是与自己上级之间的沟通;二是与下属护理人员之间的沟通;三是与医生和其他医技人员的沟通;四是与患者及其家属的沟通;五是与外界其他人员的沟通。沟通是为了信息能够得到有效的传递,保障工作任务能够得到较好的完成。

2.信息型角色

(1)监控者角色:作为监控者,管理者为了得到信息而不断审视自己所处的环境。他们询问联系人和下属,通过关注各种内部事务、外部事情和分析报告等主动收集信息,通过信息分析识别潜在的机会和风险。作为护理管理者,需要主动收集各种信息,并对信息进行分析,评估护理人员的工作,保证护理工作任务的完成。

(2)传播者角色:组织内部可能会需要这些通过管理者的外部个人联系收集到的信息,管理者必须分享并分配信息。护理管理信息传播的对象包括自己的上级、下属的护理人员、护理对象等,传播的内容包括有关文件、方针、政策、规章制度、工作计划和任务等,还有护理工作中收集和分析的各种信息。护理管理者的任务就是向下属护理人员适时适地发布有关信息,保证信息传递畅通和准确,以便指导下属正确理解和执行有关决策,并采取适宜的行动。

(3)发言人角色:这个角色是面向组织外部的,管理者把一些信息发送给组织之外的人。管理者作为组织的权威,要求对外传递关于本组织的计划、政策和成果信息,使得那些对组织有重大影响的人能够了解组织的状况。如护理管理者对护理对象发布或公开工作中的相关重要信息,以便护理对象对护理工作做出积极反应。

3.决策型角色

(1)创业者角色:管理者在其职权范围之内充当本组织变革的发起者和设计者,努力组织资源去适应周围环境的变化,善于寻找和发现新的机会。护理管理者为提高护理工作质量,不断提供新服务、开发或应用新技术或新产品等。

(2)危机处理者角色:创业者角色把管理者描述为变革的发起人,而危机处理者角色则显示管理者非自愿地回应压力。在危机的处理中,时机是非常重要的,而且这种危机很少在例行的信息流程中被发觉,大多是一些突发的紧急事件。实际上,每位管理者必须花大量时间处理突发事件,没有组织能够事先考虑到每个偶发事件。在护理工作中,经常会发生一些突发情况,护理管理者需要及时做出反应和采取应对措施,提高护理服务质量。

(3)资源分配者角色:管理者负责设计组织的结构,即决定分工和协调工作的正式关系的模式,分配下属的工作。护理管理者负责护理资源在组织内的分配,包括资金、人员、设备、时间等,保证医疗护理工作的有序进行,使得护理对象获得良好的护理服务。

(4)谈判者角色:组织要不停地进行各种重大、非正式化的谈判,这多半由管理者带领进行,一方面因为管理者的参加能够增加谈判的可靠性;另一方面因为管理者有足够的权力来支配各种资源并迅速做出决定。谈判不仅是管理者不可推卸的工作职责,而且是工作的主要部分。护理管理者为了提高护理服务质量,经常与上级协商增加护理人员、添加医疗仪器设备、增加护理人员福利待遇等有关事项,尽量说服上级能够满足自身的诉求,以期获得更多的资源在内部进行分配。

(二)霍尔的胜任者角色模式

霍尔和布兰兹勒提出关于护理管理者的"胜任者"角色模式,认为护理管理者具有以下10个角色模式:专业的照顾提供者、组织者、人事管理者、照顾患者的专业管理者、员工的教育者、小组的策划者、人际关系的专家、护理人员的拥护者、变革者、行政主管和领导者。管理者从组织的角度来看是一位全面的负责人,事实上却要担任一系列的专业化工作,既是通才,又是专家。由于护理职业的特殊性,对于护理管理者而言,其承担的角色内涵又有所不同,具有其特殊性。

四、护理管理者的基本素质

管理者的基本素质是指管理者应该具备的基本条件,是工作方法与工作艺术的基础,涉及政治思想道德、理论思维、文化、心理、生理等多种因素。这些因素相互作用、相互融合,体现和决定着管理者的才能、管理水平及工作绩效。护理管理者的基本素质主要包括身体素质、政治素质、知识素质、能力素质和心理素质。

(一)身体素质

身体素质是管理者最基本的素质。护理管理者每天都要面对繁重的工作,没有健全的体魄和良好的身体素质,管理者就失去了事业成功最起码的条件。身体素质主要包括体质、体力、体型等。

(二)政治素质

政治素质是指个人从事社会政治活动所必需的基本条件和基本品质。护理管理者需要具备对护理事业和管理工作的热爱和献身精神,树立"管理即服务"的管理理念,培养较强的事业心和责任感。护理管理者要正确处理国家、组织和个人三者之间的利益关系,不断提高自身的政治思想修养和道德品质水平。

(三)知识素质

知识是提高管理者素质的源泉和根本。护理管理者不仅要具备医学、护理等区别于其他专业领域的理论知识和技术方法,还要掌握现代管理科学知识以及与护理、管理相关的社会、人文科学知识,以适应高速发展的、日趋复杂的综合性护理工作和管理活动的需要。此外,除了对知识的掌握外,管理者更重要的是运用这些理论、知识和方法解决护理管理中遇到的实际问题。

(四)能力素质

能力是管理者把各种理论和业务知识应用于实践、解决实际问题的本领,是护理管理者从事管理活动必须具备的、直接影响工作效率的基本素质。护理管理者的能力素质是一个综合的概念,包括以临床护理技能、护理工作程序管理技能及风险管理技能等为主的技术能力;以处理人际关系、识人用人、调动人的积极性等为主的人际能力;以发现并解决问题、决策、应变等为主的概念能力。不同层次管理者的能力要求并不相同,一般而言,高层护理管理者重在培养概念能力,中层护理管理者主要需要人际能力,而基层护理管理者则更偏重于技术能力。

(五)心理素质

心理素质是一个广泛的概念,涉及人的性格、兴趣、动机、意志、情感等多方面内容。良好的心理素质是指心理健康或具备健康的心理,能够帮助管理者在面对繁重工作时保持稳定的情绪和工作热情。优秀的护理管理者要学会扬长避短,既要培养、增强优良的心理素质,如事业心、责任感、创新意识、心理承受能力、心理健康状况等,也要注意克服挫折心理、从众心理、偏见、急功近利等的负面心理。

第二节 管理理论和原理

一、古典管理理论

古典管理理论是管理理论最初形成阶段，这一阶段侧重于从管理职能、组织方式等方面研究工作效率，其观点比较注重管理的科学性、准确性、纪律性和法理性，对人的心理因素考虑很少。这一阶段以泰勒的科学管理理论、法约尔的管理过程理论和韦伯的行政组织理论为代表，这些管理理论是古典管理理论阶段的经典管理理论。

（一）泰勒的科学管理理论

费雷德里克·泰勒是美国古典管理学家，科学管理理论的创始人。他从一名学徒工开始，逐步被提拔为车间管理员、小组长、工长，最后到总工程师。在此过程中，他不断在工厂实地进行试验，系统地研究和分析工人的操作方法和动作所花费的时间，逐渐形成科学管理的管理体系。1911年因出版了《科学管理原理》一书，他被公认为是"科学管理之父"。科学管理理论的基本出发点是通过对工作方法的科学研究来提高劳动生产效率，其重要手段是运用科学化、标准化的管理方法代替昔日的经验管理。

泰勒的科学管理理论的主要观点如下。

（1）通过动作方式和工作时间研究对工人工作过程的细节进行科学的观察与分析，制定科学的操作方法，用以规范工人的工作方式。

（2）细致地挑选工人，并对他们进行专门的培训，培训工人使用标准的操作方法进行工作，提高劳动生产效率。

（3）真诚地与工人们合作，确保劳资双方均能从生产效率提高中得到好处。在工资制度上实行差别计件制。根据工人完成工作定额的情况，按不同的工资率计件支付工资，采用刺激性的工资报酬制度来激励工人努力工作。

（4）明确管理者和工人各自的工作和责任，把管理工作称为计划职能，工人劳动称为执行职能。计划职能和执行职能分开，以科学的方法取代经验方法。

（二）法约尔的一般管理理论

亨利·法约尔，法国人，早期就参与企业的管理工作，并长期担任企业高级领导。法约尔的研究以企业整体作为研究对象。他认为，管理理论是有关管理得到普遍承认的理论，是经过普遍经验检验并得到论证的一套有关原则、标准、方法、程序等内容的完整体系。法约尔作为西方古典管理理论在法国的杰出代表，被称为"现代经营管理之父"。法约尔的著述很多，1916年出版的《工业管理和一般管理》是其最主要的代表作，标志着一般管理理论的形成。法约尔的管理过程理论主要探求管理的原则，从管理实际出发，建立一套管理的理论，作为管理者的行为准则。

法约尔的管理过程理论的主要观点如下。

1.区别经营和管理

将管理活动从经营职能中提炼出来，成为经营的第六项职能。他认为，管理是普遍存在的独立活动之一，有自己一套知识体系，由各种职能构成，管理者通过完成各种职能来实现目标。

2.管理的五大职能

法约尔将管理活动分为计划、组织、指挥、协调和控制五大管理职能,并进行了相应分析和讨论。管理的五大职能并不是管理者个人责任,是分配于领导人与整个组织成员之间的工作。

3.倡导管理教育

法约尔认为,管理能力可以通过教育来获得,每一个管理者都要按照自己的方法、原则和个人经验行事,但是谁也不曾设法使那些被人们接受的规则和经验变成普遍的管理理论,管理能力需要通过教育来获得。

4.管理的十四项基本原则

法约尔的十四条管理原则如下。①管理分工:专业化可提高员工的工作效率,增加工作产出。②权力和责任的一致:管理者必须有命令下级的权力,职权赋予管理者的就是这种权力。责任是权力的孪生物,凡行使职权的地方就应当建立责任。③严明的纪律:下属必须遵守和尊重统治组织的规则,良好的纪律由有效的领导者造就。明智地运用惩罚来对付违反规则的行为。④统一指挥:每一个下属应当只接受来自一位上级的命令。⑤统一领导:每一组具有同一目标的组织活动,应当在一位管理者和一个计划的指导下进行,在引导管理者与下属时,组织的行动准则应该一致。⑥个人利益服从集体利益:任何组织内个人或群体的利益不应当置于组织的整体利益之上。⑦个人报酬公平合理:对下属的劳动必须付给其合理的酬劳。⑧集权与分权相适应:集权是指下属参与决策的程度。决策的规则是集中还是分散,需要考虑适度原则,管理者的任务是找到每种情况下最适合的集中程度。⑨明确的等级制度:从最高层管理到最低层管理的直线职权代表了一个等级链,信息应当按等级链传递。当遵循等级链会导致信息传递的延迟时,则允许信息的横向交流。⑩良好的工作秩序:人员和物品应当在恰当的时候处在恰当的位置上。⑪公平公正的领导方法:管理者应当和蔼和公平地对待下属。⑫人员任用稳定:员工的高流动率会降低组织效率,管理者应当平衡人员的稳定和流动,制定有规划的人事计划,保证有合适的人选接替职务的空缺。⑬鼓励员工的创造精神:允许员工发起和实施计划将会调动员工极大的工作热情。⑭增强团体合作和协作精神:鼓励团队精神有助于在组织中营造出和谐和团结的氛围。

(三)韦伯的行政组织理论

马克斯·韦伯生于德国,曾担任过教授、政府顾问、编辑,对社会学、宗教学、经济学与政治学都有相当高的造诣。他在管理思想方面最大的贡献在于《社会和经济组织的理论》一书中提出的理想行政组织体系理论,对后来的管理学发展有着深远的影响,被称为"行政组织理论之父"。韦伯的行政组织理论的出发点在于行政管理方面,从行政管理的角度对管理的组织结构体系进行深入研究,目的是解决管理组织结构优化的问题,创立了全新的组织理论。

韦伯的行政组织理论的主要观点如下。

1.权利与权威是组织形式的基础

韦伯认为,任何组织都必须以某种形式的权力作为基础,没有权力,任何组织都不能达到自己的目标。人类社会存在三种权力,即传统权力、超凡权力和法定权力。其中,传统权力是传统惯例或世袭而来。人们对其服从是因为领袖人物占据着传统的权力地位,同时,领袖人物也受着传统制约。领导人的作用只为了维护传统,效率较低,不宣作为行政组织体系的基础。

超凡权力来源于别人的崇拜与追随,带有感情色彩,并不依据规章制度,超凡权力也不宜作为行政组织体系的基础。法定权力是以对法律确立的职位或地位权利的服从作为基础。韦伯认为,只有法定权力才能作为行政组织体系的基础。

2.理想行政组织体系的特点

理想的行政组织体系至少应具备以下特征。①任务分工:组织中的人员应有固定和正式的职责,并依法行使职权。组织根据合法程序制定并明确目标,依靠完整的法规制度,组织与规范成员的行为,以期有效地达到组织目标。②等级系统:对组织内各个职位按照等级原则进行安排,形成自上而下的等级系统,按照地位高低规定成员间命令与服从的关系。③人员任用:每一职位均根据资格要求,按自由契约原则,经公开考试合格进行人员任用,务求人尽其才。④专业分工与技术训练:对成员进行合理分工,明确各自工作范围及权责,通过技术培训提高工作效率。⑤成员的工资及升迁:按职位支付薪金,并建立奖惩与升迁制度,使成员安心工作,培养其事业心。⑥组织成员间关系:成员间的关系是对事不对人的关系。韦伯认为,具有上述特征可使组织表现出高度理性化,组织成员的工作行为能达到预期效果,组织目标也能顺利达成。

二、行为科学理论

20世纪30年代,传统科学管理理论开始受到批判与挑战。因为传统科学管理理论建立在以追求最大经济利益为活动目的的“经济人”假说基础上,它漠视了人的特点和需要,只重视管理体制、组织机构、规章制度、职能权责等,压制了人的积极性和创造性,也无法进一步提高生产效率。管理学家开始广泛采用心理学、社会学、人类学、生理学、生物学以及其他相关学科的成果,来研究管理过程中人的行为和人与人之间关系的规律,从而有效地调整生产关系,缓和社会矛盾,逐渐形成了行为科学管理理论。行为科学管理理论研究个体行为、团体行为与组织行为,重视研究人的心理、行为等对高效率地实现组织目标的影响作用。行为科学管理理论的代表包括梅奥的人际关系理论、马斯洛的需求层次理论、赫茨伯格的双因素理论、麦格雷戈的“X-Y理论”等。20世纪60年代后,出现了组织行为学的名称,专指管理学中的行为科学。

(一)梅奥的人际关系理论

梅奥是美国行为科学家,是人际关系理论的创始人。1927年他在美国哈佛大学工商管理学院从事工业管理研究时,应邀到美国西方电气公司所属霍桑工厂,主持组织管理与生产效率之间关系的试验,也就是著名的霍桑试验。1933年,他发表了《工业文明的人类问题》,又在1945年发表了《工业文明的社会问题》。这两本著作对霍桑试验进行总结,也是梅奥人际关系理论的代表性论著。

霍桑试验的初衷是试图通过改善工作条件与环境等外在因素,找到提高劳动生产率的途径。1924—1932年,先后进行了4个阶段的试验:照明试验、继电器装配工人小组试验、大规模访谈和对接线板接线工作室的研究。但试验结果却出乎意料,无论工作条件是否改善,试验组和非试验组的产量都不会不断上升;在探讨计件工资对生产效率的影响时,发现生产小组内有一种默契,大部分工人有意限制自己的产量,否则就会受到小组的冷落和排斥,奖励性工资并未如传统管理理论认为的那样会使工人最大限度地提高生产效率;而在历时两年的大规模的访谈试验中,职工由于可以不受约束地畅谈个人想法,发泄内心郁闷,从而态度有所改变,生产率得到相应提高。对此,梅奥认为,影响生产效率的根本因素不是工作条件,而是工人自身。当工人意识到归属感时,有助于其建立整体观念以及有所作为和完成任务的观念,从而提高劳动生产率。在决定工作效率的因素中,工人的融洽性和安全感比奖励性工资更重要。霍桑试验表明,工人不是被动、孤立的个体,影响生产效率的最重要因素不是待遇和工作条件,而是工作中的人际关系。梅奥的人际关系理论是在霍桑试验的基础上,对古典管理理论进行了大胆突破,第一次把管理研究重点转移到研究人的因素,对古典管理理论做了修正和补充,开辟了管理研究的新理论,也为现代行为科学的发展奠定了基础。

梅奥的人际关系理论的主要观点如下。

1.工人是社会人

传统组织理论把人当作"经济人",认为金钱是刺激人积极性的唯一动力。梅奥认为,人们的行为动机并不是单纯地追求金钱,还有社会、心理方面的需要,即追求人与人之间的友情、安全感、归属感和受人尊敬等,而后者更为重要。因此,不能只重视技术和物质条件,而必须首先从社会心理等方面考虑合理的组织与管理。

2.组织中存在非正式组织

传统组织理论只重视组织结构、职权划分、规章制度等正式组织的相关问题,但梅奥通过霍桑试验发现,一切组织中都存在两种类型,一种是正式组织,是由职位、权力、责任及其相互关系和规章制度明确界定、相互衔接而构成的组织体系;还有一种是非正式组织,是在正式组织的共同劳动过程中,因相同的兴趣、爱好、利益等而结成的自发性群体组织,具有群体成员自愿遵从的不成文规范和惯例,对成员的感情倾向和劳动行为具有很大的影响力。这两种类型的组织相伴相生,相互依存。因此,作为管理者来说,必须正视非正式组织的存在,并利用它来影响人们的工作态度,为正式组织活动和目标服务。

3.新型领导重视提高工人的满意度

传统组织理论认为生产效率主要受工作方法、工作条件、工资制度等制约,只要改善工作条件、采用科学的作业方法、实行恰当的工资制度,就可以提高生产效率。梅奥通过试验证明,生产率的提高很大程度上取决于工人的积极性、主动性和协作精神,取决于对各种需要的满足程度,满足程度越高,士气就越高,劳动生产率也就越高。新型领导应尽可能满足工人需要,不仅要解决他们物质生活或生产技术方面的问题,还要善于倾听工人意见,沟通上下的思想,适时、充分地激励工人,使正式组织的经济需要与非正式组织的社会需要达到平衡,以最大可能地提高工人士气,从根本上提高生产效率。

(二)麦格雷戈的人性管理理论

麦格雷戈,美国著名的行为科学家,是人际关系学派最具影响力的管理学家之一。麦格雷戈 1957 年在美国《管理理论》杂志上发表了《企业的人性面》一文中提出了两大类可供选择的人性观,即著名的 X 理论和 Y 理论。他认为管理者应从两种不同的角度看待员工,并相应地采取不同的管理方式。

麦戈雷格的 X 理论和 Y 理论的主要观点如下。

1.X 理论对人性的假设

①人们生来好逸恶劳,常常逃避工作;②人们不求上进,不愿负责任,宁愿听命于人;③人

生来以自我为中心,淡漠组织需要;④人习惯于保守,反对变革,把个人安全看得高于一切;⑤只有少数人才具有解决组织问题所需要的想象力和创造力;⑥人缺乏理性,易于受骗,随时可能被煽动者当作挑拨是非的对象,做出一些不适宜的行为。

基于以上假设,以X理论为指导思想的管理工作要点:①管理者应以利润为出发点来考虑对人、财、物等生产要素的运用;②制定严格的管理制度和法规,处罚和控制是保证组织目标实现的有效手段;③管理者要把人视为物,把金钱当作激励人们工作的最主要手段。

2.Y理论对人性的假设

①人并非天性懒惰,要求工作是人的本能;②一般人在适当的鼓励下,不但能接受责任而且愿意担负责任后果;③外力的控制和处罚不是使人们达到组织目标的唯一手段,人们愿意通过实行自我管理和自我控制来完成相应目标;④个人目标和组织目标可以统一,有自我要求的人往往把达到组织目标视作个人报酬;⑤一般人具有相当高的解决问题的能力和想象力,只是其智力潜能还没有得到充分发挥。

基于上述假设,以Y理论为指导思想的管理工作要点:①管理者要通过有效地综合运用人、财、物等要素来实现组织目标;②人的行为管理任务在于给人安排具有吸引力和富有意义的工作,使个人需要和组织目标尽可能地统一起来;③鼓励人们参与自身目标和组织目标的制定,信任并充分发挥下属的自主权和参与意识。

三、现代管理理论

现代管理是在科学管理不断发展的基础上,应用运筹学、系统理论、统计学等原理和方法,结合行为科学的应用,把组织看成由人和物所组成的完整系统而进行的综合性管理。

(一)管理理论丛林

第二次世界大战以后,随着科学技术和社会格局的巨大变化,诸多学者从不同的学科、不同的角度出发,运用不同的方法对管理展开研究,形成了各种各样的管理学派。1961年,美国加州大学洛杉矶分校的哈罗德·孔茨认为,管理学至少形成了六大学派。这六大学派包括以下几种。

1.管理过程学派

管理过程学派又称管理职能学派。这一学派以管理过程或者管理职能作为研究对象,认为管理就是在组织中通过别人或与别人共同完成任务的过程。管理的职能和过程包括计划、组织、领导和控制。他们试图通过对管理过程或者职能的分析研究,从理性上加以概括,把用于管理实践的概念、原则、理论和方法结合起来,构成管理的科学理论。他们的学说都是围绕管理过程或职能的分解和设定开始的,其他的管理学内容,则多归入所划分的管理过程或职能之中。

2.社会系统学派

这一学派从社会学的角度研究管理,认为社会的各级组织都是一个协作系统,进而把组织中人们的相互关系看成一种协作系统。其主要观点是:组织是由人组成的协作系统,由3个因素构成,即协作的意愿、共同的目标和信息的沟通。管理人员在组织中的作用,就是在信息沟通系统中作为相互联系的中心,并通过信息沟通来协调组织成员的协作活动,以保证组织的正常运转,实现组织的共同目标。管理人员的主要职能有 3 项:①建立和维持一个信息沟通系统;②确定组织的共同目标及各部门的具体目标;③选拔任用组织成员,使组织成员为这些目标的实现做出贡献,同时保证协作系统的生命力。

3.管理科学学派

管理科学学派认为,管理中的人是理性人,组织是追求自身利益的理性结构,经济效果是其最根本的活动标准,管理过程是一个合乎逻辑的系统过程,因此,管理活动可以运用数学的方法来分析和表达。科学管理学派主张,采取数学模型和程序来分析和表达管理的逻辑过程,借助于计算机和运筹学,求出最佳答案,实现管理目标。科学管理学派创设了若干管理研究的定量分析方法,如决策树方法、线形规划方法、网络技术方法、动态规划方法、模拟方法、对策方法等。

4.系统管理学派

系统管理理论运用系统论的范畴和原理,对组织的管理活动和过程进行分析和研究。系统管理学派认为,组织是一个整体的系统,它由若干子系统组成。组织中任何子系统的变化都会影响其他子系统的变化,为了更好地把握组织的运行过程,就要研究这些子系统和它们之间的相互关系,以及它们如何构成了一个完整的系统。同时,组织又是社会系统中的一个子系统,它受到其他社会子系统的影响,组织系统必须通过和周围环境的相互作用,并通过内部和外部信息的反馈,不断进行自我调节,以适应自身发展的需要。对于组织的管理分析,应该按照系统的原则进行,即以系统的整体最优为目标,对组织的各方面进行定性或定量的分析,选择最优方案。

5.决策理论学派

决策理论学派是以社会系统理论为基础,吸收了行为科学、系统理论、运筹学和计算机科学等学科内容而发展起来的,是西方有较大影响的管理学派。这一学派认为,管理活动的全部过程都是决策过程,因此,管理就是决策。决策过程分为 4 个阶段:收集情报、拟订计划、选择计划和评价计划。他们特别强调信息联系在决策过程中的作用。决策学派的代表人物西蒙等人把社会系统理论同心理学、行为科学、系统理论、计算机技术、运筹学结合起来考察人们在决策中的思维过程,并分析了程序化决策和非程序化决策及其使用的传统技术和现代技术,提出了目标分析法等决策的辅助工具,被人们认为对管理人员的决策确有帮助,并在今后对人工智能等问题的深入研究提供了基础。决策理论得到了人们的较高评价,西蒙因此获得了诺贝尔经济学奖。

6.权变理论学派

权变理论学派认为,组织和成员的行为是复杂的、多变的,这是一种固有的性质。而环境的复杂性又给有效的管理带来困难,所以没有一种理论和方法适合于所有的情况。必须根据管理的条件和环境随机变化,通过观察和分析大量的案例,从中分析管理方法技术与条件环境的联系,寻求管理的基本类型和模式。权变理论强调随机应变,灵活应用过去各学派的特色理论。权变理论是能把各种管理的基本原理统一起来的理论,但权变理论对于管理理论没有突破性的发展,是对已往理论的灵活应用。

另外,管理理论丛林还包括行为科学学派、经验主义学派、经理角色学派、社会技术学派和经营管理学派。

(二)管理理论新发展

20世纪80年代,尤其是90年代以来,随着知识经济的崛起、全球经济一体化进程的加快、市场竞争的日益激烈,以及员工需求的深切呼唤等企业内外环境的变化,企业管理面临许多前所未有的新情况和新问题,而对这些新情况和新问题的探讨与研究,便产生了众多新的、颇具建设性的管理理论,它们分别从不同的视角提出了企业管理的发展思路。尽管有些管理理论尚不成熟,还处于发展之中,但它们所体现出来的管理思想和观点是不容忽视的,值得深入研究。有学者对20世纪80年代以来,尤其是90年代以来出现的新的管理理论进行了系统的研究,并相对于孔茨的"管理理论丛林"称之为"新管理理论丛林",主要有以下几种。

1.核心能力理论

新管理理论的发展经历了3个阶段:经典战略理论阶段、产业结构分析阶段(波特阶段)和核心能力理论阶段。核心能力理论代表了战略管理理论在20世纪90年代的最新进展,它是由美国学者普拉哈拉德和英国学者哈默于1990年首次提出的,他们在《哈佛商业评论》所发表的《公司的核心能力》一文已成为最经典的文章之一。核心能力理论是当今管理学和经济学交叉融合的最新理论成果之一,源于战略管理理论、经济学理论、知识经济理论、创新理论等对企业持续竞争优势之源的不断探索,体现了各学科的交叉融合。

核心能力理论认为,并不是企业所有的资源、知识和能力都能形成持续的竞争优势。区分核心能力和非核心能力主要在5个方面。①价值性:核心竞争能力必须对用户看重的价值起重要作用。②异质性:一项能力要成为核心能力必须是某公司所独有的、稀缺的,并没有被当前和潜在的竞争对手所拥有。③不可模仿性:其他企业无法通过学习获得,不易为竞争对手所模仿。④难以替代性:没有战略性等价物。⑤延展性:从公司总体来看,核心竞争能力必须是整个公司业务的基础,能够产生一系列其他产品和服务,能够在创新和多元化战略中实现范围经济。

只有当企业资源、知识和技能同时符合上述5项标准时,它们才成为企业的核心能力,并形成企业持续的竞争优势。

2.竞争合作理论

竞争合作理论的主要代表作《协作型竞争》一书的开篇写道:"对多数全球性企业来说,完全损人利己的竞争时代已经结束。驱动公司与同行业其他公司竞争,驱动供应商之间、经销商之间在业务方面不断竞争的传统力量,已不可能再确保赢家在这场达尔文游戏中拥有最低成本、最佳产品或服务,以及最高利润。""很多跨国公司日渐明白,为了竞争必须合作,以此取代损人利己的行为……跨国公司可以通过有选择地与竞争对手以及与供应商分享和交换控制权、成本、资本、进入市场的机会、信息和技术,为顾客和股东创造最高价值。"这就是竞争合作理论的核心。贡献、亲密、远景是竞争合作成功的三要素,"双赢"或"多赢"是竞争合作的目标。

3.团队管理理论

著名的《团队的智慧》的作者卡曾巴赫和史密斯认为:"团队就是少数有互补技能、愿意为了共同的目的、业绩目标和方法而相互承担责任的人们组成的群体。"在这个定义中,他们强调团队有5个基本要素。①人数不多。一般在2~25人,多数团队的人数达不到10人。②互补的技能。③共同的目的和业绩目标。④共同的方法。⑤相互承担责任。责任与信任是从两个方面支持团队的保证。

团队进行有效运转必备的 4 个相互关联的条件:一是团队内必须充满活力,活力可通过员工创造性的主动发挥、员工出成就的高度热情、员工和睦相处的精神氛围体现出来;二是团队内必须有一套为达到目标而设置的控制系统;三是团队必须拥有完成任务所需的专业知识;四是团队必须有一定的影响力,特别是团队要有那样一小部分人,他们不仅对团队内部有影响力,而且对团队以外的更大范围也有影响力。

优秀的团队领导必须做到 6 点:①使团队的目的、业绩目标和行动方法恰当而有意义;②建立每个人和团队整体的责任感和自信心,尽量提供积极的建设性鼓励;③为强化团队的综合技能、提高技术水平,应鼓励成员做必要的冒险或经常变换任务和人员;④处理好与团队外的关系,包括排除障碍;⑤为团队或团队成员提供创造业绩的机会;⑥同团队中的每个人一样,尽可能地干实事。

4.情境管理理论

情境管理理论的提出,是基于对古典管理理论的一个假设的反思,即认为所有情境中的管理都存在着一个统一的普遍适用的原则、过程和一个"最好的方法"。然而,实际并非如此。纵观管理发展的历史不难看出,不同时代有不同的管理方式,处于不同组织层次上的管理人员有不同的管理类型。因此,巴赫认为,决定情境的主要因素划分为两类:一类是组织层次;另一类是组织文化。组织层次不同,企业采取的管理类型就不同;组织文化不同,企业所具有的管理风格就会有差异。也就是说,管理职能的执行应与特定的情境相匹配。情境管理理论实际上是权变管理理论的发展。

5.流程再造理论

迈克尔·哈默,美国著名管理学家,他在 20 世纪 80 年代末发明了"再造"一词,用来描述应用信息技术彻底对业务过程重新改造以实现业绩的突飞猛进。这一概念最早引起关注是在《哈佛商业评论》中,后来该词通过一系列畅销书使哈默成为 20 世纪 90 年代初最有影响的管理学家之一。

按照迈克尔·哈默的定义,"流程再造"是指:"根本地重新思考,彻底翻新作业流程,以便在现今衡量表现的关键问题上,如成本、品质、服务和速度等获得戏剧性的改善。"这一定义包括 4 个关键词:一是根本,指企业必须就公司的运营方式提出一些根本性问题,如"我们为什么要做我们所做的事情?""为什么我们要用现在的工作方式做事情?",通过这些根本性问题的提出,引发人们认识到过去所遵循的规则与假设不但过时,甚至是错误的,必须重新改造过去的流程,这就需要跳出原有的思维定式进行创造性思维活动;二是彻底,就是要抛弃一切过时的陈规陋习,创造出全新的工作方式,对原有的工作流程进行重新彻底的改造,而不是肤浅的改变或修修补补;三是显著,即企业要通过流程再造取得显著的业绩提高,获得突变性的"飞跃";四是流程,流程是企业为实现某一目标而进行的一系列相关活动的有序组合,它强调的是工作如何进行,是流程再造关注的焦点。

迈克尔·哈默认为,企业流程再造应包括 4 个要素:根本、彻底、显著和流程。

企业流程再造的原则为:整合工作流程、由员工下属决定、同步进行工作、流程的多样化、打破部门界限、减少监督审核、减少扩充协调、提供单点接触、集权分权并存。

其特色为:①在崭新的资讯技术支持下,以流程为中心,大幅度地改善管理流程;②放弃陈旧的管理做法和程序;③评估管理流程的所有要素对于核心任务而言是否重要。专注于流程和结果,不注重组织功能;④在方法上以结果为导向、以小组为基础、注重顾客,要求严格衡量绩效,详细分析绩效评估的变化。

现代管理新理论还包括智力资本理论、知识管理理论、局限管理理论、可持续发展理论、企业文化理论和6σ理论等。

四、管理原理和原则

管理既是一门科学,也是一门艺术。基本原理是对客观事物本质及其规律的理解,是经过科学分析总结得到的。管理原则是管理活动中所采取的标准和遵循的行为规范。掌握了管理过程中存在的一些基本原理和原则对于管理实践的开展具有极其重要的意义。

(一)管理的基本原理

1.系统原理

系统是若干要素相互作用和发生作用的有机整体。系统原理是指运用系统理论,管理的每个要素与自身系统内外的其他要素发生各种联系,为达到管理目标必须遵循的一个原理。管理的系统原理,就是运用系统论原理和分析方法来指导管理的实践活动,解决和处理管理中的实际问题。

管理的系统原理来自一般系统理论,要深刻理解和掌握管理的系统原理实质,首先应了解和掌握系统理论的基本概念和内容,才能将系统理论应用于管理问题的研究,进行研究时必须把管理的组织机构及被管理的组织机构看成一个复杂的社会系统,一般将管理的组织机构称为管理系统,而被管理的组织系统则称为组织系统。如医院是一个提供医疗卫生服务的系统,其中包括护理系统、后勤系统、行政系统等,护理系统内还可以分为护理运行子系统、护理支持子系统等。各系统之间相互联系并发挥作用,从而完成医院系统的目标。

对管理者而言,运用管理的系统原理就在于应以系统的观念和系统的方法对组织活动实行系统的管理。以系统的观念看来,管理活动的实质任务就是协调系统内部各要素之间、要素与系统的整体之间、系统与环境之间的关系,以保证系统功能的实现和系统目标的达成。系统的特征包括目的性、整体性、层次性、动态平衡性等。

(1)目的性:是指每个系统都有自己存在的目的,而且不同的系统存在的目的有一定的差异。系统的结构按照系统的目的和功能来建立,系统内的子系统目的应有所区别,避免目的的相同性造成资源的浪费。各子系统的目的与所在系统的目的保持一致,当系统内的各子系统目的完成后,系统的目的也就达到了。

(2)整体性:是指各子系统围绕共同目标组织一个不可分割的整体,而且整体功能大于部分功能之和。系统内的任何要素都不能离开整体而单独发挥作用,要素之间的相互联系和作用不能脱离整体去研究。因此,管理工作更加强调整体性,部分服从整体,才能使得系统整体功能超过各要素功能的相加。

（3）层次性：是指系统的层次结构，即一个系统可以分为若干个子系统，各子系统又可分为更小的若干子系统，从而形成一个层次结构。每一个层次都有自己的功能和职责。同一层次各子系统之间可以横向联系，需协调解决的问题可由上一层次系统协调解决。上一层次系统的任务是向下级子系统发号施令，同时协调解决下级子系统需要协调的问题。

（4）动态平衡性：是指系统根据内外环境的变化，进行动态的调整，从而维持系统的平衡。任何一个系统都处于一定的环境中，与环境进行信息的交换。环境的变化对系统存在一定的影响。系统首先接受外在环境的信息，经过系统内部的处理，再将信息输出，同时调整系统内部的运行，从而保持系统自身的平衡。

2.人本原理

管理哲学中存在以人为中心和以物为中心的管理模式，从管理学理论的发展史中可以看出，管理从以物为中心逐步发展到以人为中心。人本原理是强调管理诸要素中"人"的要素的决定性作用，强调发挥人的核心作用。人本原理认为管理就应该是由人进行的管理和对人进行的管理。因此，管理活动必须以发挥人的积极性、创造性和主动性作为首要问题，再运用各种科学的方法和途径，调动人的积极性、激发人的工作热情、充分发挥人在组织活动中的中心作用。

一个优秀的管理者需要充分理解和运用人本原理来指导管理实践活动，但是在管理过程中运用人本原理时应该注意以下几方面：一是强调人在管理过程中的主导地位，管理的目标、计划等均由人来制订，管理的实施也是人来完成的，管理的对象包括物质、信息等也必须由人来组织和运作，无论在管理的任何环节，人的作用都是无可替代的；二是做好对人的管理，合理地组织和使用组织中的人才，采取有效的措施激发人的积极性和主动性，为人员提供良好的工作环境和工作条件，最终使组织达成预定目标；三是创造和谐的人际关系，改革传统的组织结构和管理方式，确立被管理者的主体意识，形成一种全员参与的民主管理方式；四是做好组织成员的培训工作，提高人的自身素质和能力，为提高组织工作效率和实现组织目标提供智力支持。

3.动态原理

世界上一切事物都是不断发展和变化的，管理本身也是一个动态的过程。从管理理论的产生和发展过程来看，从古典管理思想到现代管理理论，随着社会实践活动的发展变化，管理理论的发展经历了一个漫长的发展过程，这表明了管理者进行管理实践过程的动态性，也就决定了任何管理活动都应该遵循管理的动态原理。

管理的动态原理要求管理者根据管理对象和外在环境的变化，应适时调整管理方法和选择适宜的管理手段，以适应管理对象和外在环境的各种变化，最终实现组织的目标。在管理实践活动中，重视管理活动的动态特性对于提高管理的针对性和有效性具有积极的意义。运用管理动态原理时，还必须强调认清事物发展变化的规律，把握事物发展的趋势，为做好动态管理奠定基础。

4.效益原理

管理的目的在于产生经济效益和社会效益，效益原理就是一切管理都应以最小的投入得到尽可能多的产出，从而获得最大的效益。效益包含经济效益和社会效益两个方面，经济效益是指组织为社会创造的各种有形财富,而社会效益则是指有利于社会发展的无形财富。因此,管理的效益原理要求对管理的经济效益和社会效益两方面均进行合理的评判,以真正体现出组织的效益。

效益原理要求管理者做一个务实的领导者,反对形式主义和过程主义,注重工作的实效性。如果管理者在管理过程中以效益作为价值目标,紧紧围绕效益开展计划、组织、领导和控制活动,必然会取得良好的效果;相反,如果是以其他目的作为价值目标,管理活动的结果必然与管理的本来价值目标相去甚远。因此,只讲工作量而不讲实效的管理活动是毫无意义的,违背管理的效益原理。

(二)管理的基本原则

原则是指根据对客观事物的基本原理的认识,要求人们共同遵循的行为准则。管理原则就是管理者在管理过程中应该遵守的相关行为准则。

1.整分合原则

整分合原则是指管理者在进行管理活动的过程时应把管理的过程当作一个系统,从组织整体的角度把握环境、确定组织的整体目标,然后围绕组织的整体目标进行系统的分解、分工和落实,最后根据组织系统的整体规划和要求对各环节、各部门分散的管理活动进行协调和综合,靠整体的力量完成整体规划并达成组织总目标。整分合分为3个阶段:一是进行系统的整体设计,即所谓的"整";二是在整体设计的基础上对任务和目标进行的分解和分工,即"分";三是在分解和分工的基础上对总的组织目标进行的整体协作和综合,即"合"。以上三个阶段是相辅相成的,但是整分合原则在实际运用时需要把握好整体,科学分解目标和进行分工,组织综合需要良好的协调,以整体任务和目标的达成为标准,对各分目标进行系统的综合与优化,建立起有效的反馈机制和评价体系以保证活动不偏离组织总目标的要求。

2.相对封闭原则

相对封闭原则是指管理者在进行组织管理活动时,必须把管理组织当成一个与外部环境有密切的物质、能量和信息交换,但其内部又有着相对稳定的结构和特定的工作任务的系统来进行管理。对于管理系统自身来说,管理的各个环节相互联系并发挥作用,形成一个首尾相连的闭合环路;对于系统外来来说,任何一个系统都是开发的,与相关系统存在相互联系。管理的相对封闭原则强调管理活动的过程中各要素之间的相互制约和促进.保证组织系统的存在和发展。

3.能级原则

能级原则是以人为中心的管理所应该遵循的原则之一,要求管理者在从事管理活动时,为了使管理活动稳定、高效,必须在组织系统中建立一定的管理层次,并设置各管理层次的管理职责和工作规范、标准,规定相应的管理任务、设置相应的管理权力,从而构建起严密、稳定的组织网络体系和组织管理结构系统,再按照组织成员所具备的不同的能力和素质,把他们安排在适合的职位上,使之能充分发挥自己的能力。管理的能级原则要求必须按层次进行能级管理,管理工作中稳定的组织化结构应当是正三角形;不同的能级对应相应的权责,在其位谋其政;随着环境和条件的变化,各类能级是动态对应的。

4.动力原则

动力是管理活动开展的必要条件,管理中的动力包括动力源和管理动力机制。在管理活动中,从事活动的人的种种需求及各种刺激诱导因素都可以成为动力源,并成为符合组织目标方向的机制。管理动力主要包括物质动力和精神动力,即人们为得到物质需求付出的相应行为的物质动力和以满足人类的精神需求为本源的、在追求精神满足时所付出的相应行为的精神动力两种。应该明确的是,物质动力是动力源的基础,因为人类要生存首先需要满足的即是物质需求,而当人们的物质需求得到一定程度的满足时就会产生较高级的精神需求。管理的动力原则指管理者在从事管理活动时,必须正确认识和掌握管理的动力源,运用管理的动力机制,有效地激发、引导、制约和控制被管理者在以满足需求为动力的种种行为,使这些行为聚集到完成组织目标的方向上,以保证管理活动有序、高效、持续地进行。

5.行为原则

管理的行为原则是指管理者熟悉管理对象的行为特点,根据管理对象的行为动机,制定相应的措施激发管理对象的积极性,达到有效管理和实现组织目标的目的。管理者激发管理对象行为主要有 4 个方面:一是满足人的合理需要,包括物质和精神两个方面的需求;二是合理设置目标,调动人的积极性;三是制定奖惩制度,但以奖为主,发挥正面激励的作用;四是合理用人,根据人的特点和特长来用人,使得人与岗位相匹配,达到才尽其用的目的。

6.反馈原则

管理的反馈原则是指管理者在进行管理时,对管理过程中的效果与组织目标进行比较,将比较的结果信息及时反馈给管理者,管理者采取相应的措施控制活动,确保组织目标的顺利达成。反馈就是通过信息的输入和输出,从而对结果起到控制的作用。因此,在管理活动中,需要建立起灵敏、准确、有力的信息反馈子系统,使之具备强大的信息收集、整理、分析、储存和传递等功能。管理者根据反馈的信息实施及时而有效的控制,因为信息反馈的最终目的是发现偏差并通过控制系统及时纠正。

7.弹性原则

弹性原则是基于系统内外环境变化的复杂多变的特性和组织系统的动态原理提出的。由于管理活动受到多方面因素的影响,管理活动的结果具有不确定性,因此,管理需要留有余地。管理的弹性原则是指管理者根据系统内外环境间的联系,分析和预测各种可能影响组织运行的因素,使得制订的组织目标、计划、领导和控制等均留有充分的余地,以增强组织管理系统的应变能力。此外,管理的弹性原则还可以表现为组织制定的目标及实施方案富有弹性,均要留有余地并要根据不断变化的条件进行调整,防止一成不变的管理;同时,弹性原则要求提高管理者的综合素质,使得管理者具备随机应变的管理能力。

8.价值原则

价值原则是基于效益原理而提出的,价值原则是指在管理活动中,以价值规律去衡量组织活动的效率。效率则是指投入与产出的比,以最少的投入获得最多的产出,就可以获得最佳的效率。管理获得的利益包括经济利益和社会利益两个方面,而投入则包括物质资源、财力资源、智力资源、时间资源等各项支出,在评价投入与产出的效率时就应该从以上各方面进行综合全面的评估,以获得科学合理的结论。

（三）管理基本原理及原则的应用

1. 系统原理及相应原则的应用

系统原理对应的是整分合原则和相对封闭原则，在护理管理中被广泛应用。医院是一个大系统，护理系统是医院大系统中的一个子系统，但是护理子系统与医院系统的目标是一致的，护理系统既保持自身系统的独立性，同时与医院大系统及医院大系统内的其他子系统是协调发展的，这样才能更好地完成医院系统的目标。单就护理系统来说，它是由不同层次的护理部门分工合作而形成的，从上至下有护理部主任、科护士长、病区护士长和护士，不同的职位有着不同的职权。护理系统中的各级护理管理部门分工协作，并通过明确的责任制度来保证系统的有效运行。当各个护理人员和各护理部门都能够完成工作任务时，护理系统的总目标就自然达到了。因此，在医院管理和护理管理系统中，既要注意分工协作，又要注意整体目标一致。当每一个下属子系统都能够有效运作时，子系统的上一级系统目标就会得到有效的实现。

2. 人本原理及相应原则的应用

人本原理对应的是能级原则、动力原则和行为原则。护理管理主要是对人的管理，人的因素对管理活动效果产生重要的影响作用，但是以人为中心的管理，需要很高的管理技巧和管理艺术。在护理管理中，重视发挥护士的积极作用，建立激励机制，建立科学合理的绩效考核制度，使得奖金与工作绩效挂钩，从而激发护士的工作积极性；在物质激励的同时注重精神激励，对护士工作中的积极表现或取得的成绩及时予以肯定，激发护士的工作热情；让护士积极参与管理，护理管理者多倾听下属的意见，发挥护士的主人翁作用；护理管理者合理授权给下属，信任下属，激发护士的工作潜能。

3. 动态原理及相应原则的应用

动态原理对应的是反馈原则和弹性原则。随着现代医学模式的发展及新的卫生政策的变化，护理模式也在不断发生改变，这对护理工作提出新的挑战。护理管理者需要把握医疗卫生事业发展的变化，搜集新的信息，对护理管理目标和管理方法进行相应的调整，以动态的管理适应社会环境的变化。如护理部制定未来5年的发展规划，但是随着医疗环境的变化，出现一些新的情况，医院在调整既定的目标和发展规划，这时护理部也需要进行调整。这就要求护理部在制定发展规划时候要留有余地，对变化的情况进行及时的应对。此外，护理部对护理服务过程进行监督管理，对发现的问题及时予以提出，要求下属有针对性地提出整改措施方案；对发现的一些好的做法，也可以进行及时总结和推广，目的是促进护理质量的提高。

4. 效益原理及相应原则的应用

效益原理对应的是价值原则。护理管理的价值体现在两个方面：一是经济效益，以最低的护理成本和代价取得最佳的护理服务经济收益，这是从护理服务本身的角度来分析；二是社会效益，护理服务成本作为社会成本的一个组成部分，以尽可能少的护理服务成本来促进更多人的健康水平提高，这是从社会的角度来看待问题。护理管理目的是在提高经济效应的同时，更加注重社会效益，并以社会效益作为最高目标，获得社会整体效益。此外，为了取得良好的效益，最大化实现价值，护理管理需要注重时间管理，提高单位时间的价值。护理管理者需要采取科学管理的方式，将当前任务和长远目标相结合，以社会效益为目标开展护理服务工作。

第三节 计 划

一、目标管理

（一）目标

目标是在宗旨和任务指导下，整个组织要达到的可测量的、最终的具体成果。在确立目标之前，组织必须明确其宗旨、任务。宗旨是组织的中心思想和信念，任务是组织的基本职能。

1.目标的作用

目标决定着各种管理活动的内容，决定着管理方法的选择，决定着管理的结构、层次的确定和人员的配备等。

（1）主导作用：目标决定着管理活动的内容、管理方法的选择、人员的配备、组织的设置等。目标直接影响组织活动及组织成员的行为，关系到组织的兴衰存亡。管理者只有明确组织目标，才能判断组织的正确方向。

（2）激励作用：具体明确而又切实可行的组织目标，能使个人的需要与组织目标有机地结合起来，提高组织成员的自觉性及责任感，激励组织成员完成组织任务，达到组织目标的要求。

（3）协调作用：目标规定了组织成员的具体任务及责任范围，对组织各部门及成员的思想和行动具有统一和协调作用，可以使上、下、左、右的思想和行动协调一致，从而提高工作效率。

（4）推动作用：目标具有推动作用，确定的目标使管理者、被管理者受到激励而转化为其强大的推动力，可使他们尽最大努力完成组织任务。目标反映社会、集体、个人对某种需要的愿望和要求，一个明确具体而切实可行的目标，可以激发动力，鼓舞士气，同时也提高员工自觉性和责任感。

（5）标准作用：目标具有标准作用，是评价工作的衡量尺度。目标可成为衡量工作成效的尺度，可评价工作成绩和质量。如三级综合医院评审标准包括入院诊断与出院诊断符合率≥95%、手术前后诊断符合率≥90%等内容。

2.目标的性质

（1）目标的层次性：一个组织从结构上看是分层次的系统组织。因此组织的目标也是层层分解，构成一个系统的。组织目标有总目标和次级目标，次级目标为总体目标的实现提供良好条件。

（2）目标的网络性：目标和具体的计划构成网络，组织的目标通常是通过各种活动在网络中的相互联系、相互促进来实现的。要做到目标之间左右关联、上下贯通、彼此呼应、融合成一体。

（3）目标的多样性：目标的多样性表现在目标按优先次序分主要目标和次要目标，按目标的性质分有定性目标和定量目标。按时间长短分有长期目标和短期目标。

3.确定目标应满足的条件

确立目标应符合 SMART 原则，即是：①目标必须是具体的；②目标必须是可以衡量的；

③目标必须是可以达到的;④目标必须和其他目标具有相关性;⑤目标必须具有明确的截止期限。确定目标应满足的条件具体表现如下。

(1)目标的陈述方式:目标的陈述包括主语-谓语-宾语-状语(主体-行为-行为标准或行为结果)。目标的叙述应词义表达明确,应清楚地表示出可供观察的行为,例如,"使 ICU 的护士熟悉呼吸机的使用"就是一个模糊的目标,"在 ICU 工作的护士会独立使用呼吸机"则目标较为明确。

(2)强调时间概念:目标必须要有期限,强调时间概念。如一年内全院护士护理技术操作考试合格率达到90%。

(3)明确约束条件:例如,在提高护理质量的前提下,一年内床位的周转率提高10%。

(4)目标适宜并能够落实:目标要适宜不可太高,虽然目标应具有一定的难度,具有挑战性,但如果目标高不可攀也会挫伤员工的积极性。目标不是空洞的,必须可以逐层落实。只有下一级的目标实现了,上一级的目标才有实现的保证,本部门的目标必须根据上级的目标和部门实际情况制定。

(5)目标可以测量或评价:要对目标的实施进行监督检查,必须按时考核、测评。因此,目标必须有可以测量或评价的指标,方法是使目标数量化或具体化。所谓数量化,就是给目标规定明确的数量界限。例如使用率、百分比、评分等方法。所谓具体化,就是对目标的描述尽可能详细和明确以便于操作。

(二)目标管理

目标管理(MBO)的概念是由美国著名企业管理专家彼得·德鲁克在1954年的《管理的实践》一书中提出的。当时科学管理理论和行为科学管理理论得到了充分的发展,然而在泰勒、法约尔管理思想指导下,形成了只重视生产效率的监督式、压迫式管理方法,梅奥的行为科学理论则提出了人性化管理,在这种情况下需要一种管理方法将两种思想综合起来,将实现组织目标所需的工作和做这些工作的人结合起来,目标管理正是两者的结合产物。彼得·德鲁克关于目标管理的主张在当时的企业界中产生了巨大的影响,一个组织的宗旨及任务必须转化为特定目标,各级管理者通过特定目标领导下级并以目标衡量每个成员的贡献,从而保证组织目标的实现。目标管理通过鼓励员工参与管理,使之在工作中满足了自我实现,同时也使组织目标得以实现。因此,目标管理作为一种管理方法和措施被广泛应用。

1.目标管理的含义

目标管理是一种管理思想,也是一种管理方法。目标管理(MBO)是由组织中的管理者和被管理者共同参与目标制定,在工作中实行自我控制并努力完成工作目标的管理方法。或者说目标管理就是在组织内管理人员与下属在具体和特定的目标上达成协议,并写成书面文件,定期以共同制定的目标为依据来检查和评价目标达到情况的一种管理方法。

2.目标管理的特点

(1)强调管理者和被管理者共同参与:根据组织的总目标制定部门目标,每名职工根据本部门的目标和个人职责制定个人目标,形成目标连锁。目标管理是由上、下级共同参与制定目标及目标的衡量方法。每个部门各成员明确自己的任务、方向、考评方式,相互配合共同完成组织目标。

（2）强调自我管理：在目标管理中，下级不是按上级硬性规定的程序和方法行动的，而是进行自主管理和自我控制，这样可提高员工的工作积极性、创造性和责任感。

（3）强调自我评价：在执行目标管理的过程中，各层管理人员定期评价，通过检查、考核反馈信息，并在反馈中强调由员工自我检查，制定一系列的奖惩措施，以促使员工更好地发挥自身作用。

（4）强调整体性管理：目标管理将组织的总目标逐层分解落实。每一部门和每一成员各自的分目标以总目标为导向，使员工明确各自工作目标与总目标的关系，共同完成总目标。

（5）强调目标特定性：目标特定性是指下级目标与上级目标的一致性。由于下级与上级共同参与将组织目标转换为具体可行可测评的部门或个人目标的过程，使目标具有特定性，有利于员工自检和自查，有利于上级的评价，也促进了上下级的合作和关系的协调，以共同达到组织总目标。

3.目标管理的过程

目标管理分为制定目标体系、组织实施、检查评价 3 个阶段。

（1）制定目标体系：制定一套完整的目标体系是实施目标管理的第一步，同时也是最重要的一步。目标制定越合理明确则后阶段具体过程的管理和评价就越容易。这一阶段可分为 4 个步骤。①高阶层领导制定总体目标：根据组织的长远计划和客观环境，必须与下级充分讨论研究后制定出总体目标。②审议组织结构和职责分工：目标管理要求每一个目标和分目标都要成为落实到个人的确切责任，因此在制定总体目标之后，需要重新审查现有组织结构，做出若干改变，以明确职责分工。③制定下级目标和个人目标：在总体目标的指导下，要制定下级目标和个人目标，分目标一定要支持总目标。个人目标要与组织目标协调。在制定具体目标时应注意：目标必须要有重点，不宜过多；而且尽量具体化、定量化，以便测量；目标还应有挑战性以激励士气。但目标太高会挫伤信心，如医院护理目标是提高护理质量、病房目标是不出现差错事故。④形成目标责任：上级和下级就实现各目标所需要的条件及实现目标后的奖惩事宜达成协议，并授予下级以相应的支配人、财、物及对外联络等权力。双方商妥后，由下级写成书面协议。形成目标责任的步骤包含多次协商，以及正式或非正式的沟通。

（2）组织实施：目标管理强调执行者自主、自治、自觉和自行解决实现目标，但不等于达成协议后领导可以放手不管，相反由于形成了目标体系，牵一发而动全身，因此上级应对工作定期指导、检查。检查方法是自下而上，由下级主动提出问题和报告，上级主要是协助、支持，提供良好的工作环境和信息情报。上下级要定期检查双方协议的执行情况。

（3）检查评价。①考评成果：在达到预定的期限之后，要及时进行检查和评价，以各自目标及目标值为依据，对目标实施的结果进行考核，评价管理绩效。②实施奖惩：目标实施者自检后，上级领导与自检者商谈，通过预先制定的评价和奖惩协议实施奖惩，如工资、奖金、职务的提升和降免、物质奖励等。③考核评价：对目标管理中的经验及教训进行总结找出不足，并同时讨论下一轮的目标，开始新的循环。在此阶段，新资料、信息、资源的输入，应随时提供给下属。如果目标没有完成，上级在评价中应主动承担必要的责任，并启发下级自检，以维持相互信任的气氛，为下一循环奠定基础。

4.目标管理的优点

(1)调动各级人员的积极性:目标管理促使领导者适当地分权给下属,使下属相应获得锻炼管理能力的机会和分担组织成败的责任心,也有助于改进组织结构和职责分工,提高各阶层工作效率。由于上级与下属共同设定目标,使每名员工朝着组织的整体目标努力,充分发挥每个人的内在潜力和积极性提高工作效率。

(2)提高管理效率:目标管理保证目标的可行性,需要管理人员考虑实施目标的人力、物力、财力等资源的合理分配,整体考虑实施过程中出现的问题,可以提高管理的协调性和科学性,提高了管理效率。明确各级人员的职责和任务,上级与下属之间对目标进行具体化的、可操作的协商和讨论后,可清楚地划分上、中、下层领导的职责范围和工作呈报关系。

(3)提高生产力:员工自行制定目标比被迫遵循目标更具生产力。目标管理是一套科学周密的管理方法,通过目标体系实现对目标的分解,而目标分解要求各目标相互支持,如此环环紧扣,把各方面的力量、积极性以及可能采取的措施都汇集起来,从而提高了生产力。

(4)启发员工自觉性:目标管理调动员工的主动性、积极性,从而提高了士气。由于目标是经过协商的,它明确了员工自己的工作在整体工作中的地位和作用,有授权,并得到了支持。通过目标实现和奖励,将个人利益和组织利益紧密联系在一起,员工能够主动掌握自己的命运。目标管理对组织和个人的评价标准是目标的达到程度,这种评价比较公正、客观。

(5)目标管理有利于控制:目标管理使考核目标明确,并作为管理者监督控制的标准。对在执行中出现的偏差可及时发现、及时纠正,做到有效的控制。上级领导在指导下属确定问题、收集资料、衡量优先次序、选定目标、拟定行动计划以及评价结果的过程中,可正确评价员工的知识和态度,员工可得到较公正的考核。同时在目标管理中,定期的检查、督促、反馈、小结可及时发现工作中的偏差,并给予纠正和调整。

5.目标管理的局限性

目标管理虽然在不同的组织中对生产力的改进颇具成效,但亦存在一些缺点。

(1)目标制定有难度:某些目标难以具体化和定量化(例如责任心);下级对整体目标与个人目标的关系尚未理清;组织在结构上、制度上以及职权上存在问题,很难制定目标;下级为测量方便而选择安全且易于达到的目标,而影响了整体目标的实现。

(2)限制管理者管理能力的发挥:目标管理注重短期或可见性问题的处理,而忽略了培养管理者对应急事件的应变能力、压力处理和组织间的协作能力培养。由于目标管理特别重视未来的结果,常会忽视常规工作的管理,则可能导致工作秩序混乱。

(3)费时费力:目标的商定很费时间,几上几下,多向沟通协商讨论,并写成书面形式,需要精力、时间及费用,而且目标管理易使员工为争取好成果而不注重方法,易滋长本位主义,急功近利,较少去寻求省时、省力、省钱的方法。

(4)缺乏灵活性:目标管理在制定目标后,不宜更改,否则会导致目标体系不一致,造成连锁性的工作困难。

6.目标管理在护理管理中的应用

护理目标管理是目标管理应用在护理管理中,将护理部整体目标转化为各部门、各个层次及个人目标,建立管理的目标体系,实施具体化的管理行为,并最终实现总目标的过程。目标管理在护理管理中的具体应用是护理部根据医院的整体规划制定总目标,再通过建立目标体系,制定各部门、各病房及护理人员个人的目标,确定目标和工作标准、职责分工、工作期限、评定方法以及奖惩措施,通过指导实施、定期检查、终末考核等措施实现全院护理工作总目标。

二、项目管理

项目管理起源于美国,是第二次世界大战后期发展起来的重要的新管理技术之一。项目管理从经验走向科学,经历了潜意识的项目管理、传统的项目管理和现代项目管理三个阶段,并在各个行业得到广泛应用。随着信息时代的到来,支撑项目管理的工具和技术日渐成熟,项目管理的发展日益全球化、多元化和专业化。

(一)项目管理的概念及要素

1.项目管理的概念

项目是一次性、临时性的任务。项目管理是通过项目相关人的合作,把各种资源应用到项目中,实现项目目标并满足项目相关人的需求。美国项目管理学会标准委员会在《项目管理知识体系指南》中对项目管理的定义是:项目活动中运用专门的知识、技能、工具和方法,使项目能够实现或超过项目相关人的需要和期望。项目管理是对一些成功地达成一系列目标的相关活动(譬如任务)的整体监测和管控。这包括策划、进度计划和维护组成项目的活动进展,即从项目的投资决策开始到项目结束的全过程进行计划、组织、指挥、协调、控制和评价等方面的活动,以实现项目的目标。

项目管理具有以下特性。①一次性,项目有明确的起始时间和结束时间,没有可以完全照搬的先例,也不会有完全相同的复制。②独特性,每个项目过程总是独一无二的。③目标的确定性,项目管理必须有确定的目标,如时间性目标、成果性目标、约束性目标等。④活动的整体性,项目中的一系列活动都是相互关联的,构成一个整体。⑤组织的临时性和开放性,为了完成项目而设立的组织是临时性的且没有严格的边界,其成员、人数、职责是变化的。⑥成果的不可挽回性,因为每个项目是唯一独特的,决定了项目在一定条件下启动,一旦失败就永远失去了重新进行原项目的机会,有较大的不确定性和风险。

2.项目管理的要素

为有效地完成项目,实现良好的项目管理过程,项目管理与多个要素相关联,包括项目、活动、项目相关人、项目进度、目标、计划、资源与需求等。

(1)项目:是为创造独特的产品、服务或结果而进行的一次性努力。

(2)活动:是项目执行的工作元素。一个活动通常涉及预计的时间、成本和资源需求。活动有起点和终点,通常与任务相互通用。

(3)项目相关人:是通过合同和协议联系在一起的参与项目的各方人员。

(4)项目进度:是执行项目各项活动的计划日期。按照日期先后顺序排列活动启动和完成的日期。如果进度延期,成本将不可能控制;如果将成本维持不变,产品性能将不可靠。

(5)目标:是项目需要达到的最终结果。是为了完成项目必须做出的可测量的、有形的或可验证的任何成果、结果或事项。可分为必须满足的规定目标和附加获取的期望目标。前者包括质量目标、时间目标、利润成本目标等;后者包括有利于开辟市场、正确支持及减少阻力等目标。

（6）计划：是指未来行动过程中的预定路线。是为了达到特定目标预先策划好的具体方法。项目计划和调度是项目成功的最重要的因素。

（7）资源：是一切具有现实和潜在价值的物质，分为自然资源和人造资源、内部资源和外部资源、有形资源和无形资源。

（8）需求：是项目发起人或顾客的要求，是制定项目目标的前提。由于对项目的需求和期望不同，要求项目管理者统筹兼顾和密切配合，保证项目顺利完成。

（二）项目管理的过程及应用

1.项目管理的过程

基本的项目管理过程分为以下 5 个阶段。

（1）项目的提出和选择：首先根据临床工作提出需要，然后进行项目识别，即根据实际需求，明确做什么项目可以满足需求。项目选择是在综合分析多种因素，对项目设想进行比较、筛选、研究后，最终付诸实践的过程。这个过程包括 3 个阶段。①项目构思的产生和选择：借鉴他人经验提出项目的过程称为项目构思。项目构思包括创新和突破两种方法，创新是将新技术运用到项目中，但仍生产原产品或提供原服务，如医院已经开展经外周静脉行中心静脉置管的护理项目（PICC），在此基础上，引进新技术开展超声引导下的置管方式以提高置管率和安全性；突破是应用新技术来生产新产品或提供新服务，如专科护士在门诊开展 PICC 维护等新的服务项目。可通过基础调查和研究形成以创新或突破手段的构思，并获得权力部门的批准。②建立项目的目标和明确项目定义：即制定项目目标并对目标加以说明形成项目定义，包括项目的构成和界限的划定以及项目说明。③项目的可行性：需要针对实施方案进行全面的论证，以确定立项的依据。

（2）项目的确定和启动：针对拟定的项目，以书面形式说明项目目标、项目必要性、可产生的效益、需要投入的资源等，以申报权力部门批准。书面文件包括项目建议书和可行性研究报告。通常情况下，项目建议书包括项目的必要性、市场现况和发展趋势、项目方案、所需要资源和条件、优劣分析、效益评估等。可行性报告一般包括技术、组织体系、财务及经济 4 个方面的可行性。

（3）项目的计划和制定：项目计划是项目组织根据项目目标的规定，对项目实施工作所进行的各项活动做出的周密安排。项目计划围绕项目目标来系统地确定项目的任务、安排任务进度、编制完成任务所需的资源预算等，从而保证项目能够在合理的工期内，用尽可能低的成本和尽可能高的质量完成。项目计划的形式包括概念性计划、详细计划及滚动计划等。项目计划的种类包括工作计划、人员组织计划、技术计划、文件控制计划、应急计划及支持计划等。项目计划的内容包括项目范围计划、项目进度计划、项目费用计划、项目质量计划、沟通计划、风险应对计划、项目采购计划、变更控制计划等。

在项目计划制订过程中必须明确 5 个基本问题：项目做什么，即项目要实现什么样的技术目标；如何做，即制定工作分解结构图，将技术目标分解到具体的可实现的工作清单中；谁去做，即明确人员使用计划，并在工作分解结构图中注明；何时做，即明确进度计划，在何时实施、需要多长时间、需要哪些资源等；用什么方式做，即明确费用计划，实施项目需要多少经费。项目计划是项目实施和完成的基础和依据，其质量是决定项目成败、优劣的关键性因素。

（4）项目的执行和实施：首先通过项目实施的准备，进行计划核实和签署，执行项目，开展工作。建立项目管理组织机构，负责组织工作及协调项目内各子系统和项目内外的关系和衔接，以保障项目的顺利实施和完成。项目管理者应定期了解项目进展情况并提供项目进展报告。

（5）项目的追踪和控制：为保证项目按照计划完成，必须要对项目进行控制。项目控制过程就是项目管理者制定项目控制目标，建立项目绩效考核标准，根据项目进展的状况，对比目标计划，衡量实际工作状况，获取偏差信息，分析偏差产生的成因和趋势，研究纠偏对策并采取适当的纠偏措施。项目控制是跟踪实际绩效，持续监测项目进度和分析项目进展情况，根据需要重新计划的过程。项目控制方式包括前馈控制（事先控制）、过程控制（现场控制）和反馈控制。控制的内容包括进度控制、费用控制及质量控制等。

2.项目管理的应用

项目管理是一个较新的管理模式，为临床护理管理者提供了全新的思路和管理工具，在运用中应重点关注和把握关键问题和要点。

（1）掌握项目管理内容：设定好项目管理内容是做好项目管理的基础和保障。项目管理内容包括以下几个方面。①项目范围管理：是为了实现项目的目标，对项目范围的界定、规划及调整等工作内容进行控制的管理过程。②项目时间进度管理：是为了确保项目最终按时完成所采取的一系列管理过程。包括项目活动排序、时间估计、进度安排及时间控制等具体活动。③项目成本费用管理：是为了能够按照预算完成项目，保证实际成本和费用不超过预算成本和费用的管理过程。包括资源的合理配置和使用，成本、费用的预算分析及控制等工作。④项目质量控制管理：是为了确保项目达到目标所规定的质量要求，对质量规划、质量控制和质量保证所实施的一系列管理过程。⑤项目人力资源管理：是为了保证所有项目关系人充分发挥作用，达到最大工作效能的管理过程，包括组织的规划、项目的班子组建、团队的建设、各类人员的选聘和合理使用等一系列工作。⑥项目沟通管理：在项目管理过程中，对项目规划、进度报告及各类管理措施等进行适时沟通，以确保项目信息的合理收集和传输，保障信息准确及畅通。⑦项目风险应对管理：是对项目可能遇到各种的不确定因素进行管理。它包括风险识别、风险量化、制订对策和风险控制等。⑧项目采购管理：是对项目实施的资源和服务需求采取的管理措施，包括采购计划、采购与征购、资源的选择以及合同的管理等方面。⑨项目集成管理：是为了整体掌控项目的进展，确保项目各项工作能够协调、配合开展，要对项目的实施和变化做出全局性的管理和控制。

（2）设置项目管理专门机构和人员：针对项目的规模、复杂程度、潜在风险等因素设置项目管理的专门机构及项目专职人员，对项目进行专门管理，加强组织协调与配合，对任务进行联系、督促和检查，不断处理和研究解决新技术、新情况和新问题。必要时设置项目主管，对项目进行临时授权管理。主管部门或主管人员在充分发挥原有职能作用或岗位职责的同时，全权负责项目的计划、组织与控制。

（3）明确目标和计划：项目的目标是完成项目的指南，理解和明确目标是首要任务。在目标细化、技术设计和实施方案的确定后做出周全的计划是项目成功的基础。周全的计划是对相应阶段的目标和工作进行精准定义，包括对项目范围、质量要求、时间进度和支配、工作量计算、预算费用、管理支持性工作等详细的实施方案进行思考和制定。明确目标和计划是避免走弯路和造成资源浪费的保证。

（4）明确和了解项目管理者的角色：在项目管理中不同职能部门的成员因为某一个项目而组成团队，项目经理则是项目团队的领导者，所肩负的责任就是领导团队准时、优质地完成全部工作，实现项目目标。项目的管理者是项目执行者，更重要的是要了解整个项目需求、项目选择、计划的全过程，并在时间、成本、质量、风险、合同、采购、人力资源等各个方面对项目进行全方位的管理，还要及时处理需要跨领域解决的复杂问题。

（5）打破传统管理思路：在项目管理中应运用矩阵结构的组织形式，对项目进行综合管理。矩阵结构就是由纵横两套管理系统组成的矩形组织结构。部门职能系统为纵向的组织，项目系统组成的是横向的组织。在运行中，横向项目系统与纵向部门职能系统两者互动交叉重叠，充分发挥矩阵组织的强大力量。因此要打破传统管理思想中的条块分割、各行其是的局面，使项目在某一职能部门负责下，做好全方位沟通，部门间协同配合，大力支持，从而共同解决问题来确保项目的顺利完成。比如医院感染控制办公室（简称院感办）要建立全院院内感染监测系统，需要组成临床科室护士、医生和管理者参与的项目组织。医务处、护理部、院感办是医院的职能部门，医生护士是临床科室人员，医生是由医务处和科主任管理，护士是由护理部管理，因此在医务处、护理部及院感办协同下，建立了由院感办牵头，由各临床科室医生、护士组成的院内感染上报及管理组织，来完成院感控制工作。

（6）加强监测，及时评估：及时定期监测项目实际进程，明确实际进程与计划进程的差距和变化，及时调整是有效完成项目管理的关键。当项目完成后，护理管理者应针对项目团队和完成情况进行反馈，对项目绩效进行评估，总结经验，为今后的项目管理提供可借鉴的建议和意见。

三、时间管理

时间待人是平等的，而时间在每个人手里的价值却不同。时间是由分秒积成的，善于利用零星时间的人，才会做出更大的成绩。因此，在同样的时间消耗情况下，进行必要的时间管理，能够提高时间的利用率。

（一）时间管理的概念

时间管理是指在同样的时间消耗情况下，为提高时间的利用率而进行的一系列活动，它包括对时间进行的计划和分配，以保证重要工作的顺利完成，并留出足够的余地处理那些突发事件或紧急变化。

（二）时间管理的过程

1.评估

（1）评估时间使用情况：有效时间管理的第一步是了解自己工作时间的具体使用情况。管理者可准备一本日志或记事本，按时间顺序记录所从事的活动，评估"时间是如何消耗的？每一项管理活动需要多少时间？时间安排的依据是什么？你的处理方法是什么？紧急的事物是什么？自己每日最佳的工作时段及工作效率最低的时段"，以便让管理者了解每一项活动所用时间是多少。然后再计算每一类活动所消耗的时间占整个工作日时间的百分比,如果分析结果显示时间分配不均或与重要程度不符合,则管理者必须重新修订工作方案,以提高工作效率。

(2)分析浪费时间的原因:评价分析浪费的时间是时间管理的重要环节,浪费的时间是指所花费的时间对实现组织和个人目标毫无意义的现象。造成时间浪费原因主要有主观因素和客观因素两个方面,见表 1-1。

表 1-1　浪费时间的原因

主观原因	客观原因
1.缺乏有效使用时间的意识和知识	1.意外的电话或来访
2.工作日程计划不周或无计划	2.计划内或计划外的会议过多
3.为制定明确目标和优先顺序	3.无效或不必要的社会应酬过多
4.工作目标不当或不足	4.信息不够丰富
5.不善于拒绝非本职工作、非自己熟悉的工作、非感兴趣的工作	5.沟通不良或反复澄清误会
6.处理问题犹豫不决,缺乏果断性	6.缺乏反馈
7.缺乏决策力	7.合作者能力不足
8.文件、物品管理无序	8.政策程序要求不清晰
9.工作时精神不集中、有拖拉习惯	9.文书工作过多,手续繁杂
10.随时接待来访者	10.上级领导工作无序无计划

(3)确认个人最佳工作时间段:充分认识并利用个人最佳工作时间段能提高工作成效。在个人感觉精神体力最好的时段里,最好安排从事需要集中精神及创造性的管理活动,而在精神体力较差的时段中可从事团体活动、整理文本资料等,提高时间的利用率。

2.时间管理的方法

管理者应在评价浪费的时间和分析影响的因素的基础上,做到有计划、有标准、定量化的时间管理,充分利用自己的最佳工作区,同时注意保持时间利用的相对连续性和弹性,运用有效的时间管理方法,提高工作的效率。

(1)ABC 时间管理法:ABC 时间管理法是美国管理学家艾伦·莱金于 1976 年提出的。他建议每个管理者为了有效管理和利用时间制定以下 3 个阶段的工作目标,即今后 5 年、半年及现阶段要达到的目标。可将事情分为 ABC 3 类:A 类目标最重要,必须完成;B 类目标较重要,应该完成;C 类目标较不重要,可暂时搁置。ABC 时间管理方法的特征及管理要点,见表 1-2。

表 1-2　ABC 时间管理方法的特征及管理要点

分类	比例	特征	管理要点	时间分配
A	总工作量的 20%～30%,每天有 1～3 件	最重要	必须做	占总时间的 60%～80%
		最迫切	现在做	
		影响大	亲自做	
B	总工作量的 30%～40%,每天 5 件以内	重要	最好亲自做	占总时间的 20%～40%

分类	比例	特征	管理要点	时间分配
		一般迫切	也可授权	
		影响不大		
C	总工作量的 40%~50%	无关紧要	不必管理	
		不迫切	授权	
		影响小		

ABC 时间管理法的核心是抓住主要问题,解决主要矛盾,保证重点工作,兼顾全面,管理步骤如下。①列清单:每天工作开始时对全天要处理的事情列出日程清单。②安排工作:常规工作安排好时间处理,对清单上的工作分类处理。③确定顺序:根据事件重要性和紧急程度,按流程确定 ABC 顺序。④填写分类表:根据 ABC 工作分类工作项目进行分类统计,以方便实施时间管理。⑤实施:首先全力投入 A 类工作,直到完成,取得效果再转入 B 类、C 类工作,主要以授权为主,避免浪费时间。⑥评价:每日不断自我总结评价,有利于提高时间效率。

(2)"四象限"时间管理法:著名管理学家史蒂芬·科维提出的一个时间管理理论。把工作按照重要和紧急两个不同程度进行划分,可以分为四个"象限":重要又紧急、重要但不紧急、不重要但紧急、不重要也不紧急(表 1-3)。

Ⅰ(重要而且紧急):需要护理管理者马上去处理,如抢救患者、人员短缺、资源缺乏等。

Ⅱ(重要但不紧急):包括那些对于完成目标很重要,但可能不会引起即刻注意的工作,如定期检查工作质量、制订计划训练下属、建立人际关系等,需要好好规划。管理者主要的精力和工作时间应有重点地放在此类工作上,可以做到未雨绸缪,防患于未然。

Ⅲ(不重要但很紧急):常常占用管理者大部分时间,如接电话、按照上级要求书写报告和建议、制订计划、接待不速之客等。管理者可采取马上办但只花一点时间,或请人代办,或集中处理。

Ⅳ(不重要也不紧急):常是时间浪费的主要原因,如组织不完善的会议、电话漫谈、处理重复性公文等,可等有空再做。

表 1-3　时间管理的 4 个"象限"

项目	重要	不重要
紧急	Ⅰ(危机任务)	Ⅲ(日常事务)
不紧急	Ⅱ(新的机遇)	Ⅳ(杂乱琐事)

3.授权

护理管理者可以通过授权使自己的工作时间更有价值。首先要识别可以授权的下属,可以对勇于创新开拓、善于团结协作、善于独立处理问题或偶尔犯错但知错就改的人授权。其次管理者应赋予下属一些特定的权利,并以书面形式向其他工作人员说明授权行为及附加条件。值得指出的是,授权不等于将责任授予他人。

4.学会避免"时间陷阱"

典型的时间使用误区有:因欠缺计划而导致时间浪费;因不好意思拒绝他人来访而导致时

间浪费;因拖延而导致时间浪费;因不速之客的干扰而导致时间浪费;因电话的干扰而导致时间浪费;因会议过多与过长而导致时间浪费;因文件满桌而导致时间浪费;因"事必躬亲"而导致时间浪费;与同事之间因欠缺协调而导致时间浪费等。管理者要学会分析时间浪费的原因,学会拒绝的艺术,避开"时间陷阱"。

5.掌握拒绝艺术

管理者应该掌握拒绝艺术,这是合理使用时间的有效方法之一。护理管理者在面临各项工作时,应学会拒绝艺术,做到有所为有所不为。管理者应注意拒绝下列情况:①所请求的事情不符合个人专业或职务目标;②请求的事情不是力所能及,且需花费时间较多;③对请求的事情感到无聊或不感兴趣;④一旦承担请求后会阻碍自己工作。管理者在使用拒绝艺术时,要注意如何巧妙地说不,尽可能不解释为什么,避免对方利用解释当拒绝的借口。

6.养成良好工作习惯

护理管理者在处理日常工作中应注意节约时间,提升工作效率,养成良好的工作习惯:①减少电话的干扰,打电话时要抓住重点,避免社交性的电话,减少不必要的干扰,在电话旁备笔、纸方便记录;②接待来访者,在办公室以外的走廊或过道谈话,如有重要事情,再到办公室商谈,以节约时间;③尽量控制说话时间,如交谈中发现内容不重要,可利用礼貌性的方法提示谈话可以结束;④鼓励预约谈话,可安排护理人员在每日工作不忙的下午谈话;⑤对护理档案资料要进行分档管理,按重要程度或使用频率分类,便于及时阅读、处理等。

第四节 组 织

一、我国护理组织系统

护理组织系统是医疗卫生组织系统中的一个重要组成部分,在各级卫生组织中发挥着重要的管理作用。

(一)护理行政管理系统

各级卫生行政组织中的护理管理机构与人员的职责和任务是在各级主管护理工作的管理者领导下,根据实际情况制定并组织贯彻护理工作的具体方针、政策、法规和护理技术标准;提出并实施发展规划和工作计划,检查执行情况;组织经验交流;负责听取护理工作汇报,研究解决存在的问题;与中华护理学会各分会相互配合,重视和支持各级护理学会的工作,积极开展学术活动。

(二)护理学术组织系统

1.组织机构

中华护理学会是我国卫生系统中护理专业人员组成的学术性群众组织,是中国科学技术协会(以下简称中国科协)所属全国性学会之一,受国家卫健委和中国科协双重领导。总会设在北京,全国31个省、市、自治区和香港、澳门特别行政区均设有地方护理学会。学会的最高领导机构是全国会员代表大会。在会员代表大会休会期间,理事会是执行机构。理事会选举理事长、副理事长、秘书长及常务理事组成常务理事会。总会下设学会办公室、学术会务、期刊编辑、继续教育和财务管理等职能部门,承办日常工作。

2.组织职能

学会的宗旨是遵守国家宪法、法律和法规,执行国家发展护理科技事业的方针和政策;崇尚护理道德,坚持民主办会原则,提高护理科技工作者的业务水平,促进护理学科的繁荣和发展,充分发扬学术民主,依法维护护理工作者的合法权益。主要任务包括:组织广大护理工作者开展学术交流和科技项目论证、鉴定;编辑出版专业科技期刊和书籍;普及、推广护理科技知识与先进技术;开展对会员的继续教育;对国家重要的护理技术政策、法规发挥咨询作用;向政府有关部门反映会员的意见和要求,维护会员的权利,为会员服务。

(三)医院护理组织系统

卫健委(原卫生部)《三级综合医院评审标准(2011年版)》"护理管理组织体系"中明确规定:①院领导履行对护理工作的领导责任,对护理工作实施目标管理,协调与落实全院各部门对护理工作的支持,具体措施落实到位;②执行三级(医院-科室-病区)护理管理组织体系,逐步建立护理垂直管理体系,按照《护士条例》的规定,实施护理管理工作。

1.医院护理管理组织架构

根据卫健委(原卫生部)发布的《关于加强护理工作领导,理顺管理体制的意见》的规定,要求县及县以上医院都要设立护理部,实行院长领导下的护理部主任负责制。根据医院的功能与任务,建立独立完善的护理管理体系,三级医院实行院长(分管副院长)领导下的护理部主任、科护士长、护士长三级负责制;二级医院可实行三级负责制或护理部主任(或总护士长)、护士长二级负责制。护理部主任或总护士长由院长聘任,副主任由主任提名,院长聘任。护理部主任全面负责医院护理工作,各科主任与护士长是专业合作关系。一般30~50张病床的病区或拥有5名护士以上的独立护理单元设护士长1名。护理任务重、人员多的护理单元,可增设副护士长1名。

2.护理部的职能

护理部是医院内部机构设置中的一个中层技术和行政职能部门。在院长或主管护理的副院长领导下,负责全院护理管理工作。它与行政、医务、教学、科研、后勤管理等职能部门并列,相互配合,共同完成医院各项任务。护理部的管理职能包括:制定并落实医院护理工作长远规划、年工作计划及培训计划;设定护理岗位,制定和实施人力资源调配方案;培养选拔护理管理人员,组织和参与护士考试考核录用、职称晋升工作;建立健全护理工作制度、各级各类和各岗位护士职责等;建立健全护理质量管理体系,负责全院护理质量督导和评价,实施护理质量持续改进,不断提高护理质量;组织疑难病例护理会诊、查房和危重患者抢救;制定科学、规范化的疾病护理常规、护理技术操作规程、护理工作关键流程、护理质量评价标准等;配合医院业务用房建筑设计和装饰布局的审核;参与护理设施、相关耗材的购置考察与审定工作;安排和落实各项护理教学计划;对护理新业务、新技术进行管理,积极开展护理科研;对医院护理实施信息化动态管理等,将占医院总人数三分之一的护士组织管理起来,保障完成护理工作任务和不断提高护理工作质量,协调护理工作和医院的其他工作。

二、组织变革

(一)组织的生命周期

组织像任何有机体一样有其生命周期。一个组织的生命周期大致可以分为创业、聚合、规范化、成熟、再发展或衰退五个阶段。在每个阶段,组织的结构、领导方式、管理体制和员工心态都不同,每个阶段的发展后期都会遇到管理难题或组织发展危机,都需要进行组织变革来解决这些危机,以达到组织不断发展的目的。

1.创业阶段

这是组织的创业初期。在这个时期,组织的规模较小,组织关系较为单纯,多采用家长式的集中领导方式。组织的一切活动均由创业者去决策、指挥、组织,效率非常高。但是,随着组织的发展,管理问题日益复杂,创业者受个人知识、能力所限,越来越难以有效地进行决策指挥,组织内部管理问题层出不穷,从而产生"领导危机"。

2.聚合阶段

这是组织的快速发展时期。在经历了创业阶段并成功地克服了领导危机之后,组织的生命力非常旺盛,组织人员数量迅速增长,规模不断扩大,员工士气高涨,对组织有较强的归属感。创业者经过磨炼成为具有管理技能的决策指挥者或者聘请引进了有经验的专门管理人才。这时,为了明确在创业阶段尚不清晰的组织目标,往往以集权的管理方式统一意志,集中管理。在这种管理方式下,组织中下层管理人员往往由于缺乏自主性而感到不满,而高层主管已经习惯于集权管理,一时难以改变,就会产生"自主性危机"。

3.规范化阶段

这是组织发展相对稳定的时期。这时组织已具有一定规模,增加了许多部门和下属单位,甚至形成了跨区域经营和多元化发展。这时,组织要谋求进一步的发展,就必须适当分权,采用分权式组织结构,使组织中各级管理者拥有较多的决策权。但是日久又使高层主管感到由于采取过分分权及自主管理,各部门、单位各自为政,本位主义盛行,相互协调及监控困难,使整个组织产生了"失控危机"。

4.成熟阶段

为了应付"失控危机",组织又适度回收权力,将许多原属中下层管理者的决策权重新收回至组织高层。但是,由于分权的好处已为大多数中下层管理者所感受和认同,重新回到高度集权的管理方式已不再可能。于是,往往采用加强规划,建立信息系统,注重横向协调和配合等措施来解决管理中出现的问题,以保证组织的正常运行。在组织形式上,成立委员会或采用矩阵式组织,既发挥部门的积极性,又有利于组织运行的监控。这样一来,组织就必须拟订更多的规章制度。这些规章制度随着组织的进一步发展往往又成了妨碍效率的官样文章,从而产生"官僚主义危机"。

5.再发展或衰退的阶段

这一阶段的组织,其发展前景既可以通过组织变革获得再发展,趋向更稳定和成熟,还可能由于不适应内外环境的变化而走向衰亡。这时,组织必须注重文化的培养,强调合作精神,增加组织的弹性,不断采取新的变革措施以适应组织发展的需要。

当然,组织的发展并不一定都按上述的阶段顺序发展,但却说明了组织在不同发展时期应采用不同的管理方式,任何组织要生存和发展都需要变革,只有变革才有新的发展。

(二)组织变革的动因

组织变革的主要动因可以归纳为两个方面。

1.组织外部环境的变化

作为社会大环境系统的一个子系统,对于外部环境的变化,组织无力控制而只能主动适应。对于组织而言,只有针对外部环境的变化进行相应的自身变革,才能更好地生存和发展。

在外部环境的变化中,主要有以下几方面会导致组织的变革:①科学技术的进步;②国家有关法律、法规的颁布和修订;③国家宏观经济调控手段的改变;④国家产业政策的调整与产业结构的优化;⑤国际经济形势的变化;⑥国内经济形势及政治制度的变化;⑦国际外交形势及本国外交形势的变化;⑧国际、国内市场需求的变化及市场竞争激烈程度的加剧。

2.组织内部条件的变化

①管理技术条件的变化;②管理人员的调整与管理水平的提高;③组织运行政策与目标的改变;④组织规模的扩张与规模的发展;⑤组织内部运行机制的优化;⑥组织员工对工作的期望与个人价值观念的变化;⑦当前的组织无效率,主要表现为决策效率低下、信息沟通受阻、职能部门失误频繁、对外部环境缺乏适应性等。

上述因素均会影响到组织目标,为实现目标所需的组织结构及权力配置系统等的调整和修订,从而引起组织的变革。比如,随着组织内管理人员管理水平的提高,其有效的管理幅度就会相应增大,此时就可以减少管理层次,精简管理机构和管理人员,并重新进行专业化分工,重新划分职责范围,很显然组织管理水平的提高和管理人员的调整导致了一场全方位、多层次的组织变革。

3.组织成员的期望与实际情况的差异也会形成促使组织变革的驱动力

管理学家华尔顿认为成员的期望与组织的实际情况之间存在着6点差异。

(1)成员希望得到富有挑战性、能充分发挥个人潜能并促进个人成长的工作,但组织为提高单个工作的效率仍然倾向于基于专业化分工的工作简化,因而限制了成员的成长与全面发展。

(2)成员逐渐倾向于参与式的民主管理模式,他们希望得到公平,但组织仍然倾向于采取以等级层次、地位差别和垂直式的等级链为特性的集权管理模式。

(3)成员对组织的忠诚程度和投入程度,逐渐取决于工作本身所能产生的内在利益,包括员工所获得的人性的尊严与成就感以及员工在组织中所能产生的归属感,而实际上组织仍在强调物质报酬、成员安全,忽略了成员更高层次的需求。

(4)成员希望从组织的职位中获得的是目前即刻的满足,但组织当前所设计的职位阶层及职位升迁系统,仍然是假设成员如同从前,期望获得事后的满足。

(5)成员更加关注组织生活中的情感因素,如个人的自尊、人际间的坦诚等,然而组织仍过度强调理性,较少注重组织成员的情感需要。

(6)成员正逐渐厌倦同事之间过度的竞争,期望代之以相互间的合作和协调,但管理人员却仍然以过去高度竞争的方法来设计职位、组织工作以及制定报酬制度。

(三)组织变革的方式

组织针对所面临的各种变化以及组织内部存在的各种组织无效现象,应根据所选定的组织变革方向目标和变革所涉及的内容,采取适当的方式对现有组织进行切实的变革。组织变革的方式,可以有不同的划分方法。在选择变革方式时,组织必须根据所处的具体形式和条件采用的相应的组织变革方式。

1.量变式与质变式

按照一次变革的程度大小,可以将变革分为量变式与质变式两种。

(1)量变式:量变式是以改变组织局部结构和增减人员数量为主要内容的一种变革方式。其变革相对比较简单,适于在组织中的横纵关系结构、权责体制和行为规范等方面都基本适宜的情况下,用以解决机构臃肿、人员过多、管理费用开支过大等较为单一的问题,并对强化或弱化某一管理职能也有一定的效果。这种变革只涉及组织中的表层问题,可以看作一种以控制管理组织的规模为目的的变革。

(2)质变式:质变式是以解决组织的深层次问题为重点,能使组织效能和内部原有各种关系发生根本变化的一种变革方式。根据质变的广度区分,质变式变革既可以是局部式的,也可以是全局式的。组织内某部门的组织形态发生质变,一定会使整个组织也发生质变。部分质变对全局性质变的影响程度既取决于该部门在整个组织中所处地位的重要性,同时还取决于它和其他部门联系的密切程度,一个部门在组织中所处地位越靠近中心,与其他部门的联系越紧密,那么它对整个组织变革的影响程度就越大。比如承担关键职能的部门的组织形式的变革,一般而言将会引发整个组织的质变。再从质变的深度看,质变可以发生于组织较浅的层次,也可能发生于较深的层次。越是深层次变革,越是要涉及对于原有基本价值观念和制度体系的改变。

2.主动思变式和被动应变式

根据变革的力量来源不同,可以将变革划分为主动思变式和被动应变式。

(1)主动思变式:这种变革方式的动力来源于组织内部,并且在预见的基础上做出变革的决策。由于组织变革一般需要较长的时间才能生效,如果组织能在问题产生或危机来临之前就开始进行组织变革,就可以避免在绩效迅速恶化或者生死存亡之际,仓促进行组织变革所引发的各种问题。

(2)被动应变式:这种变革方式的动力其实来源于外部的压力,如市场状况不佳产生的压力以及宏观经济政治环境产生的压力等,这种变革是被动的而不是主动的,是应变的而不是思变的。

3.自下而上式、自上而下式和上下结合式

按照首先进行变革的组织层次及扩展趋势,变革可以区分为自下而上式、自上而下式和上下结合式。

(1)自下而上式:就是先从基层组织的变革入手,再考虑中上层组织的变革。这种方式便于在组织内分部门分层次进行变革,待收到局部效果后再扩及整个组织,但由于组织作为一个整体系统,其中的许多问题往往相互牵连,所以这种变革方式会拖延变革的进程。

（2）自上而下式：就是从变革中、上层管理组织入手，再扩展到整个组织。这种变革方式便于对总体组织做出调整，但因涉及范围广，需要进行周密的计划，而且从减少阻力方面考虑宜限于较浅层次的变革。

（3）上下结合式：这种变革方式对组织的上下各层同时进行变革。即在组织变革推行过程中将上下各方面结合起来，进行统筹安排。

上述对变革方式所做的各种区分是相对的，实际应用中往往可以相互融合。组织应根据实际情况综合地运用以上各种变革方式，充分发挥它们各自的功效，取得整体最佳的变革效果。

第五节 人力资源管理

一、护理人员招聘

人员招聘的前提是人力资源规划，聘用到具备护理职业资格和能力的护理人员，是组织实现目标和保证护理服务质量的基础。护理人员招聘过程主要包括职务分析、寻找符合护理岗位候选人、招聘考核和面试、录用体检与试用考察、录用决策及招聘工作评估几个步骤。

（一）职务分析

工作分析又称职务分析，是指通过观察和研究，对某岗位性质进行全面评价获得确切信息的过程。职务分析的概念包括几个要素：分析岗位的工作内容，确定职务固有的性质和组织内职务之间的相互关系和特点，确定组织成员在履行职务时应具备的知识、技术、能力和责任。职务分析一般分为四个阶段：准备阶段、信息收集阶段、分析阶段和提出分析报告阶段。职务分析的结果是职务说明书。职务说明书一般包括两大部分：工作描述和任职资格。

工作描述又称工作说明，是对岗位的性质、任务、责任、工作内容、处理方法等与工作相关的环节所做的书面说明。护理工作分析是通过收集数据、工作要素分析，对特定护理工作（如专科护士、辅助护士、临床教学老师、护士长等）的实质进行评价，确定工作的具体特征，由此形成工作描述。护理工作描述包含工作名称、工作活动和程序（包括工作任务、职责、工作流程、工作中的上下级关系等）、工作条件和物理环境、社会环境（如同事的特征及相互关系）。任职资格是根据工作描述拟订的工作资格，主要内容包括文化程度、工作经验、有关岗位的技术和能力要求、工作态度、生活经历和健康状况以及各种特殊能力要求等。

护理工作分析在组织中的应用：工作分析的结果可为组织的护理人事决策提供多方面依据，包括为护理人员的招聘/选择提供挑选的标准；确定任职的基本条件；明确护理人员的具体岗位职责和工作权限；掌握护理人员的培训需要，确定培训方案；是护理人员绩效评价的依据，促进绩效改进；判断具体岗位的工作价值，确定薪酬标准等。

（二）寻求符合护理岗位要求的候选人

在组织护理空缺岗位分析的基础上，医院护理管理和人事部门的工作就是寻求足够数量符合岗位标准的职位申请人,将合适的人安排在合适的岗位上,满足组织用人需求。护理人员招聘是指医院采取科学有效的方法寻找、吸引具备资格的个人到医院应聘、医院根据需要和应聘者条件从中选出适合人选予以录用的管理过程。招聘宣传是传播招聘信息、动员潜在合格人员参与应聘的过程。一旦护理人员招聘决策做出后,如何吸引更多的应聘护理人员供组织和部门挑选就成为人员选择的首要任务。招聘途径多种多样,如直接申请、员工推荐、职业介绍机构推荐、招聘广告等,招聘广告为最常见的途径。应聘人员填写求职申请表是人员选择的首要环节,主要用于用人单位或部门的资格审查。求职申请表格内容可根据岗位要求设计。为保证招聘宣传的有效性,招聘广告应包括以下基本内容:招聘医院简介、招聘的职位或工作种类及其特点、招聘职位或工作的工资等报酬待遇、应聘者的资格条件(性别、年龄、学历、专业、工作经历、身体条件以及对知识技能的特殊要求等)、申请时间、地点、程序以及其他有关信息。

(三)招聘考核和面试

1.招聘考核

招聘考核的目的是将适当的人放在适当的岗位上,为了保证应聘人员的质量能够满足护理工作岗位的需要,进行知识和技能考核是必要的环节。考核的方式主要包括理论知识考核、工作相关技能考核、面试、真实工作考核等。知识考核主要通过笔答的形式进行,以了解应聘护士对要求的专业知识的掌握程度。由于所有应聘人员都具有同样的笔试内容,同时笔试结果也是录用的依据之一,因此笔试考核具有公平性和客观性,能够较好地反映应试者的知识水平。由于护理是一门应用学科,对应聘护士的专业技能考核也十分必要。考核内容针对具体护理岗位的职责要求选择。一般情况下,对应聘护理人员的理论考核内容重点是护理基础知识、专科护理知识及其他相关知识;技能考核主要是基础护理操作和专科护理操作技能。如果是选择护理管理人员,除上述考核内容外,还有必要进行管理相关知识和能力的考核。

2.招聘面试

对应聘者仅仅通过笔试和操作考核是不够的。面对初选合格的应聘者,真正可以直接了解本人具体情况并能对众多的应聘者进行比较的方法就是招聘面试。面试是由组织评价者与应聘者面对面进行的,可以了解到一些笔试无法知晓的关于应聘者的信息,因此面试具有直观性。另外,与笔试相比,面试的内容可以根据招聘岗位的不同要求选择不同的测试方式,因而具有灵活性。面试的主要目的是为用人单位和主考人员提供了解和观察应聘护士的机会,面试主要了解应聘护理人员三方面的信息:专业技术能力、个人特点和个人潜力。通过面试,主考人员可以对应聘者的专业知识、沟通表达能力、判断能力、思维能力、反应等有一个初步了解,以考察应试者对护理岗位的适合程度。主考人员根据招聘表格内容进行询问,得到有关信息。表格的设计可根据招聘岗位的要求而定。但无论哪种表格,都应简单明了,易于操作。

3.招聘测试的可靠性和有效性

组织对申请人测试的目的是对人准确的预测。管理者要做出正确的人员筛选决策,就需要采用不同的测试技术。不论选择哪种方法进行测试,组织都必须确定所提供信息的可靠性和有效性。

(1)测试信度:信度指测试的方法在不同的测试条件下具有稳定性或可重复性,反映测评结果的准确性和一致性。评价可靠性的常用方法是比较申请人在同种测试中的两次测量结果。一个测量结果如果具有可靠性,那么在相同情况下重复进行,获得的测评结果应该基本一致。当测试工具是个人的主观判断(招聘面试)时,可靠性通常是依靠两个或更多面试者评价结果的相互一致程度。

(2)测试效度:效度指收集的资料预示候选人能够获得多大程度的成功。主要反映测试的目标是什么以及测量的准确程度如何。招聘测试技术的效度就是对应聘者将来胜任工作的可能性进行准确预测。护理人力资源管理涉及的主要效度是内容有效性。内容有效性指考试、面试或绩效考评对技能、知识和工作能力能够测量到什么程度,如对急诊科应聘护士进行预检分诊、心肺复苏等知识和技能测试,这种测试能基本反映急诊护士真实工作时所做的工作,那么就认为这种测试具有内容有效性。

(四)录用体检和试用考察

通过对应聘护士的资格认定、专业知识和技能测试、面试等综合分析后,组织的人力资源管理部门就需要对具有合格资格应聘人员进行录用体格检查。体检的主要目的是确认应聘护士身体状况是否达到岗位要求并胜任工作。医院是否给应聘者提供工作也要根据体检的结果而定。作为招聘程序之一,健康检查具有灵活性,一些医院在招聘护士时没有进行这一步骤。但从对组织和应聘者个人负责的角度看,进行有关项目的健康检查还是有必要的。

在上述所有程序完成后做出初步录用决策,但并不马上与应聘者签订聘用合同。而是采取试用的办法在实际工作中对拟聘护理人员进行真实工作能力的考察,以提高人员招聘的有效性。试用时间一般为3个月。试用期满后,具体试用部门对拟聘护士在试用期的表现是否符合条件和是否胜任工作做出鉴定,以供医院人事和护理管理部门在招聘决策时参考。对在试用期中不符合录用条件的人员,可给予辞退。

(五)录用决策及招聘工作评估

录用的过程是对应聘者筛选的过程,护理管理部门和人事部门应对应聘者的所有资料进行全面审查,同时进行背景调查,包括信用状况、护士执业许可证等以保证为组织挑选出合格的候选人。通过将应聘人员与任职岗位要求比较和应聘人员之间的相互比较,使候选人的数量逐步接近组织或部门需要的数量。在人员录用决策中,应尽量避免错误的录用和错误的淘汰。参与和最终做出用人决策的人应当是熟悉护理人力资源的护理管理部门和医院人事部门。

护理人员招聘活动的最后步骤是评价。主要活动包括测算获得的求职护理人员数量和质量情况,每位受聘人员的工作胜任程度,以及整个招聘过程投入和产出效率的总结分析。

二、护理人员资源配置

护理人力资源配置是以护理服务目标为宗旨,根据护理岗位合理分配护士数量,保证护士、护理岗位、护理服务目标合理匹配的过程。护理人力资源合理配置主要包括以下方面:一是护士的数量与事的总量的匹配;二是护士的能力与事的难易程度的匹配;三是护士与护士之间知识、能力、性格等的匹配。

(一)配置原则

1.依法配置的原则

医院和护理管理部门在进行护理人力资源配置时要以卫生行政主管部门护理人力配置要

求为依据,以医院服务任务和目标为基础,配置足够数量的护士以满足患者需求、护士需求和医院发展的需要。2008年5月12日国务院颁发的《护士条例》明确指出,卫生主管部门将对"违反本条例规定,护士的配备数量低于国务院卫生主管部门规定的护士配备标准的"医疗机构依法给予处分。

2.基于患者需求动态调配的原则

护理人力资源配置要以临床护理服务需求为导向,基于患者的实际需求进行动态调配。患者的临床服务需求随着患者数量、疾病严重程度以及治疗措施的变化而变化。科学的护理人力资源配置应通过评估患者的实际需求,进行动态、弹性调整。

3.成本效益的原则

人力资源管理的出发点及最终目的都是实现效益最大化。在护理人力资源配置过程中,管理者要结合实际不断寻求和探索灵活的人力配置方式,重视护士的能级对应及分层次使用,在分析个人能力与岗位要求的基础上实现个体与岗位的最佳组合,充分调动护士工作积极性,高效利用护理人力资源;根据护理工作量的变化及时增减护士数量,由此降低人员成本,提高组织效率。

4.结构合理的原则

护理单元整体效率不仅受个体因素影响,还直接受到群体结构的影响。护理单元群体结构是指科室不同类型护士的配置及其相互关系。结构合理化要求护士在专业结构、知识结构、智能结构、年龄结构、生理结构等方面形成一个优势互补的护理人力群体,有效发挥护理人力的个体和整体价值。

(二)配置方法

1.比例配置法

指按照医院的不同规模,通过床位与护士数量的比例(床护比)、护士与患者数量的比例(护患比)来确定护理人力配置的方法。这是目前我国常用的医院护理人力资源配置方法之一。卫生行政主管部门的相关政策和规定,对医院的护士数量做了基本要求,被用作比例配置法的计算依据。如《三级综合医院评审标准(2011年版)》规定,三级医院临床一线护士占护士总数至少≥95%,病房护士总数与实际床位比至少达到0.4:1,重症监护室护士与实际床位比不低于(2.5~3):1,手术室护士与手术间比例不低于3:1,医院在岗护士至少达到卫生技术人员的50%。2012年国家卫健委(原卫生部)颁发的《卫健委(原卫生部)关于实施医院护士岗位管理的指导意见》指出,"普通病房实际护床比不低于0.4:1,每名护士平均负责的患者不超过8个,重症监护病房护患比为(2.5~3):1,新生儿监护病房护患比为(1.5~1.8):1,门(急)诊、手术室等部门应当根据门(急)诊量、治疗量、手术量等综合因素合理配置护士"。

2.工作量配置法

指根据护士所承担的工作量及完成这些工作量所需要消耗的时间来配置护理人力资源的方法。现介绍国内外常用的几种工作量配置法。

(1)工时测量法:护理工时测量是国内医院第一种系统测定护理工作量的方法。在进行护理工时测量时,首先需要界定护理工作项目(通常包括直接护理项目和间接护理项目),然后通过自我记录法或观察法测算护理工作项目所耗费的时间,再应用公式计算护理工作量以及护理人力配置的理论值。

（2）患者分类法：是国外护理人力资源管理中比较常见的工作量测量与护理人力配置的计算方法。根据患者、病种、病情等来建立标准护理时间，通过测量和标准化每类患者每天所需的直接护理时间和间接护理时间，得出总的护理需求或工作量，从而预测护理人力需求。包括原型分类法、因素型分类法、原型与因素型混合法三种。

原型分类法：20世纪60年代初期由美国约翰·霍普金斯医院首先提出，根据患者对护理的需求将患者分为3类或3类以上。如按患者对护理的需求将患者分为3类：完全照顾、部分照顾、自我照顾。测量每类患者所需的平均护理时数，再根据每类患者数量计算所需护理时数和工作量。我国目前采用的特、一、二、三级护理分类，就属于原型分类法的一种。该法简便易行，但对患者分类过于宽泛，难以准确反映患者个体的实际护理需求。

因素型分类法：选定发生频率高、花费时间长的护理操作项目，测量每一项所需的护理时数。根据每个患者每天/班所需护理项目及其频数，计算所需护理时数并分配护士。美国芝加哥罗斯长老会医学中心设计的是因素分类法的代表。该方法考虑了患者的个体化需求，其不足在于每项护理活动标准时间的确定较复杂，且标准时间随着操作水平的提高而动态变化。

原型与因素型混合法：20世纪70年代，美国学者提出混合测量法，兼具原型和因素型分类法的优点。Medicus法是混合法中颇具代表性的一种，它采用原型分类法对患者进行分类，但分类依据不是护士的主观判断，而是由主管护士选取能反映患者需求的护理操作项目进行护理活动工时测定，由计算机根据患者的具体情况进行权重处理后将患者划分到相应的类别，从而配置护理人力。其优点是各医院、病房可根据自己的工作特点决定影响工作量因素，计算简便；缺点是计算机模式中护士结构固定，影响其灵活性。

三、护理人员培训

护理人员培训是指有组织、有计划地为护理人员提供教育、培训的活动，目的在于使护理人员获得和改进其知识、能力、态度和行为，达到提高工作效率，促进个人和组织共同发展的目的。

（一）护理人员培训类型

1.脱产培训

脱产培训指医院根据护理工作的实际需要，选派有培养前途的护理骨干离开工作岗位，到专门的学校、研究机构或其他培训机构进行学习或接受教育。这种培训较系统，从长远观点看，对医院有利。但培训成本较高，在培训人员数量上受到一定限制。

2.在职培训

在职培训指护理人员在完成规范化专业培训后，以学习新理论、新知识、新技术、新方法为主的一种终身性护理教育。主要采取轮科和实习分派的形式进行，新护士通过执行不同的护理任务和跟经验丰富的护士一起工作，得以尽快积累实践经验和规范护理活动。其优点是简单方便成本低，但可能会增加工作失误和其他的工作干扰。

3.岗前培训

岗前培训是指新护士上岗前的基本教育。目的是帮助新护士适应角色转换，尽快熟悉组织、适应环境和岗位,以利于新护士减轻心理压力,自觉遵守医院规章制度。岗前培训内容包括介绍医院基本情况、护理职业道德规范、工作制度、医疗风险防范、护理文书规范等。培训时间通常为1～2周。

4.护理管理人员的培训

对护理管理人员培训是提高组织有效管理的关键环节。其目的是向管理人员提供管理岗位所需要的相关知识和技能,使管理人员的管理能力水平得以不断提高。

(二)护理人员培训原则

1.按需施教、学以致用原则

护理人员培训要从护理人员的知识结构、能力结构、年龄情况和岗位的实际需要出发,注重将培训结果向生产力转化的实际效果。

2.综合素质与专业素质培训相结合原则

护理人员培训除了要注意与护理岗位职责衔接、提高护理人员专业素质外,还应包括护理组织文化建设的内容,使护理人员从工作态度、文化知识、理想、信念、价值观、人生观等方面符合组织文化要求,使护理人员在提高职业素质的同时完成在组织中的社会化过程。

3.重点培训和全员培训相结合原则

培训工作要做到"点"和"面"相结合。既要做好全员培训,又要有所侧重,在普遍规范化培训和继续教育的基础上,选拔和重点培养优秀人才。要针对护士的不同年资、学历、技术职称,提出不同要求,进行多层次培养,以利于护理骨干人才的成长。

4.长期性与急用性相结合的原则

护理人员只有通过不断学习新的知识和信息,才能保证自己的专业能力适应医疗护理发展要求。另外,护理人员培训目的是为了更好地完成本职工作,如果岗位职责和工作内容发生变化,就应该及时针对岗位需要增加急需的知识和技能,满足新业务、新技术等对人员素质的基本要求。

(三)护理人员培训程序

护理人员培训程序分为确认培训需求、制订和实施培训计划及评价培训效率3个主要阶段。

1.确认培训需求

确认培训需求指通过了解培训对象的特点进行培训需求分析。护理人员培训需求分析包括医院发展、工作岗位及护理人员个人3个方面。护理管理者根据需求分析结果制订目标和计划,确定培训内容。

2.制订和实施培训计划

在确认培训需求的基础上,培训者要根据目标制订有针对性的培训计划。培训计划应包括培训的组织管理人员、受训对象、培训内容和方式、培训师资、培训的时间地点、培训资料选择、培训考核方式等内容。

培训实施就是落实培训计划,并在执行过程中根据实际情况进行必要调整。培训目的是否能达到,决定于受训护理人员是否能把学到的知识和技能应用于护理工作中,解决实际问题,提高工作效率。

3.评价培训效率

培训评价主要是从培训过程监控、培训环节、培训效果评价、培训投入成本与培训产出的效益评价4个方面进行。培训评价可用一些可衡量的指标或受训人行为改变来进行评价。常用的方法有书面评估表、追踪评估、征求意见和建议、学习后考核等。

（四）护理人员培训的方法

1.讲授法

讲授法是一种以教师讲解为主、学习对象接收为辅的传统知识传授方法。讲授法可同时对数量较多的人员进行培训,传授护理专业相关理论、解决问题的技能和人际关系知识,通过教学人员的讲解可帮助学员理解有一定难度的内容,有利于受训人员较系统地接受新知识。但这种方法存在局限性:学习效果容易受教师讲授水平的影响,没有反馈,受训人员之间不能讨论。

2.演示法

演示法是借助实物和教具进行实际操作,使受训者了解操作流程,如六步洗手法演示、监护仪的使用演示等。演示法的主要优点:感官刺激性强,能激发学习者的学习兴趣;有利于加深对学习内容的理解,效果明显。局限:适应范围有限,准备工作较费时。

3.讨论法

讨论法是通过组织受训人员间的讨论来帮助学员加强对知识的理解、掌握和应用,并能解决疑难问题的培训方法。优点:参与性强,受训者能够提出问题,表达个人感受和意见,集思广益;受训者之间能取长补短,利于知识和经验交流;促使受训者积极思考,有利于其能力的锻炼和培养。局限:讨论题目的选择和受训者自身的水平将直接影响培训效果,不利于学员系统掌握知识。

4.临床实践法

通过进修、实习等方式,安排人员到医院相应的科室进行短期临床实践,以达到理论联系实际的目的。

四、护理人员绩效考核

绩效考核是指按照特定的标准和指标,评估员工岗位职责的履行程度、工作效果及效率,以确定其工作业绩的一项动态性考评工作。目前绝大多数医院都引进了"绩效管理"的理念,护理人员绩效考核也成为护理人力资源管理的一个重要组成部分,它不仅是各级护理人员工作价值的一种直观体现方式,也是提高护理人员专业素养和医院综合水平的必然条件。

（一）护理人员绩效考核的原则

1.全面性原则

对各级护理人员的考核内容不但要与其聘任职务的要求匹配,而且需对其政治思想、遵纪守法、道德品质、工作态度、专业知识水平、专业技术水平等方面进行全面、综合评定。

2.公平性原则

对各级护理人员的绩效考核内容必须与其聘任职务相符合,各类考核内容符合客观情况,并用科学的方法制定考核标准,采用定性考核和定量考核相结合,努力减少考核者的主观因素对考核结果的影响,做到实事求是、公平合理地对待每一位被考核者。

3.经常性原则

采用定期考核与不定期考核相结合、平时考核和年底考核相结合、重点考核与全面考核相结合、直接考核与间接考核相结合、终末考核与过程考核相结合,使考核成为一种制度。

4.务实性原则

考核内容能够体现被考核者的实际业绩,是工作质与量的具体体现,是实际工作效果的体现。

5.反馈性原则

通过对护理人员的考核,为护理管理者提供人力资源管理信息,不断地调整护理人员的考核标准,修改各级护理人员的培训计划,与实际相结合,达到提高护理管理质量的目的。

(二)护理人员绩效考核的内容

护理人员绩效考核主要考查护理人员在护理活动中完成任务的情况、为组织做出的成绩和贡献。目前医院常用的绩效考核内容为德、能、勤、绩四方面的考核。德,即政治素质、思想品德、工作作风、职业道德等;能,即具备本职工作要求的知识技能和解决实际问题的能力;勤,即工作态度、进取心、出勤率等;绩,即工作质量、数量和成绩等。具体细化的指标由各医院护理管理者根据实际情况按照上述原则制定。

(三)护理人员绩效考核方法

护理人员绩效考核方法的选择取决于绩效考核目的。目前常用的方法主要有以下几种。

1.排序法

排序法是评价者把同一部门或小组中的所有护理人员按照绩效顺序排列起来进行比较的方法。如把病房中业绩最好的护士排在最前面,最差的排在最后面。其特点是简单、省时、省力,便于操作。主要局限是当护士业绩水平相近时难以进行排序。

2.绩效评价表

绩效评价表是一种根据评定表上所列出的指标(评价要素),对照被评价人的具体工作进行判断和记录的评价方法。护理人员所选择的指标一般有两种:一是与工作相关的指标,如工作质量、工作数量;二是与个人特征相关的指标,如积极性、主动性、合作精神、适应能力等。除了设计评价指标外,还应对每一项指标给出不同的等级,评价者通过指明最能描述被评价人及其业绩的各种指标比重来完成评价工作。对各项指标和等级定义得越确切,其评价结果就越可靠。

3.描述法

描述法是评价者用陈述性文字对护理人员的工作能力、工作态度、业绩状况、优势和不足、培训需求等方面做出评价的方法。这种方法侧重于描述护理人员在工作中的突出行为,而不是日常业绩。描述法由于没有统一的标准,在对护理人员进行评价比较时有一定的难度,使用时应重视评价目的和用途,并结合其他方法。

4.比例分布法

比例分布法是将工作单元或小组的所有人员分配到一种近似于正态频率分布的有限数量的类型中的评价方法。如将一个病房中最好的 5% 的护士放在优秀等级组中;次之 20% 的护士放在良好等级组中;再次之的50%放在中间的平均水平等级组中;再次20%放在低于平均水平等级组中;剩下的5%在最低的等级组中。比例分布法基于一个有争议的假设,即所有组织和部门中都有优秀、良好、一般、合格、较差表现的员工分布。

5.关键事件法

关键事件法是将被评价人员在工作中的有效行为、无效或错误行为记录下来,作为评价依据的方法。当护士的某种行为对部门或组织的工作和效益产生积极或是消极的重大影响时,护理管理者应当及时把它记录下来,这样的事件称为关键事件。

6.目标管理法

目标管理重视护士对医院或科室的个人贡献,是一种评价护士业绩的有效方法。运用目标管理评价可以将评价关注的重点从护理人员的工作态度转移到工作业绩方面,使管理者的作用转变为工作顾问和促进者,让被评价的护理人员在评价中从消极的旁观者转变为积极的参与者。

7.全视角评价

又称360度绩效评价,由被评价人的上级、同事、下级及被评价人自己从多个角度对被评价人工作业绩进行全方位衡量并反馈的方法。360度绩效评价的出发点是扩大评价者的范围和类型,从不同层次的人员中收集关于护理人员的绩效信息,多视角对组织成员进行综合客观评价,使考核结果公开全面。360度绩效评价与传统的自上而下评价方法的本质区别是信息来源具有多样性,因此,保证了评价的准确性、客观性。全视角评价模式见图1-1。

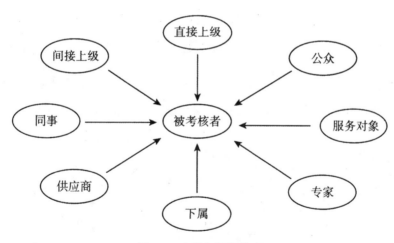

图1-1　全视角评价模式

(四)护理人员绩效考核的程序

1.确定目标

即考核要达到什么目的,是绩效考核的前提。考核目标不同,考核内容、考核标准和实施方法也不同。

2.制订计划

即制订考核的总体规划,包括确定考核对象、考核内容、评判标准及考核要求,拟定考核时间、程序和步骤,选择合适的考核方法。根据考核目的不同,制定合理的考核内容、考核标准,并征求对考核方式的建议,以确保考核的顺利实施。

3.实施方案

实施方案是考核工作中的具体实施过程。实施过程中应有连续性,保证在规定的时间内完成考核计划;并尽可能多地收集各种反馈信息,为修订下次考核计划做准备。

4.效果评价

效果评价是对绩效考核工作过程的评价。根据考核实施中存在的问题,提出整改方案和措施,总结改进方法,进一步完善计划,准备下一次的考核。

第二章 内 科 护 理

第一节 急性呼吸窘迫综合征患者的护理

急性呼吸窘迫综合征(ARDS)是由不同病因造成具有明显特征的肺损伤,病理上表现为弥散性肺泡损伤,以肺泡上皮和毛细血管内皮损伤、肺泡膜通透性明显增加导致高蛋白肺泡和间质水肿为病理生理特征,以低氧血症与呼吸窘迫为主要表现的临床综合征。

一、病因和发病机制

病因未完全明确。致病因素有两种:肺内因素和肺外因素。前者为对肺的直接损伤,见于吸入毒气、烟尘、胃内容物、过长时间纯氧吸入、肺挫伤、重症肺炎等;后者则见于休克、严重感染、药物中毒、体外循环、大面积烧伤、急性胰腺炎、大量输血等。

机制不完全清楚。致病因素以及炎症细胞、炎症介质及细胞因子介导的炎症反应,最终导致肺泡膜上皮损伤,表面活性物质减少或消失,加重肺水肿和肺不张,引起顽固性的低氧血症。

二、临床表现与诊断

(一)临床表现

1.病史

有严重创伤、感染、休克、大手术等病史。

2.症状和体征

ARDS 通常发生于原发疾病或损伤起病后 24～48 小时,表现为突发性、进行性的呼吸窘迫,气促、发绀,常伴有烦躁、焦虑、出汗等。

3.辅助检查

高分辨率 CT 不仅有助于早期诊断,还可帮助理解各病期的通气治疗策略。早期表现为非重力性分布的全肺水肿(均质肺),随病情进展,呈直立性分布的肺萎陷(压缩性肺不张),阴影密度不一致(非均质肺);在中期和晚期,发生组织增生、机化、重塑和纤维化,气腔扩大伴气囊和气肿样病变形成。

(二)诊断

对 ARDS 患者及时准确的诊断,是早期认识与积极治疗的前提。1992 年 ARDS 联席会议提出的诊断标准如下。

（1）急性起病。

（2）氧合指数（PaO_2/FiO_2）≤200mmHg。

（3）胸部 X 线检查表现为双肺斑片状阴影。

（4）肺动脉楔压（PAWP）≤18mmHg 或无左心房压力升高的临床证据。Schuster、Ferguson、Monnet 提出，依据特征性的病理与病理生理改变，ARDS 的诊断标准应具有以下特征：①弥散性（或双肺）肺泡水肿，或 X 线胸片具有弥散性（或双侧）肺泡水肿的特征；②肺毛细血管通透性明显增加；③病理上具有弥散性肺泡损伤的表现；④具有低氧血症和呼吸窘迫等临床特征。

这样，ARDS 诊断的特异性明显升高，且不再需要排除其他疾病（急性左侧心力衰竭）。

三、治疗原则

ARDS 的出现有很大的危险性，目前尚无特效的治疗方法，其治疗原则：积极控制原发病，改善氧合功能，纠正缺氧，支持生命，保护重要器官功能，防治并发症。

（一）去除病因

ARDS 一般有较明确的相关原发病，这些因素在 ARDS 的发生和发展中起着重要作用。尤其是对全身感染的控制和纠正低血容量导致的组织灌注不足、积极处理原发病将有利于ARDS 的治疗和疾病预后的改善。

（二）氧疗

避免低氧血症是 ARDS 治疗中最为重要的目的。通常早期轻症患者可先面罩高浓度（$FiO_2 > 0.6$）给氧，使 $PaO_2 > 60$mmHg 和 $SaO_2 > 90\%$。如血氧分压不能改善，如＜60mmHg，则建议行机械通气。

（三）机械通气

可减轻呼吸做功，使呼吸窘迫改善；应用呼气末正压（PEEP）或连续气道正压（CPAP），可使呼气末肺容量增加，闭陷的小气道和肺泡再开放；肺泡内正压可减轻肺泡水肿的形成从而改善弥散功能和通气/血流比例，减少肺内分流，达到改善氧合功能和肺顺应性的目的。

（四）维持适当的液体平衡

以最低有效血管内血容量来维持有效循环功能，要避免过多的液体输入加重肺水肿，在血压稳定的前提下，出入液体量宜轻度负平衡。

（五）支持治疗

ARDS 时机体处于高代谢状态，营养支持应尽早开始。静脉营养可引起感染和血栓形成等并发症，应提倡全胃肠营养。

（六）体位治疗

由仰卧位改变为俯卧位，可使 75% ARDS 患者的氧合改善。这可能与血流重新分布，部分萎陷肺泡再膨胀达到"开放肺"的效果有关。这样可改善肺通气/血流比值，降低肺内分流。

（七）糖皮质激素的应用

有研究表明，糖皮质激素可抑制肺的炎性反应及肺的纤维化，但临床研究并未证明。

（八）其他治疗

如肺血管舒张药的应用,吸入氧化亚氮(N_2O)等。

四、常见护理问题及相关措施

（一）低效型呼吸形态

1.相关因素

(1)肺泡Ⅱ型细胞损伤,表面活性物质缺失导致肺泡萎陷、水肿、肺顺应性降低。

(2)疲乏或无力。

2.临床表现

(1)呼吸困难、发绀(以口唇、舌、口腔黏膜、鼻尖、颊部、耳垂和指、趾末端最为明显)、鼻翼扇动、呼吸浅快。

(2)动脉血气分析值异常。

3.护理措施

(1)严密监测患者生命体征,尤其是呼吸的频率、节律、深度的变化,观察患者有无胸闷、气急、口唇发绀等缺氧症状。

(2)遵医嘱给予高浓度氧气吸入或使用PEEP,并根据动脉血气分析值变化调节氧浓度。经常检查鼻氧管有无堵塞或脱出,每周更换导管1次,每天2次消毒导管头端和清洁鼻腔。

(3)给患者提供有利于呼吸的体位,如端坐位或高枕卧位。

(4)动脉血气是反映患者肺、心血管、肾和代谢功能的综合指标,定时监测动脉血气分析值的变化,有助于判断患者的病情变化。①物品准备:治疗盘、内含抗凝药的注射空针、橡皮塞、无菌治疗巾、血气分析申请单。②部位选择:成年人最常用的穿刺采血样部位有桡动脉、肱动脉、股动脉和足背动脉。桡动脉最适宜于动脉穿刺取血,因在腕部桡侧易于触及,部位表浅,穿刺后易于压迫和防止血栓形成。③采血步骤:解释→体位选择(坐位或半卧位)→穿刺部位选择→常规消毒→一手握注射器,一手摸动脉搏动,穿刺→逐渐进针,看到鲜血停止进针→获取足够血量,拔针→穿刺针头刺入橡皮塞→送检。④注意事项:抗凝药湿润整个注射器针筒内表面;排尽空气和过多抗凝药;采血完毕,尽快送检,如不能及时送检,放入冰箱,2小时内有效。

(5)预测患者是否需要气管插管或使用呼吸机辅助呼吸,做好抢救准备工作。

（二）气体交换受损

1.相关因素

肺毛细血管内皮细胞损伤,血管通透性增加,使肺间质及肺泡水肿,导致气体弥散障碍。

2.临床表现

(1)呼吸困难,患者意识状态改变,嗜睡、烦躁不安。

(2)患者动脉血气分析值异常:低氧血症、高碳酸血症。

3.护理措施

(1)保持病室环境清洁,定时进行空气和地面消毒,注意通风换气。

(2)监测患者生命体征和意识状态,每30分钟一次,判断与急性缺氧有关的症状和体征,尤其是呼吸和发绀状况的变化。

(3)遵医嘱及时采集和送检血气分析与生化检测标本,通过脉搏氧饱和度和血气分析中氧分压来判断患者有无低氧血症和低氧血症的严重程度。

(4)高浓度氧疗可以提高血氧分压,记录吸氧方式、吸氧浓度及时间,观察氧疗的效果和不良反应,在吸氧过程中气体应充分湿化,防止气道黏膜干裂受损。临床上给氧和改善氧合的方法可分为有创伤性和无创伤性两大类。

(5)呼吸机辅助呼吸:PEEP 是最常用的呼吸模式。应用 PEEP 时,应选择最佳 PEEP,所谓最佳 PEEP,既能防止呼气末肺泡萎陷,又能避免肺泡过度膨胀,即用最小 PEEP 值达到最佳的血氧浓度。但 PEEP 可增加胸内正压,减少回心血量,从而降低心排血量。因此,应用 PEEP 时应注意对血容量不足的患者适当补充血容量,以代偿回心血量的不足;但又不能过量,以免加重肺水肿。PEEP 应从低水平开始,先用 3~5cmH$_2$O 开始逐渐增加至合适的水平。争取维持 PaO$_2$>60mmHg 而 FiO$_2$<0.6。一般 PEEP 水平为 5~15cmH$_2$O 或 10~18cmH$_2$O;施行肺保护性通气策略,选用压力控制的通气模式,将吸气末气道峰压(PAP)限制在 35cmH$_2$O 水平以下,防止肺泡过度充气;低潮气量通气(6~8mL/kg)。

(6)协助翻身拍背,每 2 小时一次,以促进分泌物的排出。

(7)根据医嘱使用利尿药,以减轻肺间质及肺泡水肿,观察并记录尿量。

(8)加强巡视,及时满足患者的需求,减少机体耗氧。

(三)心排血量减少

1.相关因素

正压通气使上下腔静脉血的回心血量减少。

2.临床表现

(1)血压下降、脉搏细速、尿量减少。

(2)肢端皮肤冷、苍白或发绀。

3.护理措施

(1)使用 PEEP 时应有足够的有效循环血量,严格掌握好 PEEP 压力值。

(2)严密监测体温、脉搏、血压、呼吸的变化。

(3)准确记录出入量,密切观察尿量的变化。

(4)遵医嘱给予强心、利尿、扩血管药物,注意观察用药效果与不良反应。

(5)准备好抢救用物和药品。

(四)营养失调:低于机体需要量

1.相关因素

代谢率升高、营养摄入减少。

2.临床表现

皮肤弹性减退,脂肪变薄;消瘦、体重进行性下降;头发枯黄,无光泽。

3.护理措施

(1)给予营养支持,可经胃肠道(EN)或胃肠外(PN)途径实施。尽管临床上多用胃肠外营养,但实验和临床研究证明胃肠内营养远胜于胃肠外营养,胃肠内营养支持有助于恢复肠道黏膜的完整性,减少肠萎缩,保持肠道 pH 平衡,抑制细菌过度生长,减少胃肠道出血,还可增加胃肠运动,纠正胃肠排空延迟,故应尽早经胃肠内补充营养。

营养支持的原则:采用高蛋白、高脂肪、高糖类的膳食或胃肠外营养液;蛋白质、脂肪、糖类的能量比分别为 20％、20％～30％、50％～60％;每天的摄入量中卡氮比为(628～753)kJ∶1g(1kcal=4.2kJ),危重患者可高达(837～1255)kJ∶1g;每天适量补充各种维生素及微量元素,依据临床情况调整电解质用量,特别注意补充钾、镁、磷等元素。

营养支持的护理:包括胃肠内营养的护理和胃肠外营养的护理。

胃肠内营养的护理:鼻饲管的选择一般选择稳定性、相容性较好,耐胃酸腐蚀,放置时间长的聚氨酯材料的胃管,螺旋形鼻胃管用于胃肠道功能基本正常或肠道功能基本正常而胃功能受损的患者,能减少食物反流带来的误吸危险。喂养方法有灌注、滴注、泵注 3 种方法。用于机械通气患者时,其中泵注更能减少反流。喂养中注意"三度",即营养液的温度为 37～41℃;浓度按比例调配,如为即用型营养液可直接使用;灌注速度由慢到快,最高速度不超过130mL/h,24 小时总量最高为 1500～2000mL。

胃肠外营养的护理:静脉的选择有周围静脉和中心静脉,选择周围静脉时应选择弹性好、走向清晰、较粗的血管,同时采用静脉留置针;中心静脉常选择锁骨下静脉、颈内静脉、颈外静脉,行中心静脉插管术。配制方法必须严格无菌操作,应在无菌层流室或净化室内操作,按医嘱执行各种营养液的成分及比例配制。滴注速度应根据输液量及病情掌握输液速度,最快速度≤60 滴/min,要求匀速滴入,以免发生高糖血症,可以使用输液泵进行严格控制。

(2)向患者解释加强营养和合理搭配膳食的重要性,采取良好的均衡饮食,指导患者多食肉类、蛋类、牛奶及水果等高热量、高蛋白质、高维生素的食物,以维持足够的营养,保持和恢复身体健康。

(3)做好口腔护理或漱口,提供色、香、味佳的饮食,刺激食欲,鼓励进食,提供一个整洁、安静、舒适的进餐环境,使患者能在愉快的心境中进食。

(4)大量盗汗者,监测患者液体摄入量与排出量,给予足够的液体。

(5)每周监测体重 1 次并记录。

(6)定时监测白蛋白、血红蛋白水平及皮肤的弹性厚度。

(五)潜在并发症:气压伤

1.相关因素

(1)呼吸机压力过高和潮气量过大。

(2)特殊的通气模式,如 PEEP 和 PSV。

(3)患者有引起气胸的原发疾病或诱发因素,如先天性肺大疱、后天性肺气肿等。

2.临床表现

(1)气胸:胸痛、烦躁、大汗淋漓、缺氧、发绀、患侧胸廓膨隆、呼吸音消失或减弱,X 线胸片显示有气胸。

(2)皮下气肿:皮肤触诊有握雪感,严重时局部皮肤膨隆。

(3)纵隔气肿:主要依据胸部 X 线诊断。

3.护理措施

(1)气胸是呼吸机引起气压伤的主要临床类型,但并不是所有接受呼吸机治疗的患者都会发生气胸,注意以下方面,是可以预防的。①对于应用呼吸机的患者,在通气压力调节和控制时以维持较好通气和氧合功能的最低水平为最佳水平;②对于有诱发气胸原发病存在的患者,慎用 PEEP 和 PSV,必须使用 PEEP 时压力从低水平 $0.29\sim0.49kPa(3\sim5cmH_2O)$ 开始,逐渐增加,不宜超过 $0.98kPa(10cmH_2O)$。

(2)严密观察患者有无发生气压伤的临床表现,若发现立即通知医师,并协助处理。

(3)如患者气胸诊断明确应立即进行排气减压,不能立即减压时,需停止呼吸机的应用,以免胸膜腔内压越来越高,危及患者生命。

(4)胸腔闭式引流是应用呼吸机患者排气减压的唯一方法。

(5)做好胸腔闭式引流管的护理。①在胸腔引流管下方垫一小毛巾以减轻不适。②妥善固定引流管,防止引流管受压、扭曲及脱管。③保持水封瓶位置低于引流管;需进行必要检查、治疗而运送患者时应用两把血管钳钳紧引流管,防止空气或瓶内水倒吸入胸腔。④定时做深呼吸及咳嗽动作,加强胸腔内气体排出。⑤观察局部伤口有无红、肿,定时更换敷料。

(六)有皮肤完整性受损的危险

1.相关因素

长期卧床,不能活动;营养状况差;微循环灌注不良,致皮肤缺血、缺氧等。

2.临床表现

患者躯体受压部位、骨隆突处皮肤易出现红肿、破溃。

3.护理措施

原则是以预防为主,防止组织长时间受压,立足整体治疗;改善营养、血液循环状况;重视局部护理;加强观察,对发生压疮危险度高的患者不但要查看受压皮肤的颜色,而且要触摸皮肤的质地。具体措施如下。

(1)采用评分法来评估发生压疮的危险程度,评分值越大,说明器官功能越差,发生压疮的危险性越高。

(2)重视预防:保持床铺的平整、松软、清洁、干燥、无皱褶、无碎屑;对长期卧床的患者,骨隆突处使用衬垫、气垫、棉垫、棉圈等,以减轻局部组织长期受压;间歇性解除压迫是预防压疮的关键。卧床患者每 2~3 小时翻身 1 次,有条件的可使用特制的翻身床、气垫床、明胶床垫、波纹床垫、压疮防治装置等专用器具;减少摩擦力和剪切力。半卧位时,可在足底部放一坚实的木垫,并屈髋 30°,臀下衬垫软枕,防止身体下滑移动,以免产生摩擦损害皮肤角质层;为患者及时更换床单、内衣;搬动患者时避免拖、拉、推等;平卧位抬高床头一般不高于 30°,以防剪切力。

(3)保持皮肤的清洁和完整是预防压疮的重要措施;每天用温水清洁皮肤 2 次,以保持皮肤清洁及凉爽;擦干皮肤后骨隆突处外涂赛肤润以保护皮肤;对皮肤易出汗部位(腋窝、腘窝、腹股沟部)随时擦拭。当大小便失禁时,每次温水擦拭后涂擦鞣酸软膏或赛肤润,以防肛门周围皮肤糜烂。当小便失禁时,女性患者用吸水性能良好的尿不湿;男性患者用阴茎套外接引流管引流尿液,避免会阴部皮肤长期被尿液浸渍而溃烂,对于男性患者阴囊处可用爽身粉保持干爽。

(4)正确实施按摩:患者变换体位后,对受压部位辅以按摩,尤其是骶尾部、肩胛区、髂嵴、股骨大转子、内外踝、足跟及肘部;对病情极其严重,翻身可能促进病情恶化、加重损伤时,则暂不翻身,仅对骨隆突受压处按摩,以改善局部血液循环。按摩手法:用大小鱼际肌,力量由轻→重→轻,每个部位按摩 5～10 分钟,每 2～3 小时按摩 1 次。按摩时可使用润肤乳或赛肤润,促进局部血液循环;对因受压而出现反应性充血(局部皮肤变红)、皮肤变硬时则不主张按摩,以免加重损伤,而应使其局部悬空,避免受压。

(七)有口腔黏膜改变的危险

1.相关因素

禁食、机体抵抗力降低。

2.临床表现

患者口腔黏膜发生溃疡、感染。

3.护理措施

(1)检查患者口腔黏膜是否有病灶、溃疡、出血,发现异常报告医师。

(2)向患者及其家属讲解引起口腔黏膜改变的危险因素。

(3)在晨起、睡前、餐前、餐后做好口腔护理,以保证最佳的口腔卫生状况和良好的食欲。

(4)提供温度适宜的食物和饮料,避免过热或过冷的食物。

(5)根据病情选择合适的漱口液,如复方硼砂漱口液、生理盐水、3％过氧化氢。

(6)禁食期间,根据医嘱给予鼻饲或静脉高营养,以维持足够的能量供应,增加机体抵抗力。

(7)对应用抗生素时间较长者,应注意口腔有无真菌感染。

(八)潜在并发症:水、电解质紊乱及酸碱平衡失调

1.相关因素

禁食;利尿药的应用;晚期多器官功能衰竭。

2.临床表现

(1)等渗性脱水:畏食、恶心、尿少,但不觉得口渴;皮肤黏膜、舌干燥,眼球下陷和周围血管萎陷等。

(2)低渗性脱水:血清钠<135mmol/L,轻度表现为疲乏、头晕、起立性晕倒及直立性低血压;中度表现为恶心、呕吐、脉搏细速、血压不稳定或下降,皮肤弹性差,浅静脉萎陷,眼球凹陷,尿少;重度表现为神志恍惚不清,肌肉痉挛性抽搐,肌腱反射减弱或消失,出现木僵状态甚至昏迷等严重神经系统症状。

(3)高渗性脱水:血清钠>150mmol/L,分为三度。轻度脱水患者主诉口渴,无其他症状;中度脱水患者极度口渴,乏力、烦躁、皮肤黏膜干燥、尿少、尿比重升高;重度脱水患者除上述症状外,可出现幻觉、躁狂、谵妄、精神失常甚至昏迷等脑功能障碍。

(4)低钠血症:乏力、头痛、恶心、呕吐、食欲缺乏和反应迟钝;严重者可有意识模糊、昏迷等;尿少、水肿;咳嗽无力,痰液黏稠,不易咳出。

(5)低钾血症:软弱无力、口苦、食欲缺乏、烦躁、腹胀、呕吐,特征性的心电图改变(ST 段下降,T 波低平或倒置,可出现 U 波)。

(6)低镁血症:面色苍白、嗜睡、全身乏力、恶心、记忆力减退、精神紧张、烦躁、手足徐动样运动。

3.护理措施

(1)详细记录 24 小时出入水量,水日需量估算应以患者体重为依据,对标准体重的成年人的计算方法如下:

年轻人:年龄(16~25 岁),40mL/(kg·d)。

成年人:年龄(25~55 岁),35mL/(kg·d)。

长者:年龄(55~65 岁),30mL/(kg·d)。

老年人:年龄(>65 岁),25mL/(kg·d)。

(2)严密观察有无腹胀、神志淡漠、肌肉软弱无力、腱反射减退等表现。

(3)监测血清电解质、动脉血气分析,发现异常立即与医师联系并协助处理。

①等渗性脱水:根据临床表现估计脱水量,治疗应补充等渗氯化钠溶液或平衡盐溶液,同时注意其他电解质和酸碱平衡失调。其计算公式为:

补等渗氯化钠溶液量(L)=(血细胞比容上升值/血细胞比容正常值)×体重(kg)×0.25。

②低渗性脱水:采用含盐溶液或高渗盐水静脉给予纠正体液的低渗状态和补充血容量,首次量可先补给一半。其计算公式:

补钠量(mmol)=[血钠正常值(mmol/L)-血钠观测值(mmol/L)]×体重(kg)×0.6(女性 0.5)。

③高渗性脱水:主要补充水分,不能口服者静脉滴注 5%葡萄糖溶液或 0.45%氯化钠溶液,可分两天补给,当天给补水量的一半,另一半量在次日给予,以免发生水中毒。其计算公式:

补水量(mL)=[血钠测得值(mmol/L)-血钠正常值(mmol/L)]×体重(kg)×4(女性 3,婴儿 5)。

④低钠血症:轻者可静脉输入 5%葡萄糖生理盐水;当血钠<125mmol/L 时,需限制水的摄入,每天为 500mL,使水分处于负平衡;当低钠血症严重合并有神经症状时,应立即提高血清渗透压,输入 3%高渗盐水,同时应用袢利尿药如呋塞米等,以去除体内潴留的水。其计算公式:

补钠量(mmol/L)=[142(mmol/L)-测出的血钠值(mmol/L)]×体重(kg)×0.6。

⑤低钾血症:治疗时首先明确是急性低钾血症还是慢性低钾血症,在肾功能良好的情况下,成人每天补钾不宜超过 100~200mmol/L,补钾速度一般不宜超过 20mmol/L,如伴有室性心律失常者按 1 小时补钾 40mmol/L,以控制心律失常。其计算公式:

补氯化钾(g)=[5-血钾测得值(mmol/L)]×体重(kg)×0.0149

补 10%氯化钾(ml)=[5-血钾测得值(mmol/L)]×体重(kg)×0.149

(单位换算:1g×13.4=1mmol;1mmol×0.0745=1g)

⑥低镁血症:低镁血症患者多不能进食,应采取胃肠外途径给药。可用 50%硫酸镁肌内注射或静脉滴注,因镁有直接扩张血管平滑肌作用,在静脉滴注过程中必须监测血压,缓慢静脉滴注。

(九)焦虑

1.相关因素

状况的改变、适应环境。

2.临床表现

患者紧张不安、忧郁、悲痛、易激动、治疗不合作。

3.护理措施

(1)同情、理解患者的感受,和患者一起分析其焦虑产生的原因及表现,并对其焦虑程度做出评价。

(2)主动向患者介绍环境,解释机械通气、监测及呼吸机的报警系统,消除患者的陌生感和紧张感。

(3)在护理患者时应保持冷静和耐心,表现出自信和镇静。

(4)耐心向患者解释病情,对患者提出的问题要给予明确、有效的回答,消除其心理紧张和顾虑。

(5)如果患者由于呼吸困难或人工通气不能讲话,可提供纸笔或以手势与患者交流。

(6)限制患者与其他具有焦虑情绪的患者及亲友接触。

(7)加强巡视,了解患者的需要,帮助患者解决问题。

(8)保持环境安静,保证患者的休息。

(9)帮助并指导患者及其家属应用松弛疗法、按摩等。

(十)有感染的危险

1.相关因素

与意识障碍、建立人工气道进行机械通气有关。

2.临床表现

体温高于正常,痰量增多,颜色由白色变为黄色。

3.护理措施

(1)做好人工气道和机械通气的常规护理,如保持气管切开伤口的无菌,气道的湿化、通畅,吸引器及呼吸器的消毒以及密切观察呼吸机的工作状况和详细记录各项数据等。

(2)做好基础疾病治疗的护理配合工作。

(3)进行各项护理操作应严格执行无菌技术。

(4)对昏迷患者,应定时翻身、拍背。

(5)加强口腔护理,防止发生口腔炎和口腔真菌感染。

(6)保持会阴部的清洁,防止泌尿系统感染。

五、健康教育

(一)疾病相关知识宣教

急性呼吸窘迫综合征(ARDS)是一种继发于基础病,以急性呼吸窘迫和低氧血症为特点的综合征。多见于青壮年,在基础病发病后 1～3 天,出现进行性呼吸窘迫、发绀,而常规氧疗无效,急需机械通气改善呼吸。

(二)心理指导

向患者家属或神志清楚的患者介绍 ARDS 抢救成功的例子,树立其战胜疾病的信心,促进患者与其家属之间的沟通,减轻患者身心负担。并解释使用呼吸机可帮助渡过难关,说明机械通气引起的不适可逐步适应,向意识清醒的患者说明配合的方法。撤机前应向患者说明其病情已好转,具备自主呼吸能力,撤机是逐步的、安全的,精神紧张会增加撤机困难、延长撤机时间。

(三)饮食指导

抢救时予以鼻饲饮食。人工气道拔除 24 小时后可进食流质饮食,如牛奶稀饭(加肉类)、肉汤等。之后逐渐过渡到半流质及普食,半流质饮食可选用面条、馄饨、羹类等。第一次进食应先试喝水,不出现呛咳者方可进食。

(四)用药指导

急性期主要由医护人员使用药物,缓解期应遵医嘱用药,使用药物后如出现恶心、消化道出血、腹胀、兴奋及睡眠紊乱、手足麻木、皮肤瘙痒、皮疹等应立即告诉医护人员。

(五)休息与活动

急性期绝对卧床休息,可在床上活动四肢,勤翻身,保证充足的睡眠,缓解期可坐起并在床边活动,逐渐增大活动范围。

(六)特殊行为指导

(1)配合医师接受血气分析的动脉血抽取。

(2)必要时配合接受气管插管及呼吸机辅助呼吸。注意人机同步,机器送气时要主动吸气;反之呼气。头部的转动应轻柔及逐步进行,同时调整呼吸机管道于合适位置,注意防止意外拔管和脱管,以免导致窒息。

(3)学会使用手写板或摇铃的方法与医护人员沟通或呼叫医护人员。

(4)学会咳嗽(清醒患者)的方法:患者坐位,双足着地,身体稍前倾,双手环抱一个枕头(有助于膈肌上升),进行数次深而缓慢的腹式呼吸,深吸气后屏气,然后缩唇(噘嘴),缓慢地经过口腔尽可能呼气(降低肋弓,腹部往下沉);再深吸一口气后屏气 3~5 秒,身体前倾,从胸腔进行 2 次或 3 次短促有力的咳嗽,张口咳出痰液,咳嗽时收缩腹肌,或用自己的手按压上腹部,帮助咳嗽。

(七)出院指导

(1)注意劳逸结合,勿过劳。

(2)注意预防并及时治疗上呼吸道感染。

(3)1 个月后复查 X 线胸片。如出现进行性呼吸困难、发绀应立即就医。

第二节 心 力 衰 竭

一、概述

在致病因素作用下,心功能必将受到不同程度的影响,即为心功能不全。在疾病的早期,机体能够通过心脏本身的代偿机制以及心外的代偿措施,使机体的生命活动处于相对恒定状态,患者无明显的临床症状和体征,此为心功能不全的代偿阶段。心力衰竭,简称心衰,属于心功能不全的晚期、失代偿阶段,是指由于各种心脏结构或功能异常导致心室充盈和(或)射血能力低下而引起的一组临床综合征,其主要临床表现为呼吸困难、疲乏和液体潴留。

(一)临床类型

1.发展速度分类

按其发展速度可分为急性和慢性两种,以慢性居多。急性心力衰竭常因急性的严重心肌损害或突然心脏负荷加重,使心排血量在短时间内急剧下降,甚至丧失排血功能。临床以急性左侧心力衰竭为常见,表现为急性肺水肿、心源性休克。

慢性心力衰竭病程中常有代偿性心脏扩大、心肌肥厚和其他代偿机制参与的缓慢的发展过程。

2.发生部位分类

按其发生的部位可分为左心、右心和全心衰竭。左侧心力衰竭临床上较常见,是指左心室代偿功能不全而发生的,以肺循环淤血为特征的心力衰竭。

右侧心力衰竭是以体循环淤血为主要特征的心力衰竭,临床上多见于肺源性心脏病、先天性心脏病、高血压、冠心病等。

全心衰竭常是左侧心力衰竭使肺动脉压力增高,加重右心负荷,长此以往,右心功能下降、衰竭,即表现出全心功能衰竭症状。

3.功能障碍分类

按有无舒缩功能障碍又可分为收缩性和舒张性心力衰竭。收缩性心力衰竭是指心肌收缩力下降,心排血量不能满足机体代谢的需要,器官、组织血液灌注不足,同时出现肺循环和(或)体循环淤血表现。

舒张性心力衰竭见于心肌收缩力没有明显降低,可使心排血量正常维持,心室舒张功能障碍以致左心室充盈压增高,使肺静脉回流受阻,而导致肺循环淤血。

(二)心力衰竭分期

心力衰竭的分期可以从临床上判断心力衰竭的不同时期,从预防着手,在疾病源头上给予干预,减少和延缓心力衰竭的发生,减少心力衰竭的发展和死亡。心力衰竭分期分为4期。

A期:心力衰竭高危期,无器质性心脏病或心力衰竭症状,如患者有高血压、代谢综合征、心绞痛,或服用心肌毒性药物等,均可发展为心力衰竭的高危因素。

B期:有器质性心脏病如心脏扩大、心肌肥厚、射血分数降低,但无心力衰竭症状。

C期:有器质性心脏病,病程中有过心力衰竭的症状。

D期:需要特殊干预治疗的难治性心力衰竭。

心力衰竭的分期在病程中是不能逆转的,只能停留在某一期或向前发展,只有在A期对高危因素进行有效治疗,才能减少发生心力衰竭,在B期进行有效干预,可以延缓发展到有临床症状的心力衰竭。

(三)心功能分级

(1)根据患者主观症状和活动能力,心功能分为4级。

Ⅰ级:患者表现为体力活动不受限制,一般活动不出现疲乏、心悸、心绞痛或呼吸困难等症状。

Ⅱ级:患者表现为体力活动轻度受限制,休息时无自觉症状,但日常活动可引起气急、心悸、心绞痛或呼吸困难等症状。

Ⅲ级:患者表现为体力活动明显受限制,稍事活动可有气急、心悸等症状,有脏器轻度淤血体征。

Ⅳ级:患者表现为体力活动重度受限制,休息状态也有气急、心悸等症状,体力活动后加重,有脏器重度淤血体征。

此分级方法多年来在临床应用,优点是简便易行,缺点是仅凭患者主观感觉,常见患者症状与客观检查有差距,患者个体之间差异比较大。

(2)根据客观评价指标,心功能分为 A、B、C、D 级。

A 级:无心血管疾病的客观依据。

B 级:有轻度心血管疾病的客观依据。

C 级:有中度心血管疾病的客观依据。

D 级:有重度心血管疾病的客观依据。

此分级方法对于轻、中、重度的标准没有具体的规定,需要临床医师主观判断。但结合第一个根据患者主观症状和活动能力进行分级的方案,是能弥补第一分级方案的主观症状与客观指标分离情况的。如患者心脏超声检查提示轻度主动脉瓣狭窄,但没有体力活动受限制的情况,联合分级定为Ⅰ级 B。又如患者体力活动时有心悸、气急症状,但休息症状缓解,心脏超声检查提示左心室射血分数(LVEF)为<35%,联合分级定为Ⅱ级 C。

(3)6 分钟步行试验:要求患者 6 分钟之内在平直走廊尽可能地快走,测定其所步行的距离,若 6 分钟步行距离<150m,表明为重度心功能不全,150~425m 为中度,426~550m 为轻度心功能不全。

此试验简单易行、安全、方便,用于评定慢性心力衰竭患者的运动耐力,评价心脏储备能力,也常用于评价心力衰竭治疗的效果。

二、慢性心力衰竭

慢性心力衰竭是多数心血管疾病的终末阶段,也是主要的死亡原因。心力衰竭是一种复杂的临床综合征,特定的症状是呼吸困难和乏力,特定的体征是水肿,这些情况可造成器官功能障碍,影响生活质量。心脏收缩功能障碍的主要指标是左心室射血分数下降,一般<40%;而心脏舒张功能障碍的患者左心室射血分数相对正常,通常心脏无明显扩大,但有心室充盈指标受损。

我国引起慢性心力衰竭的基础心脏病的构成与过去有所不同,过去我国以风湿性心脏病为主,近 10 年来其所占比例趋于下降,而冠心病、高血压的所占比例明显上升。

(一)病因及发病机制

1.病因

各种原因引起的心肌、心瓣膜、心包或冠状动脉、大血管的结构损害,导致心脏容量负荷或压力负荷过重均可造成慢性心力衰竭。

冠心病、高血压、瓣膜病和扩张性心肌病是主要的病因；心肌炎、肾炎、先天性心脏病是较常见的病因；而心包疾病、贫血、甲状腺功能亢进与减退症、脚气病、心房黏液瘤、动脉-静脉瘘、心脏肿瘤和结缔组织病、高原病及少见的内分泌病等，是比较少见、易被忽视的病因。

2.诱因

(1)感染：感染是最主要的诱因，最常见的是呼吸道感染，其次是风湿热，在幼儿患者中风湿热则占首位。女性患者泌尿系统感染的诱发亦常见，感染性心内膜炎、全身感染均是诱发因素。

(2)心律失常：特别是快速心律失常，如房颤等。

(3)生理、心理压力过大：如劳累过度、情绪激动、精神紧张。

(4)血容量增加：液体摄入过多过快、高钠饮食。

(5)妊娠与分娩。

(6)其他：大量失血、贫血；各种原因引起的水、电解质、酸碱平衡紊乱；某些药物应用不当等。

3.发病机制

慢性心力衰竭的发病机制是很复杂的过程，心脏功能大致经过代偿期和失代偿期。

(1)心力衰竭代偿期：心脏受损初始引起机体短期的适应性和代偿性反应，启动了 Frank-Starling 机制，增加心脏的前负荷，使心回血量增加，心室舒张末容积增加，心室扩大，心肌收缩力增强，而维持心排血量的基本正常或相对正常。

机体的适应性和代偿性反应，激活交感神经体液系统，交感神经兴奋性增强，增强心肌收缩力并提高心率，以增加心排血量，但同时机体周围血管收缩，增加了心脏后负荷，心肌增厚，心率加快，心肌耗氧量加大。

心脏功能下降，心排血量降低、肾素-血管紧张素-醛固酮系统也被激活，代偿性增加血管阻力和潴留水、钠，以维持灌注压；交感神经兴奋性增加，同时激活神经内分泌细胞因子如心钠素、血管升压素、缓激肽等，参与调节血管舒缩，排钠利尿，对抗由于交感神经兴奋和肾素-血管紧张素-醛固酮系统激活造成的水钠潴留效应。在多因素作用下共同维持机体血压稳定、保证了重要脏器的灌注。

(2)心力衰竭失代偿期：长期、持续的交感神经和肾素-血管紧张素-醛固酮系统高兴奋性，多种内源性的神经激素和细胞因子的激活与失衡，又造成继发心肌损害，持续性心脏扩大、心肌肥厚，使心肌耗氧量增加，加重心肌的损伤。神经内分泌系统活性增加不断，加重血流动力学紊乱，损伤心肌细胞，导致心排血量不足，出现心力衰竭症状。

(3)心室重构：所谓的心室重构，就是在心脏扩大、心肌肥厚的过程中，心肌细胞、胞外基质、胶原纤维网等均有相应变化，左心室结构、形态、容积和功能发生一系列变化。研究表明，心力衰竭的发生、发展的基本机制就是心室重构。由于基础病的不同、进展情况不同和各种代偿机制的复杂作用，有些患者心脏扩大、肥厚已很明显，但临床可无心力衰竭表现。但如基础病病因不能除，随着时间的推移，心室重构的病理变化可自身不断发展，心力衰竭必然会出现。

从代偿到失代偿，除了因为代偿能力限度、代偿机制中的负面作用外，心肌细胞的能量供应和利用障碍导致心肌细胞坏死、纤维化也是重要因素。

心肌细胞的减少使心肌收缩力下降,又因纤维化的增加使心室的顺应性下降,心室重构更趋明显,最终导致不可逆的心肌损害和心力衰竭。

(二)临床表现

慢性心力衰竭早期可以无症状或仅出现心动过速、面色苍白、出汗、疲乏和活动耐力减低等症状。

1.左侧心力衰竭

(1)症状。

呼吸困难:劳力性呼吸困难是最早出现的呼吸困难症状,因为体力活动会使回心血量增加,左心房压力升高,肺淤血加重。开始仅剧烈活动或体力劳动后出现症状,休息后缓解,随肺淤血加重,逐渐发展到更轻活动后,甚至休息时,也出现呼吸困难。

夜间阵发性呼吸困难是左侧心力衰竭早期最典型的表现,又称为"心源性哮喘",是由平卧血液重新分布使肺血量增加,夜间迷走神经张力增加,小支气管收缩,膈肌位高,肺活量减少所致。典型表现是患者熟睡1~2小时,突然憋气而惊醒,被迫坐起,同时伴有咳嗽、咳泡沫痰和(或)哮鸣性呼吸音。多数患者端坐休息后可自行缓解,次日白天无异常感觉。严重者可持续发作,甚至发生急性肺水肿。

端坐呼吸多在病程晚期出现,是肺淤血达到一定程度,平卧回心血量增多、膈肌上抬,呼吸更困难,必须采用高枕卧位、半卧位,甚至坐位,才可减轻呼吸困难。最严重的患者即使端坐床边,下肢下垂,上身前倾,仍不能缓解呼吸困难。

咳嗽、咳痰、咯血:咳嗽、咳痰早期即可出现,是肺泡和支气管黏膜淤血所致,多发生在夜间,直立或坐位症状减轻。咳白色浆液性泡沫样痰为其特点,偶见痰中带有血丝。如发生急性肺水肿,则咳大量粉红色泡沫痰。

其他症状:倦怠、乏力、心悸、头晕、失眠、嗜睡、烦躁等症状,重者可有少尿,是与心排血量低下,组织、器官灌注不足有关的表现。

(2)体征。

慢性左侧心力衰竭可有心脏扩大,心尖冲动向左下移位。心率加快、第一心音减弱、心尖区舒张期奔马律,最有诊断价值。部分患者可出现交替脉,是左侧心力衰竭的特征性体征。

肺部可闻湿啰音,急性肺水肿时可出现哮鸣音。

2.右侧心力衰竭

(1)症状:主要表现为体循环静脉淤血。消化道症状如食欲缺乏、恶心、呕吐、水肿、腹胀、肝区胀痛等为右侧心力衰竭的最常见症状。

劳力性呼吸困难也是右侧心力衰竭的常见症状。

(2)体征。

水肿:早期在身体的下垂部位和组织疏松部位,出现凹陷性水肿,为对称性。重者可出现全身水肿,并伴有胸腔积液、腹水和阴囊水肿。胸腔积液是因体静脉压力增高所致,胸腔静脉有一部分回流到肺静脉,所以胸腔积液更多见于全心衰竭时,以双侧为多见。

颈静脉征:颈静脉怒张是右侧心力衰竭的主要体征,其程度与静脉压升高的程度正相关;

压迫患者的腹部或肝,回心血量增加而使颈静脉怒张更明显,称为肝颈静脉回流征阳性,肝颈静脉回流征阳性则更是具有特征性。

肝大和压痛:可出现肝大和压痛;持续慢性右侧心力衰竭可发展为心源性肝硬化,晚期肝脏压痛不明显,但伴有黄疸、肝功能损害和腹水。

发绀:发绀是由于供血不足,组织摄取血氧相对增加,静脉血氧降低所致。表现为面部毛细血管扩张、发绀、色素沉着。

3.全心衰竭

右侧心力衰竭继发于左侧心力衰竭而形成全心衰竭,但当右侧心力衰竭后,肺淤血的临床表现减轻。扩张型心肌病等表现左、右心同时衰竭者,肺淤血症状都不严重,左侧心力衰竭的表现主要是心排血量减少的相关症状和体征。

(三)辅助检查

1.X 线检查

(1)心影的大小、形态可为病因诊断提供重要依据,根据心脏扩大的程度和动态改变,间接反映心功能状态。

(2)肺门血管影增强是早期肺静脉压增高的主要表现;肺动脉压力增高可见右下肺动脉增宽;肺间质水肿可使肺野模糊;Kerley B 线是在肺野外侧清晰可见的水平线状影,是肺小叶间隔内积液的表现,是慢性肺淤血的特征性表现。

2.超声心动图

超声心动图比 X 线检查更能准确地提供各心腔大小变化及心瓣膜结构情况。左心室射血分数(LVEF 值)可反映心脏收缩功能,正常左心室射血分数值>50%,左心室射血分数值≤40%为收缩期心力衰竭诊断标准。

应用多普勒超声是临床上最实用的判断心室舒张功能的方法,E 峰是心动周期的心室舒张早期心室充盈速度的最大值,A 峰是心室舒张末期心室充盈的最大值,正常人 E/A 的比值不小于 1.2,中青年应更大。

3.有创性血流动力学检查

此检查常用于重症心力衰竭患者,可直接反映左心功能。

4.放射性核素检查

帮助判断心室腔大小,反映左心室射血分数值和左心室最大充盈速率。

(四)治疗要点

1.病因治疗

(1)基本病因治疗:对有损心肌的疾病应早期进行有效治疗,如高血压、冠心病、糖尿病、代谢综合征等;心血管畸形、心瓣膜病力争在发生心脏衰竭之前进行介入或外科手术治疗;对于一些病因不明的疾病亦应早期干预如原发性扩张型心肌病,以延缓心室重构。

(2)诱因治疗:积极消除诱因,最常见的诱因是感染,特别是呼吸道感染,积极应用有针对性的抗生素控制感染。心律失常特别是房颤是引起心力衰竭的常见诱因,对于快速房颤要积极控制心室率,及时复律。纠正贫血、控制高血压等均可防止心力衰竭发生和(或)加重。

2.一般治疗

减轻心脏负担,限制体力活动,避免劳累和精神紧张。低钠饮食,少食多餐,限制饮水量。给予持续氧气吸入,流量 2～4L/min。

3.利尿药

利尿药是治疗心力衰竭的常用药物,通过排钠排水减轻水肿、减轻心脏负荷、缓解淤血症状。原则上应长期应用,但在水肿消失后应以最小剂量维持,如氢氯噻嗪 25mg,隔日 1 次。常用利尿药有:排钾利尿药如氢氯噻嗪等;襻利尿药,如呋塞米、布美他尼(丁脲胺)等;保钾利尿药如螺内酯、氨苯蝶啶等。排钾利尿药主要不良反应是可引起低血钾,应补充氯化钾或与保钾利尿药同用。噻嗪类利尿药可抑制尿酸排泄,引起高尿酸血症,大剂量长期应用可影响胆固醇及糖的代谢,应严密监测。

4.肾素-血管紧张素-醛固酮系统抑制药

(1)血管紧张素转化酶(ACE)抑制药的应用:ACE 抑制药扩张血管,改善淤血症状,更重要的是降低心力衰竭患者代偿性神经-体液的不利影响,限制心肌、血管重构,维护心肌功能,推迟心力衰竭的进展,降低远期病死率。

用法:常用 ACE 抑制药如卡托普利 12.5～25mg,2 次/d,培哚普利 2～4mg,1 次/d,贝那普利对有早期肾功能损害患者较适用,使用量是 5～10mg,1 次/d。临床应用一定要从小剂量开始,逐渐加量。

ACE 抑制药的不良反应:有低血压、肾功能一过性恶化、高血钾、干咳等。

ACE 抑制药的禁忌证:无尿性肾衰竭、肾动脉狭窄、血肌酐升高≥225μmol/L、高血压、低血压、妊娠、哺乳期妇女及对此药过敏者。

(2)血管紧张素受体阻滞药(ARBBs)的应用:ARBBs 在阻断肾素-血管紧张素系统作用与ACE 抑制药作用相同,但缺少对缓激肽降解抑制作用。当患者应用 ACE 抑制药出现干咳不能耐受时,可应用 ARBBs 类药,常用 ARBBs 如坎地沙坦、氯沙坦、缬沙坦等。

ARBBs 类药的用药注意事项、不良反应除干咳以外,其他均与 ACE 抑制药相同。

(3)醛固酮拮抗药的应用:研究证明螺内酯 20mg,1～2 次/d 小剂量应用,可以阻断醛固酮效应,延缓心肌、血管的重构,改善慢性心力衰竭的远期效果。

注意事项:中重度心力衰竭患者应用时,需注意血钾的监测;肾功能不全、血肌酐异常、高血钾及应用胰岛素的糖尿病患者不宜使用。

5.β 受体阻滞药

β 受体阻滞药可对抗交感神经激活,阻断交感神经激活后各种有害影响。临床应用其疗效常在用药后 2～3 个月才出现,但明显提高运动耐力,改善心力衰竭预后,降低病死率。

β 受体阻滞药具有负性肌力作用,临床中应慎重应用,应用药物应从小剂量开始,如美托洛尔 12.5mg,1 次/d;比索洛尔 1.25mg,1 次/d;卡维地洛 6.25mg,1 次/d,逐渐加量,适量维持。

注意事项:用药应在心力衰竭稳定、无体液潴留情况下,小剂量开始应用。

患有支气管痉挛性疾病、心动过缓、二度以上包括二度的房室传导阻滞的患者禁用。

6.正性肌力药物

正性肌力药物是治疗心力衰竭的主要药物,适于治疗以收缩功能异常为特征的心力衰竭,尤其对心腔扩大引起的低心排血量心力衰竭、伴快速心律失常的患者作用最佳。

(1)洋地黄类药物:是临床最常用的强心药物,具有正性肌力和减慢心率作用,在增加心肌收缩力的同时,不增加心肌耗氧量。

适应证:充血性心力衰竭,尤其伴有心房颤动和心室率增快的心力衰竭是最好指征,对心房颤动、心房扑动和室上性心动过速均有效。

禁忌证:严重房室传导阻滞、肥厚性梗阻型心肌病、急性心肌梗死24小时内不宜使用。洋地黄中毒或过量者为绝对禁忌证。

用法:地高辛为口服制剂,维持量法,0.25mg,1次/d。此药口服后2~3小时血浓度达高峰,4~8小时获最大效应,半衰期为1.6天,连续口服7天后血浆浓度可达稳态。适用于中度心力衰竭的维持治疗。

毛花苷C为静脉注射制剂,注射后10分钟起效,1~2小时达高峰,每次0.2~0.4mg,稀释后静脉注射,24小时总量0.8~1.2mg。适用于急性心力衰竭或慢性心力衰竭加重时,尤其适用于心力衰竭伴快速心房颤动者。

毒性反应:药物的治疗剂量和中毒剂量接近,易发生中毒。易导致洋地黄中毒的情况主要有:急性心肌梗死、急性心肌炎引起的心肌损害、低血钾、严重缺氧、肾衰竭等情况。

常见毒性反应有:胃肠道表现如恶心、呕吐;神经系统表现如视物模糊、黄视、绿视;心血管系统表现多为各种心律失常,也是洋地黄中毒最重要的表现,最常见的心律失常是室性期前收缩,多呈二联律。快速房性心律失常伴有传导阻滞是洋地黄中毒特征性的表现。

(2)β受体兴奋药:临床通常短期应用治疗重症心力衰竭,常用静脉滴注多巴酚丁胺、多巴胺。适用于急性心肌梗死伴心力衰竭的患者;小剂量多巴胺2~5μg/(kg·min)能扩张肾动脉,增加肾血流量和排钠利尿,从而用于充血性心力衰竭的治疗。

(五)护理措施

1.环境与心理护理

保持环境安静、舒适,空气流通;限制探视,减少精神刺激;注意患者情绪变化,做好心理护理,要求患者家属要积极给予患者心理支持和治疗的协助,使患者心情放松,情绪稳定,减少机体耗氧量。

2.休息与活动

心功能Ⅰ级:不限制一般的体力活动,但避免剧烈运动和重体力劳动。心功能Ⅱ级:可适当进行轻体力工作和家务劳动,强调下午多休息。心功能Ⅲ级:日常生活可以自理或在他人协助下自理,严格限制一般的体力活动。心功能Ⅳ级:绝对卧床休息,生活需要他人照顾,可在床上做肢体被动运动和翻身,逐步过渡到坐床边或下床活动。当病情好转后,鼓励患者尽早做适量的活动,防止因长期卧床导致的静脉血栓、肺栓塞、便秘和压疮的发生。在活动中要监测有无呼吸困难、胸痛、心悸、疲劳等症状,如有不适应,停止活动,并以此作为限制最大活动量的指征。

3.病情观察

(1)观察水肿情况:注意观察水肿的消长情况,每日测量并记录体重,准确记录液体出入量。

(2)保持呼吸道通畅:监测患者呼吸困难的程度、发绀情况、肺部啰音的变化以及血气分析和血氧饱和度等变化,根据缺氧的轻重程度调节氧流量和吸氧方式。

(3)注意水、电解质变化及酸碱平衡情况:低钾血症可出现乏力、腹胀、心悸、心电图出现 u 波增高及心律失常,并可诱发洋地黄中毒。少数因肾功能减退、补钾过多而致高血钾,严重者可引起心搏骤停。低钠血症表现为乏力、食欲缺乏、恶心、呕吐、嗜睡等症状。如出现上述症状,要及时通报医师及时给予检查、纠正。

4.保持排便通畅

患者常因精神因素使规律性排便活动受抑制,排便习惯改变,加之胃肠道淤血、进食减少、卧床过久影响肠蠕动,易致便秘。应帮助患者训练床上排便习惯,同时饮食中增加膳食纤维,如发生便秘,应用小剂量缓泻药和润肠药,病情许可时扶患者坐起使用便器,并注意观察患者的心率、反应,以防发生意外。

5.输液的护理

根据患者液体出入情况及用药要求,控制输液量和速度,以防诱发急性肺水肿。

6.饮食护理

给予高蛋白、高维生素的易消化清淡饮食,注意补充营养。少量多餐,避免过饱;限制水、钠摄入,每日食盐摄入量少于 5g,服利尿药者可适当放宽。

7.用药护理

(1)使用利尿药的护理:遵医嘱正确使用利尿药,并注意有关不良反应的观察和预防。监测血钾及有无乏力、腹胀、肠鸣音减弱等低钾血症的表现,同时多补充含钾丰富的食物,必要时遵医嘱补充钾盐。口服补钾宜在饭后或将水剂与果汁同饮;静脉补钾时每 500mL 液体中氯化钾含量不宜超过 1.5g。

应用保钾利尿药需注意有无胃肠道反应、嗜睡、乏力、皮疹,高血钾等不良反应。

利尿药的应用时间选择早晨或日间为宜,避免夜间排尿过频而影响患者的休息。

(2)使用洋地黄的护理。

给药要求:严格遵医嘱给药,发药前要测量患者脉搏 1 分钟,当脉搏<60 次/min 或节律不规则时,应暂停服药并通知医生。静脉给药时务必稀释后缓慢静脉注射,并同时监测心率、心律及心电图变化。

遵守禁忌:注意不与奎尼丁、普罗帕酮(心律平)、维拉帕米(异搏定)、钙剂、胺碘酮等药物合用,以免降低洋地黄类药物肾排泄率,增加药物毒性。

用药后观察:应严密观察患者用药后毒性反应,监测血清地高辛浓度。

毒性反应的处理:立即停用洋地黄类药;停用排钾利尿药;积极补充钾盐;快速纠正心律失常,血钾低者快速补钾,不低的可应用力多卡因等治疗,但一般禁用电复律,防止发生室颤;对缓慢心律失常,可使用阿托品 0.5~1mg 皮下注射或静脉注射治疗,一般不用安置临时起搏器。

（3）肾素-血管紧张素-醛固酮系统抑制药使用的护理：应用 ACE 抑制药时需预防直立性低血压、皮炎、蛋白尿、咳嗽、间质性肺炎等不良反应的发生。应用 ACE 抑制药和（或）ARBBs 期间要注意观察血压、血钾的变化，同时注意要小剂量开始，逐渐加量。

8.并发症的预防与护理

（1）感染：室内空气流通，每日开窗通风 2 次，寒冷天气注意保暖，长期卧床者鼓励翻身，协助拍背，以防发生呼吸道感染和坠积性肺炎；加强口腔护理，以防发生由于药物治疗引起菌群失调导致的口腔黏膜感染。

（2）血栓形成：长期卧床和使用利尿药引起的血流动力学改变，下肢静脉易形成血栓。应鼓励患者在床上活动下肢和做下肢肌肉收缩运动，协助患者做下肢肌肉按摩。每天用温水浸泡足以加速血液循环，减少静脉血栓形成。当患者肢体远端出现局部肿胀时，提示有发生静脉血栓可能，应及早与医师联系。

（3）皮肤损伤：应保持床褥柔软、清洁、干燥，患者衣服柔软、宽松。对于长期卧床患者应加强皮肤护理，保持皮肤清洁、干燥，定时协助患者更换体位，按摩骨突出处，防止推、拉、扯等强硬动作，以免皮肤完整性受损。如需使用热水袋取暖，水温不宜过高，40～50℃ 为宜，以免烫伤。

对于有阴囊水肿的男患者可用托带支托阴囊，保持会阴部皮肤清洁、干燥；水肿局部有液体外渗情况，要防止继发感染；注意观察皮肤有无发红、破溃等压疮发生，一旦发生压疮要积极给予减少受压、预防感染、促进愈合的护理措施。

9.健康教育

（1）治疗病因、预防诱因：指导患者积极治疗原发心血管疾病，注意避免各种诱发心力衰竭的因素，如呼吸道感染、过度劳累和情绪激动、钠盐摄入过多、输液过多过快等。育龄妇女注意避孕，要在医师的指导下妊娠和分娩。

（2）饮食要求：饮食要清淡、易消化、富营养，避免饮食过饱，应少食多餐。戒烟、酒，多食蔬菜、水果，防止便秘。

（3）合理安排活动与休息：根据心功能的情况，安排适当体力活动，以利于提高心脏储备力，提高活动耐力，同时也帮助改善心理状态和生活质量。但避免重体力劳动，建议患者进行散步、练气功、打太极拳等运动，掌握活动量，以不出现心悸、气促为度，保证充分睡眠。

（4）服药要求：指导患者遵照医嘱按时服药，不要随意增减药物，帮助患者认识所服药物的注意事项，如出现不良反应及时就医。

（5）坚持诊治：慢性心力衰竭治疗过程是终身治疗，应嘱患者定期门诊复诊，防止病情发展。

（6）家属教育：帮助家属认识疾病和目前治疗方法、帮助患者的护理措施和心理支持的技巧，教育其要给予患者积极心理支持和生活帮助，使患者树立战胜疾病信心，保持情绪稳定。

三、急性心力衰竭

急性心力衰竭是指心肌遭受急性损害或心脏负荷突然增加，使心排血量急剧下降，导致组织灌注不足和急性淤血的综合征。以急性左侧心力衰竭最常见,多表现为急性肺水肿或心源性休克。

(一)病因及发病机制

急性广泛心肌梗死、高血压急症、严重心律失常、输液过多过快等原因,使心脏收缩力突然严重减弱,心排血量急剧减少或左心室瓣膜性急性反流,左心室舒张末压迅速升高,肺静脉回流不畅,导致肺静脉压快速升高,肺毛细血管压随之升高,使血管内液体渗入肺间质和肺泡内,形成急性肺水肿。

(二)临床表现

突发严重呼吸困难为特征性表现,呼吸频率达 30～40 次/min,患者被迫采取坐位,两腿下垂,双臂支撑以助呼吸,极度烦躁不安、大汗淋漓、口唇发绀、面色苍白。同时频繁咳嗽、咳大量粉红色泡沫痰。病情极重者可以出现意识模糊。

早期血压可以升高,随病情不缓解血压可降低直至休克;听诊可见心音较弱,心率增快,心尖部可闻及舒张期奔马律;两肺满布湿啰音和哮鸣音。

(三)治疗要点

1.体位

置患者于两腿下垂坐位或半卧位。

2.吸氧

吸入高流量(6～8L/min)氧气,加入 30％～50％乙醇湿化。对病情严重患者可采用呼吸机持续加压面罩吸氧或双水平气道加压吸氧,以增加肺泡内的压力,促进气体交换,对抗组织液向肺泡内渗透。

3.镇静

吗啡 3～10mg 皮下注射或静脉注射,必要时每 15 分钟重复 1 次,可重复 2～3 次。老年患者须酌情减量或肌内注射。伴颅内出血、神志障碍、慢性肺部疾病时禁用。

4.快速利尿

呋塞米 20～40mg 静脉注射,在 2 分钟内推注完,每 4 小时可重复 1 次。呋塞米不仅有利尿作用,还有静脉扩张作用,利于肺水肿的缓解。

5.血管扩张药

血管扩张药应用过程中,要严密监测血压,用量要根据血压进行调整,收缩压一般维持在 100mmHg 左右,对原有高血压的患者血压降低幅度不超过 80mmHg 为度。

(1)硝普钠应用:硝普钠缓慢静脉滴注,扩张小动脉和小静脉,初始用药剂量为 0.3μg/(kg·min),根据血压变化逐渐调整剂量,最大剂量为 5μg/(kg·min),一般维持量 50～100μg/min。因本药含有氰化物,用药时间不宜连续超过 24 小时。

(2)硝酸甘油应用:硝酸甘油扩张小静脉,降低回心血量。初始用药剂量为 10μg/min,然后每 10 分钟调整 1 次,每次增加初始用药剂量为 5～10μg。

(3)酚妥拉明应用:酚妥拉明可扩张小动脉及毛细血管。静脉用药以 0.1mg/min 开始,每 5～10 分钟调整 1 次,增至最大用药剂量为 1.5～2.0mg/min。

6.洋地黄类药物

可应用毛花苷 C 0.4～0.8mg 缓慢静脉注射,2 小时后可酌情再给 0.2～0.4mg。近期使用过洋地黄药物的患者,应注意洋地黄中毒。对于急性心肌梗死在 24 小时内不宜使用,重度二尖瓣狭窄患者禁用。

7.平喘

氨茶碱可以解除支气管痉挛,并有一定的正性肌力及扩血管利尿作用。氨茶碱 0.25mg 加入 100mL 液体内静脉滴注,但应警惕氨茶碱过量,肝肾功能减退患者、老年人应减量。

(四)护理措施

1.保证休息

立即协助患者取半卧位或坐位休息,双腿下垂,以减少回心血量,减轻心脏前负荷。注意加强皮肤护理,防止因被迫体位而发生的皮肤损伤。

2.吸氧

一般吸氧流量为 6～8L/min,加入 30％～50％乙醇湿化,使肺泡内的泡沫表面张力降低破裂,增加气体交换的面积,改善通气。要观察呼吸情况,随时评估呼吸困难改善的程度。

3.饮食

给予高营养、高热量、少盐、易消化、清淡的饮食,少量多餐,避免食用产气食物。

4.病情观察

(1)病情早期观察:注意早期心力衰竭表现,一旦出现劳力性呼吸困难或夜间阵发性呼吸困难,以及心率增快、失眠、烦躁、尿量减少等症状,应及时与医师联系,并加强观察。如迅速发生极度烦躁不安、大汗淋漓、口唇发绀等表现,同时胸闷、咳嗽、呼吸困难、发绀、咳大量白色或粉红色泡沫痰,应警惕急性肺水肿发生,立即配合抢救。

(2)保持呼吸道通畅:严密观察患者呼吸频率、深度,观察患者的咳嗽情况,痰液的性质和量,协助患者咳嗽、排痰,保持呼吸道通畅。

(3)防止心源性休克:观察患者意识、精神状态,观察患者血压、心率的变化及皮肤颜色、温度变化。

(4)防止病情发展:观察肺部啰音的变化,监测血气分析结果。控制静脉输液速度,一般为每分钟 20～30 滴。准确记录液体出入量。

(5)心理护理:患者常伴有濒死感,产生焦虑和恐惧,应加强床旁监护,给予其安慰及心理支持,以增加战胜疾病的信心。医护人员抢救时要保持镇静,表现出忙而不乱,操作熟练,以增加患者的信任和安全感。避免在患者面前议论病情,以免引起误会,加剧患者的恐惧。必要时可留亲属陪伴患者。

(6)用药护理:应用吗啡时注意有无呼吸抑制、心动过缓;用利尿药要准确记录尿量,注意水、电解质和酸碱平衡情况;用血管扩张药要注意输液速度、监测血压变化;用硝普钠应现用现配,避光滴注,有条件者可用输液泵控制滴速;洋地黄制剂静脉使用时要稀释,推注速度宜缓慢,同时观察心电图变化。

第三节 心脏瓣膜病

心脏瓣膜病是由于炎症、黏液样变性、退行性改变、先天性畸形、缺血性坏死、创伤等引起的单个或多个瓣膜结构(包括瓣叶、瓣环、腱索或乳头肌)的结构异常或功能障碍,导致瓣口狭窄和(或)关闭不全。心室和主、肺动脉根部严重扩张也可产生相应房室瓣和半月瓣的相对性关闭不全。二尖瓣最常受累,其次为主动脉瓣。随着经济和生活水平的提高,风湿性心瓣膜病发生率在逐年下降,但是由衰老所致的退行性瓣膜病变发生率在逐渐升高,其中又以主动脉瓣狭窄最为多见。

一、二尖瓣狭窄

(一)病因和病理

虽然青霉素在预防链球菌感染的应用,使风湿热和风湿性心瓣膜病的发病率有所下降,但风湿性二尖瓣狭窄仍是我国主要的瓣膜病。二尖瓣狭窄的最常见病因为风湿热。2/3 的患者为女性。约半数患者无急性风湿热史,但多有反复链球菌扁桃体炎或咽峡炎病史。急性风湿热后,至少需 2 年始形成明显二尖瓣狭窄,多次发作急性风湿热较一次发作出现二尖瓣狭窄早。单纯二尖瓣狭窄占风心病的 25%,二尖瓣狭窄伴有二尖瓣关闭不全占 40%,主动脉瓣常同时受累。

先天性畸形或结缔组织病,如系统性红斑狼疮心内膜炎为二尖瓣狭窄的罕见病因。风湿热导致二尖瓣装置不同部位的粘连融合,致使二尖瓣狭窄:①瓣膜交界处粘连;②瓣叶游离缘粘连约占 15%;③腱索粘连融合占 10%;④其余为以上部位的复合病变。上述病变导致二尖瓣开放受限,瓣口截面积减少。狭窄的二尖瓣呈漏斗状,瓣口常呈"鱼口"状。瓣叶钙化沉积有时可延展累及瓣环,使瓣环显著增厚。如果风湿热主要导致腱索的挛缩和粘连,而瓣膜交界处的粘连很轻,则主要出现二尖瓣关闭不全。

慢性二尖瓣狭窄可导致左心房扩大及左心房壁钙化,尤其在合并房颤时左心耳及左心房内可形成附壁血栓。

(二)病理生理

正常人的二尖瓣口面积为 4～6cm²,当瓣口面积减小一半即对跨瓣血流产生影响而定义为狭窄。瓣口面积 1.5cm² 以上为轻度、1～1.5cm² 为中度、小于 1cm² 为重度狭窄。重度二尖瓣狭窄时跨瓣压差显著增加,可达 20mmHg。测量跨瓣压差可判断二尖瓣狭窄程度。当严重狭窄时,左房压高达 25mmHg 才能使血流通过狭窄的瓣口充盈左室以维持正常的心排出量。

左心房压升高致肺静脉压升高,肺顺应性减低,从而发生劳力性呼吸困难。心率增快时舒张期缩短,左房压更高,故任何增加心率的诱因均可促使急性肺水肿的发生,如房颤、妊娠、感染或贫血等。

由于左心房压和肺静脉压升高,引起肺小动脉反应性收缩,最终导致肺小动脉硬化,肺血管阻力增高,肺动脉压力升高。重度肺动脉高压可引起右室肥厚、三尖瓣和肺动脉瓣关闭不全和右心衰竭。

二尖瓣狭窄患者的肺动脉高压产生于：①升高的左心房压的被动后向传递；②左心房和肺静脉高服触发肺小动脉收缩(反应性肺动脉高压)；③长期严重的二尖瓣狭窄,持续的肺小动脉收缩,最终导致肺血管床的器质性闭塞性改变。

(三)临床表现

1.症状

一般在二尖瓣中度狭窄(瓣口面积<1.5cm²)时方有明显症状。

(1)呼吸困难。为最常见的早期症状。患者首次呼吸困难发作常以运动、精神紧张、性交、感染、妊娠或心房颤动为诱因,并多先有劳力性呼吸困难,随狭窄加重,出现静息时呼吸困难、端坐呼吸和阵发性夜间呼吸困难,甚至发生急性肺水肿。

(2)咯血。有以下几种情况。①突然咯大量鲜血,通常见于严重二尖瓣狭窄,可为首发症状。支气管静脉同时回流入体循环静脉和肺静脉,当肺静脉压突然升高时,黏膜下淤血、扩张而壁薄的支气管静脉破裂引起大咯血,咯血后肺静脉压减低,咯血可自止。多年后支气管静脉壁增厚,而以后随病情进展,肺血管阻力增加及右心功能不全使咯血减少。②阵发性夜间呼吸困难或咳嗽时的血性痰或带血丝痰。③急性肺水肿时咳大量粉红色泡沫状痰。④肺梗死伴咯血,为本症晚期并发慢性心衰时少见的情况。

(3)咳嗽。常见,尤其在冬季明显,有的患者在平卧时干咳,可能与支气管黏膜淤血水肿易患支气管炎或左心房增大压迫左主支气管有关。

(4)声嘶。较少见,由扩大的左心房和肺动脉压迫左喉返神经所致。

2.体征

重度二尖瓣狭窄常有"二尖瓣面容",双颧绀红。

(1)二尖瓣狭窄的心脏体征。有以下几种情况：①心尖冲动正常或不明显；②心尖区可闻第一心音亢进和开瓣音,提示前叶柔顺、活动度好；如瓣叶钙化僵硬,则第一心音减弱,开瓣音消失；③心尖区有隆隆样舒张中晚期杂音,局限,不传导。常可触及舒张期震颤。窦性心律时,由于舒张晚期心房收缩促使血流加速,使杂音相应增强,心房颤动时,由于无有效的心房收缩,故不再有杂音的舒张晚期加强。

(2)肺动脉高压和右心室扩大的心脏体征。右心室扩大时可见心前区心尖冲动弥散,肺动脉高压时肺动脉瓣区第二心音亢进或伴分裂。当肺动脉扩张引起相对性肺动脉瓣关闭不全时,可在胸骨左缘第2肋间闻及舒张早期吹风样杂音,称Graham-Steell杂音。右心室扩大伴相对性三尖瓣关闭不全时,在三尖瓣区闻及全收缩期吹风样杂音,吸气时增强。

(四)实验室和其他检查

1.X线检查

左心房增大,后前位见左心缘变直,右心缘有双心房影,左前斜位可见左心房使左主支气管上抬,右前斜位可见增大的主心室增大左房脱迫食管下段后移。其他X线征象包括右心室增大、主动脉结缩小、肺动脉干和次级肺动脉扩张、肺淤血、间质肺水肿(如Kerley B线)和含铁血黄素沉着等征象。

2.心电图

重度二尖瓣狭窄可有"二尖瓣型 P 波"，P 波宽度＞0.12 秒，伴切迹，Pv_1 终末负性向量增大。QRS 波群示电轴右偏和右心室肥厚表现。

3.超声心动图

为明确和量化诊断二尖瓣狭窄的可靠方法。M 型示二尖瓣城墙样改变（EF 斜率降低，A 峰消失），后叶向前移动及瓣叶增厚。二维超声心动图可显示狭窄瓣膜的形态和活动度，测绘二尖瓣口面积。典型者为舒张期前叶呈圆拱状，后叶活动度减少，交界处粘连融合，瓣叶增厚和瓣口面积缩小。用连续多普勒测得的二尖瓣血流速度计算跨瓣压差和瓣叶面积与心导管法相关良好。彩色多普勒血流显像可实时观察二尖瓣狭窄的射流，有助于连续多普勒测定的正确定向。经食管超声有利于左心耳及左心房附壁血栓的检出。超声心动图还可对房室大小、室壁厚度和运动、心室功能、肺动脉压、其他瓣膜异常和先天畸形等方面提供信息。当经胸超声心动图检查不能够提供二尖瓣狭窄患者充分的临床数据时，应行经食道超声心动图检查，评估二尖瓣形态和血流动力学情况。

4.心导管检查

如症状、体征与超声心动图测定和计算二尖瓣口面积不一致，在考虑介入或手术治疗时，应经心导管检查同步测定肺毛细血管压和左心室压以确定跨瓣压差和计算瓣口面积，正确判断狭窄程度。

（五）治疗

1.一般治疗

有风湿活动者应给予抗风湿治疗，最重要的是预防风湿热复发；预防感染性心内膜炎；避免剧烈体力活动，定期复诊；呼吸困难者限制液体和钠盐摄入；尽可能避免感染、贫血等诱发急性肺水肿的因素。

2.并发症的治疗

急性肺水肿的处理原则与急性左心衰所致的肺水肿相似；发生心房颤动时要控制心室率，争取恢复和保持窦性心律；抗凝治疗预防血栓栓塞。

3.介入和手术治疗

中、重度二尖瓣狭窄患者伴症状进行性加重时，可考虑行介入或心外科手术，包括经皮球囊二尖瓣成形术、二尖瓣分离术、人工瓣膜置换术等。

二、二尖瓣关闭不全

（一）病因和病理

收缩期二尖瓣关闭依赖二尖瓣装置（瓣叶、瓣环、腱索、乳头肌）和左心室的结构和功能的完整性，其中任何部分的异常均可致二尖瓣关闭不全。

1.瓣叶

（1）风湿性损害最为常见，占二尖瓣关闭不全的 1/3，女性为多。风湿性病变使瓣膜僵硬、变性、瓣缘卷缩、连接处融合以及腱索融合缩短。

（2）二尖瓣脱垂多为二尖瓣原发性黏液性变使瓣叶宽松膨大或伴腱索过长,心脏收缩时瓣叶向上超越了瓣环水平进入左心房影响二尖瓣关闭。部分二尖瓣脱垂为其他遗传性结缔组织病(如 Marfan 综合征)的临床表现之一。

（3）感染性心内膜炎破坏瓣叶。

（4）肥厚型心肌病收缩期二尖瓣前叶向前运动导致二尖瓣关闭不全。

（5）先天性心脏病、心内膜垫缺损常合并二尖瓣前叶裂导致关闭不全。

2.瓣环扩大

（1）任何病因引起左心室增大或伴左心衰竭都可造成二尖瓣环扩大而导致二尖瓣相对关闭不全。若心脏缩小,心功能改善,二尖瓣关闭不全可改善。

（2）二尖瓣环退行性变和瓣环钙化,多见于老年女性。尸检发现 70 岁以上女性,二尖瓣环钙化的发生率为 12%。严重二尖瓣环钙化者,50% 合并主动脉瓣环钙化,大约 50% 的二尖瓣环钙化累及传导系统,引起不同程度的房室或室内传导阻滞。

3.腱索

先天性或获得性的腱索病变,如腱索过长、断裂缩短和融合。

4.乳头肌

乳头肌的血供来自冠状动脉终末分支,冠状动脉灌注不足可引起乳头肌功能失调。若乳头肌缺血短暂,可出现短暂的二尖瓣关闭不全;若急性心肌梗死发生乳头肌坏死,则产生永久性二尖瓣关闭不全,乳头肌坏死是心肌梗死的常见并发症,而乳头肌断裂在心肌梗死的发生率低于 1%,乳头肌完全断裂可发生严重致命的二尖瓣关闭不全。其他少见的疾病为先天性乳头肌畸形,如一侧乳头肌缺如,称降落伞二尖瓣综合征;罕见的乳头肌脓肿、肉芽肿、淀粉样变和结节病等。

瓣叶穿孔如发生在感染性心内膜炎时、创伤损伤二尖瓣结构或人工瓣损坏等可发生急性二尖瓣关闭不全。

（二）病理生理

1.急性

收缩期左心室射出的部分血流经关闭不全的二尖瓣口反流至左心房,与肺静脉回流至左心房的血流汇总,在舒张期充盈左心室,致左心房和左心室容量负荷骤增,左心室来不及代偿,其急性扩张能力有限,左心室舒张末压急剧上升。左心房压也急剧升高,导致肺淤血,甚至肺水肿,之后可致肺动脉高压和右心衰竭。

由于左心室扩张程度有限,即使左心室收缩正常或增加,左心室总的心搏量增加不足以代偿向左心房的反流,前向心搏量和心排血量明显减少。

2.慢性

左心室对慢性容量负荷过度的代偿为左心室舒张末期容量增大,根据 Frank-Starling 机制使左心室心搏量增加。加上代偿性离心性肥大,并且左心室收缩期将部分血排入低压的左心房,室壁应力下降快,利于左心室排空。因此,在代偿期左心室总的心搏量明显增加,射血分数可完全正常。二尖瓣关闭不全通过收缩期,左室完全排空来实现代偿可维持正常心搏量多年,但如果二尖瓣关闭不全持续存在并继续加重,使左室舒张末期容量进行性增加,左室功能恶化,当心排血量降低时可出现症状。

二尖瓣关闭不全时,左心房的顺应性增加,左心房扩大。在较长的代偿期,同时扩大的左心房和左心室可适应容量负荷增加,左心房压和左心室舒张末压不致明显上升,肺淤血也暂不会出现。

持续严重的过度容量负荷终致左心衰竭,左心房压和左心室舒张末压明显上升,导致肺淤血、肺动脉高压,持续肺动脉高压又必然导致右心衰竭。

因此,二尖瓣关闭不全首先累及左心房、左心室,继之影响右心,最终为全心衰竭。

(三)临床表现

1.症状

(1)急性:轻度二尖瓣反流仅有轻微劳力性呼吸困难;严重反流(如乳头肌断裂)很快发生急性左心衰竭,甚至出现急性肺水肿或心源性休克。

(2)慢性:轻度二尖瓣关闭不全可终身无症状。严重反流有心排血量减少,首先出现的症状是疲乏无力,肺淤血的症状如呼吸困难出现较晚。

风心病:从首次风湿热后,无症状期远较二尖瓣狭窄长,常超过 20 年。一旦出现明显症状,多已有不可逆的心功能损害。急性肺水肿和咯血较二尖瓣狭窄少见。

二尖瓣脱垂:一般二尖瓣关闭不全较轻,多无症状,或仅有不典型胸痛、心悸、乏力、头晕、体位性晕厥和焦虑等,可能与自主神经功能紊乱有关。严重的二尖瓣关闭不全晚期出现左心衰竭。

2.体征

(1)急性:心尖冲动为高动力型。第二心音肺动脉瓣成分亢进。非扩张的左心房强有力收缩所致心尖区第四心音常可闻及。由于收缩末左房室压差减少,心尖区反流性杂音于第二心音前终止,而非全收缩期杂音,低调,呈递减型,不如慢性者响。严重反流也可出现心尖区第三心音和短促舒张期隆隆样杂音。

(2)慢性。①心尖冲动。呈高动力型,左心室增大时向左下移位。②心音。风心病时瓣叶缩短,导致重度关闭不全时,第一心音减弱,二尖瓣脱垂和冠心病时第一心音多正常。由于左心室射血时间缩短,A_2 提前,第二心音分裂增宽。严重反流时心尖区可闻及第三心音。二尖瓣脱垂时可有收缩中期喀喇音。③心脏杂音。瓣叶挛缩所致(如风心病),有自第一心音后立即开始、与第二心音同时终止的全收缩期吹风样高调一贯型杂音,在心尖区最响。杂音可向左腋下和左肩胛下区传导。后叶异常时,如后叶脱垂、后内乳头肌功能异常、后叶腱索断裂,杂音则向胸骨左缘和心底部传导。在典型的二尖瓣脱垂为随喀喇音之后的收缩期杂音。冠心病乳头肌功能失常时可有收缩早期、中期、晚期或全收缩期杂音。腱索断裂时杂音可似海鸥鸣或具有乐音性。反流严重时,心尖区可闻及紧随第三心音后的短促舒张期隆隆样杂音。

(四)实验室和其他检查

1.X 线检查

急性者心影正常或左心房轻度增大伴明显肺淤血,甚至肺水肿征。慢性重度反流常见左心房左心室增大,左心室衰竭时可见肺淤血和间质性肺水肿征。二尖瓣环钙化为致密而粗的 C 形阴影,在左侧位或右前斜位可见。

2.心电图

急性者心电图正常,窦性心动过速常见。慢性重度二尖瓣关闭不全主要为左心房增大,部分有左心室肥厚和非特异性 ST-T 改变,少数有心室肥厚征,心房颤动常见。

3.超声心动图

M 型和二维超声心动图不能确定二尖瓣关闭不全。脉冲式多普勒超声和彩色多普勒血流显像可于二尖瓣心房侧和左心房内探及收缩期反流束,诊断二尖瓣关闭不全的敏感性几乎达到 100%,且可半定量反流程度。后者测定的左心房内最大反流束面积,<4cm^2 为轻度、4~8cm^2 为中度,>8cm^2 为重度反流。二维超声可显示二尖瓣装置的形态特征,如瓣叶和瓣下结构增厚、融合、缩短和钙化,瓣叶冗长脱垂,连枷样瓣叶,瓣环扩大或钙化,赘生物,左室扩大和室壁矛盾运动等,有助于明确病因。超声心动图还可提供心腔大小、心功能和合并其他瓣膜损害的资料。

4.心导管检查

心导管检查的适应证如下。

(1)无创检查不能确定二尖瓣反流严重程度、左心室功能或判断是否需要外科治疗时,有指征做左心室造影和血流动力学测定。

(2)无创评估显示肺动脉高压与严重二尖瓣反流不成比例时,有指征行血流动力学检查。

(3)对于判定严重二尖瓣反流程度,临床表现与无创结果不符时,有指征行左心室造影和血流动力学测定。

(4)冠状动脉疾病高危患者,施行二尖瓣修复术或二尖瓣替换术前,有指征行冠状动脉造影术。

5.放射性核素心室造影

可测定左心室收缩、舒张末容量和静息、运动时射血分数,以判断左心室收缩功能。通过左心室与右心室心搏量之比值评估反流程度,该比值>2.5 提示严重反流。经注射造影剂行左心室造影,观察收缩期造影剂反流入左心房的量,为半定量反流程度的“金标准”。

(五)治疗

内科治疗一般为术前过渡措施,外科治疗为根本措施。内科治疗包括预防风湿活动、感染性心内膜炎,针对并发症治疗;外科手术治疗包括瓣膜修补术和人工瓣膜置换术。

三、主动脉瓣狭窄

(一)病因和病理

随着人口老龄化的发展,在一些发达国家,主动脉瓣狭窄成了主要的心瓣膜病,其主要病因是退行性老年钙化性主动脉瓣狭窄,其次是先天性畸形,风湿性心脏病引起的主动脉狭窄则很少,我国仍以风心病引起的主动脉瓣膜病变多见。

1.风心病

风湿性炎症导致瓣膜交界处粘连融合,瓣叶纤维化、僵硬、钙化和挛缩畸形,因而瓣口狭窄。几乎无单纯的风湿性主动脉瓣狭窄,大多伴有关闭不全和二尖瓣损害。

2.先天性畸形

先天性二叶瓣畸形为最常见的先天性主动脉瓣狭窄的病因。先天性二叶瓣畸形见于1%～2%的人群,男多于女。出生时多无交界处融合和狭窄。由于瓣叶结构的异常,即使正常的血流动力学也可引起瓣膜增厚、钙化,僵硬及瓣口狭窄,约1/3发生狭窄。成年期形成椭圆或窄缝形狭窄瓣口,为成人孤立性主动脉瓣狭窄的常见原因。主动脉瓣二叶瓣畸形易并发感染性心内膜炎,而主动脉瓣的感染性心内膜炎中,最多见的基础心脏病为二叶瓣畸形。单叶、四叶主动脉瓣畸形偶有发生。

3.退行性老年钙化性主动脉瓣狭窄

为65岁以上老年人单纯性主动脉瓣狭窄的常见原因。无交界处融合,瓣叶主动脉面有钙化结节限制瓣叶活动。常伴有二尖瓣环钙化。

(二)病理生理

成人主动脉瓣口≥3.0cm²。当瓣口面积减少一半时,收缩期仍无明显跨瓣压差。瓣口≤1.0cm² 时,左心室收缩压明显升高,跨瓣压差显著。根据瓣膜面积、跨瓣压、射血速率可以将主动脉瓣的狭窄程度分为轻、中、重三种。轻度狭窄,瓣膜面积>1.5cm²,跨瓣压<25mmHg,射血速率<3.0m/s;中度狭窄瓣膜面积为 1.0～1.5cm²,跨瓣压为 25～50mmHg,射血速率3.0～4.0m/s;重度狭窄瓣膜面积<1.0cm²,跨瓣压>50mmHg,射血速率>4.0m/s。

左心室对慢性主动脉瓣狭窄所致的压力负荷增加的主要代偿方式是通过进行性室壁向心性肥厚以平衡左心室收缩压升高,维持正常收缩期室壁应力和左心室心排血量。左心室肥厚使其顺应性降低,引起左心室舒张末压进行性升高,因而使左心房的后负荷增加,左心房代偿性肥厚。肥厚的左心房在舒张末期的强有力收缩有利于僵硬左心室的充盈,使左心室舒张末容量增加,达到左心室有效收缩时所需水平,以维持心搏量正常。左心房的有力收缩也使肺静脉和肺毛细血管压力免于持续升高。左心室舒张末容量直至失代偿的病程晚期才增加。最终由于室壁应力增高、心肌缺血和纤维化等导致左心室功能衰竭。

严重主动脉瓣狭窄引起心肌缺血。其机制为:①左心室壁增厚、心室收缩压升高和射血时间延长,增加心肌氧耗;②左心室肥厚,心肌毛细血管密度相对减少;③舒张期心腔内压力增高,压迫心内膜下冠状动脉;④左心室舒张末压升高致舒张期主动脉-左心室压差降低,冠状动脉灌注压降低。后二者减少冠状动脉血流。心肌耗氧增加、供血减少,如加上运动负荷将导致严重心肌缺血。

(三)临床表现

1.症状

出现较晚。呼吸困难、心绞痛和晕厥为典型主动脉瓣狭窄常见的三联征。

(1)呼吸困难。劳力性呼吸困难为晚期肺淤血引起的常见首发症状,见于90%的有症状患者,进而可发生阵发性夜间呼吸困难、端坐呼吸和急性肺水肿。

(2)心绞痛。见于60%的有症状患者。常由运动诱发,休息后缓解。主要由心肌缺血所致,极少数可由瓣膜的钙质栓塞冠状动脉引起。

(3)晕厥或接近晕厥。见于1/3的有症状患者。多发生于直立、运动中或运动后即刻,少数在休息时发生,由脑缺血引起。其机制为:①运动时周围血管扩张,而狭窄的主动脉口限制心排血量的相应增加;②运动致心肌缺血加重,使左心室收缩功能降低,心排血量减少;③运动时左心室收缩压急剧上升,过度激活室内压力感受器通过迷走神经传入纤维兴奋血管减压反射,导致外周血管阻力降低;④运动后即刻发生者,为突然体循环静脉回流减少,影响心室充盈、左心室心搏量进一步减少;⑤休息时晕厥,可由心律失常(心房颤动、房室阻滞或心室颤动)导致心排血量骤减所致。以上均可引起体循环动脉压下降,脑循环灌注压降低,以致发生脑缺血。

2.体征

(1)心音。第一心音正常。若主动脉瓣钙化僵硬,则第二心音主动脉瓣成分减弱或消失。由于左心室射血时间延长,第二心音常为单一性,严重狭窄者呈逆分裂。肥厚的左心房强有力收缩产生明显的第四心音。先天性主动脉瓣狭窄或瓣叶活动度尚佳者,可在胸骨右、左缘和心尖区听到主动脉瓣喷射音,不随呼吸而改变,如瓣叶钙化僵硬,喷射音消失。

(2)收缩期喷射性杂音。在第一心音稍后或紧随喷射音开始,止于第二心音前,为吹风样、粗糙、递增-递减型,在胸骨右缘第二或左缘第三肋间最响,主要向颈动脉传导,常伴震颤。老年人钙化性主动脉瓣狭窄者,杂音在心底部粗糙,高调成分可传导至心尖区,呈乐音性,为钙化瓣叶震动所引起。狭窄越重,杂音越长。左心室衰竭或心排血量减少时,杂音消失或减弱。杂音强度随每搏间的心搏量不同而改变,长舒张期之后,例如在期前收缩后的长代偿间期或心房颤动时的长心动周期,心搏量增加,杂音增强。

(3)其他。动脉脉搏上升缓慢、细小而持续(细迟脉)。在晚期,收缩压和脉压均下降。但在轻度主动脉瓣狭窄合并主动脉瓣关闭不全的患者以及动脉床顺应性差的老年患者,收缩压和脉压可正常,甚至升高。在严重的主动脉瓣狭窄患者,同时触诊心尖部和颈动脉可发现颈动脉搏动明显延迟。心尖冲动相对局限、持续有力,如左心室扩大,可向左下移位。

(四)实验室和其他检查

1.X 线检查

心影正常或左心室轻度增大,左心房可能轻度增大,升主动脉根部常见狭窄后扩张。在侧位透视下有时可见主动脉瓣钙化。晚期可有肺淤血征象。

2.心电图

重度狭窄患者有左心室肥厚伴 ST-T 继发性改变和左心房大。可有房室阻滞、室内阻滞(左束支阻滞或左前分支阻滞)、心房颤动或室性心律失常。

3.超声心动图

为明确诊断和判定狭窄程度的重要方法。M 型超声诊断本病不敏感和缺乏特异性。二维超声心动图探测主动脉瓣异常十分敏感,有助于显示瓣叶数目、大小、增厚、钙化、活动度、交界处融合、瓣口大小和形状及瓣环大小等瓣膜结构,有助于确定狭窄的病因,但不能准确定量狭窄程度。用连续彩色多普勒可测定通过主动脉瓣的最大血流速度,可计算出平均和峰跨膜压差以及瓣口面积,所得结果与心导管检查相关良好。超声心动图还提供心腔大小、左室肥厚及功能等多种信息。虽然经食道超声能够提供瓣膜的形态,瓣叶钙化程度等多种信息,目前临床上仍很少用到。严重主动脉瓣狭窄应每年 1 次超声心动图检查;中度主动脉瓣狭窄可 1~2年 1 次;轻度主动脉瓣狭窄可每 3~5 年 1 次。

4.心导管检查

当超声心动图不能确定狭窄程度并考虑人工瓣膜置换时,应行心导管检查。常以左心室-主动脉收缩期压差判断狭窄程度,平均压差＞50mmHg或峰压差＞70mmHg为重度狭窄。

心导管检查的强适应证有:

(1)有冠状动脉疾病危险的主动脉瓣狭窄患者,主动脉瓣置换术前行冠状动脉造影术。

(2)有症状患者无创性检查结果不肯定,或无创性检查与临床结果判断主动脉瓣狭窄严重程度不符时,采用心导管检查测量血流动力学评估主动脉瓣狭窄的严重程度。

(3)主动脉瓣狭窄患者考虑做肺自体移植(Ross手术)并且无创性检查不能发现冠状动脉起源时,主动脉瓣置换术前做冠状动脉造影术。

5.其他

CT和MRI可帮助观察升主动脉的形态,多排CT可用于观察瓣膜钙化程度,初步研究表明利钠肽可用于预测无症状的主动脉狭窄患者的存活,然而仍需配合大量的研究资料来确定患者的最佳手术时间。

(五)治疗

1.内科治疗

目标为确定狭窄程度、观察狭窄进展情况,为有手术指征的患者选择合理的手术时间。治疗措施包括:预防感染性心内膜炎;频发房性期前收缩者应给予抗心律失常药物;发生心房颤动时应及时转复为窦性心律;心绞痛发作时可试用硝酸酯类药物;心力衰竭患者可选用洋地黄类药物或谨慎应用利尿剂。

2.介入和外科治疗

包括人工瓣膜置换术和经皮球囊主动脉瓣成形术。

四、主动脉瓣关闭不全

(一)病因

主动脉瓣关闭不全是由主动脉瓣和(或)主动脉根部疾病所致。风湿性心脏病、感染性心内膜炎、先天性畸形、主动脉瓣脱垂、强直性脊柱炎、梅毒性主动脉炎、马方综合征、严重高血压等都可能造成主动脉瓣关闭不全。

(二)临床表现

1.症状

轻度者可多年无症状,甚至可耐受运动。一旦心功能失代偿,则病情常迅速恶化。最先的主诉为心排血量增加和心脏收缩力增强而发生心悸、心尖冲动增强、左胸不适、颈部和头部动脉强烈搏动感等。晚期出现左心衰竭表现。

2.体征

(1)心脏体征:心尖冲动向左下移位,呈抬举性搏动。第一心音减弱,第二心音减弱或缺如。胸骨左缘第三、四肋间可闻及与第二心音同时开始的高调叹气样递减型舒张早期杂音,向心尖部传导,坐位并前倾和深呼气时易听到,为特征性体征。轻度反流时,杂音限于舒张早期,音调高;中或重度反流时,杂音粗糙,为全舒张期隆隆样杂音(Austin Flint杂音)。杂音为乐音性(鸽叫声)时,提示瓣叶脱垂、撕裂或穿孔。

(2)血管:收缩压升高,舒张压降低,脉压增大。严重主动脉瓣关闭不全时可出现周围血管征:随心脏搏动的点头征、颈动脉和桡动脉扪及水冲脉、股动脉枪击音及毛细血管搏动征。主动脉根部扩大者,在胸骨右缘第二、三肋间可扪及收缩期搏动。

(三)辅助检查

1.X 线检查

急性者心脏大小正常,慢性者左心室、左心房和右心室均可增大。

2.心电图

急性者常有窦性心动过速和非特异性 ST-T 改变,慢性者常有左心室肥厚及劳损。

3.超声心动图

对于监测疾病进展、掌握手术时机极为有用。

4.心导管检查

当无创技术不能确定反流程度、考虑外科手术治疗以及需要评价冠状动脉情况时,可行心导管检查。

(四)治疗

外科治疗(人工瓣膜置换术和主动脉瓣修复术)为根本措施;内科治疗参照主动脉瓣狭窄治疗。

五、心脏瓣膜病护理

(一)护理评估

1.身体评估

评估患者神志、意识状态、面色、生命体征、饮食及营养状况。有无口唇及双颧发绀,有无结节、红斑等。评估患者睡眠情况,睡眠时有无呼吸困难发作。

2.病史评估

重点了解患者年龄、性别、工作性质、家族史、生活方式;询问患者发病时间、病因、诱因、患者现存突出的临床症状及其特点,有无呼吸困难及其程度,发作时间,体位对呼吸困难的影响,有无咯血、肺部湿啰音及肺水肿等症状。评估乏力、心悸持续时间,心前区不适的部位等;了解当前的实验室检查结果,目前用药种类、剂量及用法,有无明确药物过敏史,评估出现并发症的风险等。

(二)护理措施

1.活动与休息

按心功能分级安排适当的活动,合并主动脉病变者应限制活动,风湿活动时卧床休息,活动时出现不适,应立即停止活动并给予吸氧 3～4L/min。

2.饮食护理

给予高热量、高蛋白、高维生素的易消化饮食,以协助提高机体抵抗力。

3.病情观察

(1)体温观察:定时观测体温,注意热型,体温超过 38.5℃时给予物理降温,半小时后测量体温并记录降温效果。观察有无风湿活动的表现,如皮肤出现环形红斑、皮下结节、关节红肿疼痛等。

(2)心脏观察:观察有无心力衰竭的征象,监测生命体征和肺部、水肿、肝大的体征,观察有无呼吸困难、乏力、尿少、食欲减退等症状。

(3)评估栓塞:借助各项检查评估栓塞的危险因素,密切观察有无栓塞征象,一旦发生应立即报告医师,给予溶栓、抗凝治疗。

4.风湿的预防与护理

注意休息,病变关节应制动、保暖,避免受压和碰撞,可用局部热敷或按摩以减轻疼痛,必要时遵医嘱使用止痛药。

5.心衰的预防与护理

避免诱因,积极预防呼吸道感染及风湿活动,纠正心律失常,避免劳累、情绪激动。严格控制入量及输液滴速,如发生心力衰竭置患者半卧位,给予吸氧,给予营养易消化饮食,少量多餐。保持大便通畅。

6.防止栓塞发生

(1)预防措施:鼓励与协助患者翻身,避免长时间蹲、坐,勤换体位,常活动下肢,经常按摩、用温水泡脚,以防发生下肢静脉血栓。

(2)有附壁血栓形成患者护理:应绝对卧床,避免剧烈运动或体位突然改变,以免血栓脱落,形成动脉栓塞。

(3)观察栓塞发生的征兆:脑栓塞可引起言语不清、肢体活动受限、偏瘫;四肢动脉栓塞可引起肢体剧烈疼痛、皮肤颜色及温度改变;肾动脉栓塞可引起剧烈腰痛;肺动脉栓塞可引起突然剧烈胸痛和呼吸困难、发绀、咯血、休克等。

7.亚急性感染性心内膜炎的护理

应做血培养以查明病原菌;注意观察体温、新出血点、栓塞等情况。注意休息,合理饮食,补充蛋白质和维生素,提高抗病能力。

8.用药护理

遵医嘱给予抗生素、抗风湿热药物、抗心律失常药物及抗凝治疗,观察药物疗效和不良反应。如阿司匹林导致的胃肠道反应、柏油样便、牙龈出血等不良反应;观察有无皮下出血、尿血等;注意观察和防止口腔黏膜及肺部有无二重感染;严密观察患者心率/律变化,准确应用抗心律失常药物。

9.健康教育

(1)解释病情:告诉患者及家属此病的病因和病程发展特点,将其治疗长期性和困难讲清楚,同时要给予鼓励,使其建立信心。对于有手术适应证的患者,要劝患者择期手术,提高生活质量。

(2)环境要求:居住环境要避免潮湿、阴暗等不良条件,保持室内空气流通,温暖干燥,阳光充足,防风湿复发。

(3)防止感染:在日常生活中要注意适当锻炼,注意保暖,加强营养,合理饮食,提高机体抵抗力,加强自我保健,避免呼吸道感染,一旦发生,应立即就诊、用药治疗。

(4)避免诱发因素:协助患者做好休息及活动的安排,避免重体力劳动、过度劳累和剧烈运动。要教育患者家属理解患者病情并要给予照顾。

要劝告反复发生扁桃体炎患者,在风湿活动控制后 2～4 个月可手术摘除扁桃体。在拔牙、内镜检查、导尿、分娩、人工流产等手术前,应告诉医师自己有风心病史,便于预防性使用抗生素。

(5)妊娠:育龄妇女要在医师指导下,根据心功能情况,控制好妊娠与分娩时机。对于病情较重不能妊娠与分娩患者,做好患者及配偶的心理工作,接受现实。

(6)提高患者依从性:告诉患者坚持按医嘱服药的重要性,提供相关健康教育资料。同时告诉患者定期门诊复诊,对于防止病情进展也是重要的。

第四节　心　律　失　常

一、窦性心律失常

心脏的正常起搏点位于窦房结,其冲动产生的频率是 60～100 次/min,产生的心律称为窦性心律。心电图特征 P 波在 Ⅰ、Ⅱ、aVF 导联直立,aVR 导联倒置,P-R 间期 0.12～0.20 秒。窦性心律的频率因年龄、性别、体力活动等不同有显著的差异。

(一)窦性心动过速

成人窦性心律 100～150 次/min,偶有高达 200 次/min,称窦性心动过速。窦性心动过速通常逐渐开始与终止。刺激迷走神经可以使其频率减慢,但刺激停止有加速原来的水平。

1.病因

多数属生理现象,健康人常在吸烟,饮茶、咖啡、酒,剧烈运动或情绪激动等情况下发生。在某些病时也可发生,如发热、甲状腺功能亢进、贫血、心肌缺血、心力衰竭、休克等。应用肾上腺素、阿托品等药物亦常引起窦性心动过速。

2.心电图特征

窦性 P 波规律出现,频率>100 次/min,P-P 间期<0.6 秒。

3.治疗原则

一般不需特殊治疗。祛除诱发因素和针对原发病做相应处理。必要时可应用 β 受体阻滞药如美托洛尔,减慢心率。

(二)窦性心动过缓

成人窦性心律频率<60 次/min,称窦性心动过缓。常同时伴发窦性心律不齐(不同 P-P 间期的差异>0.12 秒)。

1.病因

多见于健康的青年人、运动员、睡眠状态,为迷走神经张力增高所致。亦可见于颅内压增高、器质性心脏病、严重缺氧、甲状腺功能减退、阻塞性黄疸等。服用抗心律失常药物如 β 受体阻滞药、胺碘酮、钙通道阻滞药和洋地黄过量等也可发生。

2.心电图特征

窦性 P 波规律出现,频率<60 次/min,P-P 间期>1 秒。

3.临床表现

一般无自觉症状,当心率过分缓慢,出现心排血量不足,可出现胸闷、头晕,甚至晕厥等症状。

4.治疗原则

窦性心动过缓一般无症状,也不需治疗;病理性心动过缓应针对病因采取相应治疗措施。如因心率过慢而出现症状者则可用阿托品、异丙肾上腺素等药物,但不宜长期使用。症状不能缓解者可考虑心脏起搏治疗。

(三)病态窦房结功能综合征

病态窦房结功能综合征,简称病窦综合征,是由窦房结的病变导致功能减退,出现多种心律失常的表现。病窦综合征常合并心房自律性异常,部分患者可有房室传导功能障碍。

1.病因

某些疾病如甲状腺功能亢进、伤寒、布氏杆菌病、淀粉样变、硬化与退行性变等,在病程中损害了窦房结,导致窦房结起搏和传导功能障碍;窦房结周围神经和心房肌的病变,减少窦房结的血液供应,影响其功能;迷走神经张力增高、某些抗心律失常药物抑制窦房结功能,亦可导致窦房结功能障碍。

2.心电图特征

主要表现为:①非药物引起的持续的窦性心动过缓,心率<50 次/min;②窦性停搏与窦房传导阻滞;③窦房传导阻滞与房室传导阻滞同时并存;④心动过缓与房性快速心律失常交替发作。

其他表现还可为:①心房颤动患者自行心室率减慢或发作前后有心动过缓和(或)一度房室传导阻滞;②房室交界区性逸搏心律。

3.临床表现

发作性头晕、黑矇、乏力,严重者可出现晕厥等,与心动过缓有关的心、脑血管供血不足的症状。有心动过速症状者,还可有心悸、心绞痛等症状。

4.治疗原则

对于无心动过缓有关供血不足的症状患者,不必治疗,定期随访,对于有症状的患者,应用起搏器治疗。心动过缓-心动过速综合征患者应用起搏器后,仍有心动过速症状,可应用抗心律失常药物,但避免单独使用抗心律失常药物,以免加重心动过缓症状。

(四)护理

1.护理评估

(1)身体评估:评估患者意识状态,观察脉搏、呼吸、血压有无异常。询问患者饮食习惯与嗜好、饮食量和种类。评估患者有无水肿,水肿部位、程度;评估患者皮肤有无破溃、压疮、手术伤口及外伤等。

(2)病史评估。①评估患者窦性心律失常的类型、发作频率、持续时间等;询问患者有无心悸、胸闷、乏力、头晕、晕厥等伴随症状。②评估患者此次发病有无明显诱因;体力活动、情绪激动、饮茶、喝咖啡、饮酒、吸烟,应用肾上腺素、阿托品等药物。③评估患者有无引起窦性心律失常的基础疾病。甲状腺功能亢进症、贫血、心肌缺血、心力衰竭等可引起窦性心动过速;甲状腺功能减退症、严重缺氧、颅内疾患等可引起窦性心动过缓;窦房结周围神经和心房肌的病变、窦房结动脉供血减少、迷走神经张力增高等可导致窦房结功能障碍。④查看患者当前实验室检查结果以及心电图、24 小时动态心电图。⑤询问患者目前服用药物的名称、剂量及用法,评估患者有无药物不良反应,询问患者有无明确药物过敏史。⑥评估患者既往史及家族史。⑦询问患者有无跌倒史。⑧心理-社会状况:评估患者对疾病知识的了解程度、对治疗及护理的配合程度、经济状况等,采用综合医院焦虑抑郁量表(HADS)评估患者焦虑、抑郁程度。

2.护理措施

(1)一般护理。

保证休息:嘱患者心律失常发作时卧床休息,采取舒适体位,尽量避免左侧卧位,因左侧卧位时患者常能感觉到心脏的搏动而使不适感加重,注意保证充足的休息与睡眠。

给氧:遵医嘱给予患者氧气吸入,将安全用氧温馨提示牌挂于患者床头,告知患者不可自行调节氧气流量。

预防跌倒:病态窦房结综合征的患者可出现与心动过缓有关的心、脑等脏器供血不足的症状,严重者可发生晕厥,属于跌倒高危患者。对跌倒高危患者悬挂跌倒高危标识,每周两次评估患者跌倒的危险程度,调低病床高度。定时巡视患者,将呼叫器置于患者随手可及之处,协助完成生活护理。嘱患者避免剧烈运动、情绪激动、快速变换体位等,患者外出检查时应有专人(家属、护工)陪伴。

(2)病情观察:严密监测患者的心律、心率、脉搏及血压的变化。测量心率、脉搏时应连续测定 1 分钟。对于患者心率小于 60 次/min 或者大于 100 次/min 或出现胸闷、心悸、心慌、头晕、乏力等症状时应及时通知医生,配合处理。

(3)用药护理:严格遵医嘱按时按量给予抗心律失常药物,静脉给药时应严格控制输液速度。观察患者意识和生命体征,必要时监测心电图变化,注意用药前、用药过程中及用药后的心率、心律、P-R 间期、Q-T 间期等的变化,以判断疗效和有无不良反应。窦性心律失常常用药物分类及不良反应见表 2-1。

表 2-1 窦性心律失常常用药物的分类及不良反应

分类	代表药物	不良反应
β受体拮抗剂	美托洛尔	心率减慢、血压下降、心力衰竭加重
钙离子通道阻滞剂	维拉帕米	低血压、心动过缓、诱发或加重心力衰竭
β肾上腺素能受体兴奋剂	肾上腺素	心悸、胸痛、血压升高、心律失常
M受体拮抗剂	阿托品	口干、视物模糊、排尿困难

(4)辅助检查护理。

心电图检查:心电监护发现心律失常或患者有不适主诉时,遵医嘱进行心电图检查。告知患者检查时的注意事项,检查过程中注意保暖及隐私保护。

24 小时动态心电图检查:告知患者在行此项检查期间不要淋浴,向患者强调如出现不适症状需记录发生的时间、活动内容及不适症状。

(5)心理护理:采用综合医院焦虑抑郁量表(HADS)评估患者焦虑、抑郁状况。指导患者避免引起或加重窦性心律失常的因素,保持良好心态。情绪激动时交感神经兴奋可使心率增快,激发各种类型的心律失常;反之,情绪重度低迷时,迷走神经兴奋可使心率减慢,出现心动过缓或停搏。

(6)行起搏器植入术患者的护理:有症状的病态窦房结综合征的患者应接受起搏器治疗。

(7)健康宣教。

饮食指导:告知患者应少食多餐,避免过饱。饮食过饱会加重心脏负担,加重原有的心律失常。告知患者禁烟酒、浓茶,少食咖啡及辛辣食物。

活动指导:存在明显症状的患者,应卧床休息,尽量减少机体耗氧;偶发、无器质性心脏病的心律失常者,不需卧床休息,可做适当活动,注意劳逸结合;有血流动力学改变的心律失常患者应适当休息,避免劳累;严重心律失常患者应绝对卧床休息;至病情好转后再逐渐起床活动。

用药指导:告知患者服药方法、时间及剂量,嘱患者按时服药。告知患者用药后可能出现的不良反应,一旦发生,应及时就诊。

教会患者及家属自测脉搏的方法,嘱患者出院后如有不适及时就诊。

二、房性心律失常

房性心律失常包括房性期前收缩(房早)、房性心动过速(房速)、心房扑动(房扑)、心房颤动(房颤)。房颤是成人最常见的持续性心律失常,在此将主要介绍。房颤是指规律有序的心房电活动丧失,代之以快速且无序的颤动波,是最严重的心房电活动紊乱。患病率随年龄的增长而增多,60岁以上的人群中,房颤的发生率占6%以上,因此,房颤是老年人最常见的心律失常之一。

(一)病因

房颤主要见于器质性心脏病患者,如风湿性心瓣膜病、冠心病、高血压性心脏病、甲状腺功能亢进等,正常人情绪激动、运动或大量饮酒时后亦可发生。有不到1/3的患者无明确心脏病依据,称为特发性(孤立性、良性)房颤。

(二)心电图特征

①P波消失,代之以小而不规则的f波,频率为350~600次/min,扑动波间的等电位线消失;②心室率极不规则,一般在100~160次/min,交感神经兴奋、甲状腺功能亢进等可加快心室率,洋地黄可延长房室结不应期而减慢心室率;③QRS波形态基本正常,伴有室内差异性传导可增宽变形。

(三)临床表现

临床表现取决于心室率。房颤不伴快心室率时,患者可无症状;伴快心室率(>150次/min)时可诱发心绞痛、心力衰竭。血栓栓塞和心力衰竭是房颤最主要的并发症。房颤时心房丧失收缩功能,血液容易在心房内淤滞而形成血栓,栓子脱落可导致体循环栓塞,其中以脑动脉栓塞发生率最高。二尖瓣狭窄或脱垂伴房颤时脑栓塞的发生率更高。房颤时心房收缩功能丧失和长期心率增快可导致心力衰竭,增加死亡率。

房颤时心脏听诊示第一心音强弱不等,心律极不规则,心室率快时可出现脉搏短绌。一旦房颤患者的心室率变得规则,应考虑以下几种可能:①恢复窦性心律;②转变为房速或房扑;③发生房室交界性心动过速或室性心动过速;④如心室律变得慢而规则(30~60次/min),提示可能出现完全性房室传导阻滞。

(四)治疗

1.积极治疗原发病

对于某些疾病如甲亢、急性酒精中毒、药物所致的房颤,在祛除病因之后,房颤可能自行消失,也可能持续存在。

2.恢复窦性心律

这是房颤治疗的最佳结果。只有恢复窦性心律(正常心律),才能达到完全治疗房颤的目的,所以对于任何房颤患者均应该尝试恢复窦性心律的治疗方法。可采取直流电复律或药物复律,常用和证实有效的药物有胺碘酮、伊布利特、多非利特等。射频消融可根治房颤。

3.控制快速心室率

对于不能恢复窦性心律的房颤患者,可以应用药物减慢较快的心室率。常用药物如下。①β受体阻滞剂:是最有效、最常用的药物,可单独应用。②钙通道拮抗剂:如维拉帕米和地尔硫草也可有效用于房颤时的心室率控制,尤其对于运动状态下的心室率的控制优于地高辛,和地高辛合用的效果也优于单独使用。尤其多用于无器质性心脏病或左室收缩功能正常以及伴有慢性阻塞性肺疾病的患者。③洋地黄:一直被认为是在紧急情况下控制房颤心室率的一线用药,目前临床上多用于伴有左心衰时的心室率控制。④胺碘酮:在其他药物控制无效或禁忌时、在房颤合并心力衰竭需紧急控制心室率时可首选胺碘酮与洋地黄合用。

4.抗凝治疗

慢性房颤患者不能恢复窦性心律,有较高的栓塞发生率。过去有栓塞史、瓣膜病、高血压、糖尿病、老年患者、左心房扩大及冠心病者发生栓塞的危险性更大。存在上述任何一种情况者均应接受抗凝治疗。口服华法林使凝血酶原时间国际标准化比率(INR)维持在2.0~3.0,能有效预防脑卒中的发生。不宜用华法林及无以上危险因素者,可用阿司匹林100~300mg/d;抗凝治疗时应严密监测有无出血倾向。

(五)护理

1.护理评估

(1)身体评估:评估患者意识状态,有无嗜睡、意识模糊、谵妄、昏睡及昏迷;观察脉搏、呼吸、血压有无异常及其异常程度;心房颤动患者评估有无脉搏短绌的发生;询问患者饮食习惯与嗜好、饮食量和种类;评估患者皮肤色泽,有无皮下出血、瘀紫、瘀斑及皮疹等;评估患者有无牙龈出血、鼻出血等;评估患者皮肤有无破溃、压疮、手术伤口及外伤等;评估患者出凝血时间。

(2)病史评估。①评估患者房性心律失常的类型、发作频率、心室率、心房率及持续时间等;询问患者有无心悸、胸闷等伴随症状;评估患者有无心绞痛及心力衰竭的临床表现。②评估患者此次发病有无明显诱因,如情绪激动、运动或酒精中毒等。③评估患者有无引起房性心律失常的基础疾病,如各种器质性心脏病患者均可发生房性期前收缩;心肌梗死、慢性阻塞性肺疾病、代谢障碍、洋地黄中毒特别是在低血钾发生时易发生房性心动过速；风湿性心脏病、冠心病、高血压性心脏病、心肌病等可发生心房扑动及心房颤动。④实验室及其他检查结果：查看患者当前实验室检查结果；查看心电图、24 小时动态心电图检查结果。⑤目前服药情况：询问患者目前服用药物的名称、剂量及用法，评估患者服药依从性及有无药物不良反应发生，询问患者有无明确药物过敏史。⑥出血及栓塞风险评估：采用 HAS-BLED 出血风险评分评估心房颤动患者出血风险，采用 CHA2DS2-VASc 积分评估心房颤动患者卒中及血栓栓塞风险。⑦评估患者既往史、家族史。⑧心理-社会状况评估：评估患者对疾病知识的了解程度（治疗、护理、预防与预后等）、对治疗及护理的配合程度、经济状况等，评估患者心理状态（有无焦虑、恐惧、悲观等表现），可采用综合医院焦虑抑郁量表（HADS）评估患者焦虑、抑郁程度。

2.护理措施

（1）一般护理。

休息：嘱患者心律失常发作时卧床休息，采取舒适体位，尽量避免左侧卧位，因左侧卧位时患者常能感觉到心脏的搏动而使不适感加重，注意保证充足的休息与睡眠。

给氧：遵医嘱给予患者氧气吸入，将安全用氧温馨提示牌挂于患者床头，告知患者不可自行调节氧气流量。

（2）病情观察：每日应由两人同时分别测量心率及脉率 1 分钟，并随时监测患者血压及心律的变化。出现胸闷、心悸等症状时应及时通知医生，进行心电图检查，必要时连接心电监护监测患者心律及心率的变化。

（3）用药护理

①抗凝药物。a.应用华法林的护理：慢性房颤患者若既往有栓塞病史、瓣膜病、高血压、糖尿病等，或是老年患者均应接受长期抗凝治疗。华法林存在治疗窗窄、个体反应差异大、受食物、药物影响、容易发生出血或栓塞等缺点，因此在使用华法林过程中要做到定时服用药物；定期监测凝血酶原时间国际标准化比值（INR），并根据结果来调节药物剂量；告知患者药物的不良反应及食物、药物对华法林抗凝效果的影响。患者如出现华法林的漏服，应及时通知医生，如漏服时间在 4 小时之内，可遵医嘱即刻补服，如漏服时间超过 4 小时，应复查 INR，根据结果调整药物剂量。b.应用达比加群酯的护理：达比加群酯是新一代口服抗凝药物，可提供有效的、可预测的、稳定的抗凝效果，同时较少发生药物相互作用，无须常规进行凝血功能监测或剂量调整。如患者发生漏服，不建议剂量加倍，对于每天一次给药的患者如发现漏服距下次服药时间长于 12 小时，补服一次剂量。如果发现漏服时间距下次服药时间短于 12 小时，按下次服药时间服用；对于每天两次给药的患者发现漏服距下次服药时间长于 6 小时，补服一次，发现漏服距下次服药时间短于 6 小时，按下次服药时间服用。如患者不确定是否服药：对于每天一次给药的患者，服用当日剂量，次日按原计划服用；对于每天两次给药的患者，按下次服药时间给药。药物过量可导致患者出血风险增加，首先评估患者是否有出血，并监测凝血指标。②转复药物。a.胺碘酮：为Ⅲ类抗心律失常药物，具有钠通道、钙通道、钾通道阻滞及非竞争性 α 和 β 受体拮抗作用。对心脏的不良反应最小，是目前常用的维持窦性心律药物。适应证：室性心律失常（血流动力学稳定的单形性室性心动过速、不伴 QT 间期延长的多形性室性心动过速）；心房颤动/心房扑动、房性心动过速；心肺复苏。不良反应：低血压、心动过缓、静脉炎、肝功能

损害等。注意事项：如患者无入量限制，配制维持液时尽量稀释，选择上肢粗大血管穿刺，用药后立即给予水胶体透明敷料保护穿刺血管预防静脉炎的发生。每小时观察患者穿刺部位有无红肿，询问患者有无穿刺部位疼痛，一旦发生静脉炎立即更换穿刺部位并给予硫酸镁湿敷贴外敷。b.伊布利特：为Ⅲ类抗心律失常药物，具有抑制延迟性整流钾电流，促进平台期钠及钙内流的作用。适应证：近期发作的心房颤动/心房扑动。不良反应：室性心律失常，特别是致 Q-T延长的尖端扭转性室性心动过速。注意事项：用药前连接心电监护，监测患者心律。静脉注射时应稀释，推注时间＞10 分钟，心房颤动终止立即遵医嘱停止用药。发生尖端扭转性室性心动过速的风险随着 Q-T 间期延长而逐渐增加，并且低血钾可加大这种风险，遵医嘱进行心电图检查，注意患者有无 Q-T 间期延长；监测电解质，注意有无低血钾表现。③控制心室率药物：常用药物为 β 受体拮抗剂，主要包括美托洛尔及艾司洛尔。a.β 受体拮抗剂为Ⅱ类抗心律失常药物，可降低心率、房室结传导速度和血压，有负性肌力作用。b.适应证：窄 QRS 心动过速；控制心房颤动/心房扑动心室率；多形性室性心动过速、反复发作单形性室性心动过速。c.不良反应：低血压、心动过缓、诱发或加重心力衰竭。d.注意事项：严格遵医嘱用药，高浓度给药（＞10mg/mL）会造成严重的静脉反应，如血栓性静脉炎。给药前选择粗大血管穿刺，并注意观察有无静脉炎表现。用药期间注意监测患者心率及血压变化，发现异常及时通知医生并配合处理。

（4）电复律护理：最有效的终止心房扑动方法为同步直流电复律，房颤患者也可通过电复律恢复窦性心律。

（5）行射频消融术患者的护理。

（6）辅助检查护理。①心电图检查：心电监护发现心律失常及患者自觉不适时，遵医嘱进行心电图检查。告知患者检查时的注意事项，检查过程中注意保暖及保护隐私。②24 小时动态心电图检查：告知患者在行此项检查期间不要淋浴，向患者强调如出现不适需记录发生的时间、活动内容及不适症状。

（7）并发症的护理。

血栓栓塞：房颤合并体循环栓塞的危险性甚大，二尖瓣狭窄或二尖瓣脱垂合并房颤时，脑栓塞的发生率更高。对于非瓣膜性房颤采用 CHA2DS2-VASC 积分评估心房颤动患者卒中及血栓栓塞风险，对于积分≥2 分，表明患者卒中及血栓栓塞风险较高，密切观察患者神志、肢体活动、语言功能，发现异常及时通知医生，做好脑部 CT 准备。指导患者按时服用抗凝药，及时复查 INR。

心力衰竭：心房扑动与心房颤动伴极快的心室率（＞150 次/min）时可诱发心力衰竭。责任护士应密切观察患者有无胸闷、憋气、呼吸困难等症状，记录 24 小时出入量，监测患者体重，警惕心力衰竭的发生。

心室颤动：预激综合征并发快速性房性心律失常，尤其是房扑或房颤，心室率极快，可诱发心功能不全、心源性晕厥，甚至发展为心室颤动而危及患者的生命。责任护士应注意监测患者心率、心律、血压变化，当发现患者出现心房扑动与心房颤动时，警惕心室颤动的发生，立即通知医生，同时将除颤器推至患者床旁，如患者伴有晕厥或低血压时，应立即配合医生电复律。

（8）心理护理：采用综合医院焦虑抑郁量表（HADS）评估患者焦虑、抑郁状况，指导患者避免引起或加重窦性心律失常的因素,保持良好心态。情绪激动时交感神经兴奋可使心率增快,激发各种类型的心律失常;反之,情绪重度忧虑,迷走神经兴奋可使心率减慢,出现心动过缓或停搏。

(9)健康宣教。

向患者及家属讲解房性心律失常的常见病因、诱因及防治知识,说明遵医嘱服药的重要性,嘱患者不可自行减量、停药或擅自改用其他药物。告诉患者药物可能出现的不良反应,并嘱其有异常时及时就诊。

嘱患者劳逸结合、生活规律,保证充足的休息与睡眠;保持乐观、稳定的情绪;戒烟酒,避免摄入刺激性食物如咖啡、浓茶等,避免饱餐,避免劳累、感染,防止诱发心力衰竭。

嘱患者多食纤维素丰富的食物,保持大便通畅。指导患者保持稳定的膳食结构,某些富含维生素 K 的食物,虽能降低抗凝药效果,但只要平衡饮食,不必特意偏食或禁食此类食物。

教会患者自测脉搏的方法以便自我监测病情。

若需随访,告知患者随访的具体时间。

三、房室交界性心律失常

房室交界性心律失常包括房室交界区性期前收缩(交界早)、房室交界区性逸搏与逸搏心律、非阵发性房室交界区性心动过速、与房室交界区相关的折返性心动过速、预激综合征。与房室交界区相关的折返性心动过速或称为阵发性室上性心动过速(PSVT),简称室上速。室上速由折返机制引起者多见,以房室结内折返性心动过速最常见。室上速常无器质性心脏病表现,不同性别及年龄均可发病。

(一)心电图特征

①心率 150～250 次/min,节律规则;②QRS 波形态与时限正常,如发生室内差异性传导,QRS 波时间与形态异常;③P 波为逆行性,常埋于 QRS 波内或位于其终末部分,且两者保持固定关系;④起始突然,通常由一个房性期前收缩触发,其下传的 P-R 间期显著延长,随之出现心动过速发作。

(二)临床表现

心动过速发作呈突然发生与终止,持续时间长短不一。患者可有心悸、胸闷、焦虑、头晕,少数有晕厥、心绞痛等,症状轻重取决于发作时心室率的快速程度及持续时间,亦与原发病严重程度有关。体检心尖区第一心音强度恒定,心律绝对规则。

(三)治疗

1.急性发作期

根据患者的基础心脏情况,既往发作史,对心动过速耐受程度进行适当处理以终止发作。

(1)刺激迷走神经:如患者心功能正常,可先尝试刺激迷走神经的方法:①诱导恶心、冰水敷面;②Valsalva 动作(深吸气后屏气,再用力呼气的动作);③按摩一侧颈动脉窦或压迫一侧眼球(青光眼或高度近视者禁用)5～10 秒。可终止心动过速的发作,但停止刺激后有时又恢复原来的心率。

(2)药物治疗。①腺苷及钙通道阻滞剂:首选腺苷 6~12mg 快速静推,起效迅速。无效者可改用维拉帕米治疗,低血压或心力衰竭者不应选用钙拮抗剂。②洋地黄与 β 受体阻滞剂:房室结折返性心动过速伴心功能不全时首选洋地黄,其他患者已少用此药。β 受体阻滞剂也能终止发作,但应注意禁忌证,如避免用于失代偿的心力衰竭、支气管哮喘患者。③其他:可选用普罗帕酮 1~2mg/kg 静脉注射。

(3)非药物治疗:食管心房调搏术亦可有效终止发作。直流电复律可用于患者发作时伴有严重心绞痛、低血压、充血性心力衰竭表现。

2.预防复发

(1)射频消融术可有效根治心动过速,应优先考虑使用。

(2)药物可选用洋地黄、钙通道阻滞剂及 β 受体阻滞剂。

(四)护理

1.护理评估

(1)身体评估:评估患者意识状态,观察生命体征有无异常及异常程度;询问患者饮食习惯与嗜好。

(2)病史评估:评估患者心律失常发作频率、心室率、持续时间,是否突发突止,有无阵发性心悸、胸闷、头晕、恶心、呼吸困难等症状;评估患者本次发病有无明显诱因;评估患者既往心律失常发作情况以及对心动过速的耐受程度;评估患者是否知晓迷走神经刺激方法终止心动过速;询问患者目前服用药物的名称、剂量及用法,评估患者服药依从性及有无药物不良反应发生;询问患者有无明确药物过敏史;采用综合医院焦虑抑郁量表(HADS)评估患者焦虑、抑郁程度。

2.护理措施

(1)一般护理:患者心率增快时,嘱其立即卧床休息,减少活动,降低心肌耗氧量。连接心电监护,行心电图检查,开放静脉通路,并遵医嘱给氧、应用抗心律失常药物,准备好除颤器、急救车等抢救用物。

(2)病情观察:观察患者有无胸闷、头晕、心悸等症状。对房室结折返性心动过速的患者行心电监护,密切观察患者的神志、面色、心率、心律、血氧饱和度、血压变化。心率及心律变化时,遵医嘱进行心电图检查。如患者出现面色苍白、皮肤湿冷、晕厥、血压下降,应立即报告医生并做好抢救准备。

(3)刺激迷走神经的护理:对心功能和血压正常的房室结折返性心动过速患者,协助医生指导患者尝试应用刺激迷走神经的方法来终止心动过速的发作。目前临床多采用两种方法,一种是嘱患者深吸气后屏气同时用力呼气(Valsalva 动作),另一种是用压舌板等刺激患者咽喉部使其产生恶心感,压迫眼球法及按摩颈动脉窦法现已少用。刺激迷走神经过程中,连接心电监护,监测患者心律及心率变化。

(4)用药护理:血流动力学稳定的房室结折返性心动过速患者可选用静脉抗心律失常药。严格遵医嘱用药,注意观察患者的意识及用药过程中和用药后的心率、心律、P-R 间期、Q-T 间期、血压等的变化,以观察疗效和有无不良反应。临床常用维拉帕米及盐酸普罗帕酮终止心动过速,腺苷也可用于终止室上性心动过速。终止心动过速的治疗,有可能会出现窦性停搏、房室传导阻滞、窦性心动过缓等严重心律失常现象,责任护士给药前连接好心电监护,给药的同时观察患者心率、心律、血压变化,并备好抢救药物及器械。恢复窦性心律后,立即遵医嘱改用其他药物,并复查心电图。

盐酸普罗帕酮:为钠通道阻滞剂,属于Ⅰc类抗心律失常药物。①适应证:室上性心动过速。②不良反应:室内传导障碍加重,QRS波增宽;诱发或使原有心力衰竭加重;口干、舌唇麻木;头痛、头晕、恶心等。③注意事项:盐酸普罗帕酮70mg稀释后缓慢静脉推注,若无效,10~15分钟后重复。在静脉注射过程中,注意监测患者血压、心率及心律变化,一旦转为窦性心律,立即停止注射。

维拉帕米:为非二氢吡啶类钙拮抗剂,属于Ⅳ类抗心律失常药物。①适应证:控制心房颤动/心房扑动心室率;室上性心动过速;特发性室性心动过速。②不良反应:低血压、心动过缓、诱发或加重心力衰竭。③注意事项:维拉帕米2.5~5.0mg稀释后缓慢静脉注射(注射时间不少于2分钟),密切监测患者血压、心率及心律变化,心动过速停止后即刻停止注射。

腺苷:可短暂抑制窦房结频率、抑制房室结传导。①适应证:室上性心动过速;稳定的单形性宽ORS心动过速的鉴别诊断及治疗。②不良反应:颜面潮红、头痛、恶心、呕吐、咳嗽、胸闷等,但均在数分钟内消失,不影响反复用药;窦性停搏、房室传导阻滞等;支气管痉挛。③注意事项:给药前备好除颤器及急救药物;告知患者腺苷起效快,半衰期短(小于6秒),用药过程中出现的药物不良反应很快会消失;腺苷稀释后应快速静脉注射,如无效,遵医嘱间隔2分钟可再次注射;用药过程中观察患者心率及心律变化,尤其注意患者有无窦性停搏的发生。

(5)电转复护理:患者一旦出现明显低血压和严重心功能不全,应立即给予同步电转复。

(6)射频消融术护理:射频消融术为根治心动过速的安全、有效的方法。

(7)经食管心房调搏术的护理:食管心房调搏可用于所有房室结折返性心动过速患者,特别适用于因各种原因无法用药物转复者,如有心动过缓病史的患者。

术前护理:告知患者术前保持情绪稳定,避免紧张、焦虑等不良情绪引起交感神经系统兴奋,使心脏窦房结及异位节律点自律性增高。告知患者经食管心房调搏术的过程、术中可能出现的不适及配合方法,取得患者理解与配合。

术中护理:如患者在床旁行经食管心房调搏术,术前备好急救药物及仪器,开放静脉通路。协助患者平卧,连接心电监护。备好消毒液状石蜡,便于医生润滑电极导管。当导管尖端抵达会厌时,嘱其做吞咽动作。如患者发生恶心、呛咳,协助其头偏向一侧,以防窒息。起搏刺激时因患者的敏感度不同,部分患者有胸骨下端烧灼不适感及胸闷、气促等。告知患者一旦发生应及时通知医护人员,嘱患者平静呼吸,予以安慰分散其注意力。密切观察患者神志、心率、心律、血压变化,发现异常及时通知医生并配合处理。

术后护理:协助患者取舒适卧位,继续心电监护24小时。

(8)并发症护理:房室结折返性心动过速发作时,因心率增快,可致心排血量减少,极易出现低血压。责任护士应密切监测患者血压变化,预防跌倒、坠床的发生。患者一旦发生低血压,应协助患者卧床休息,立即通知医生,遵医嘱给药。在使用血管活性药物升压时,注意观察患者有无药物渗出及静脉炎的发生,并注意监测血压变化,遵医嘱及时调整药物剂量并记录。

(9)心理护理:耐心向患者或其家属讲解病情,讲解发生心律失常的诱因、常见病因及预防知识,使患者对疾病有正确认识,并给予患者安慰和鼓励,使患者精神上得到支持,树立战胜疾病的信心,以积极的态度去面对疾病。

(10)健康宣教:嘱患者注意劳逸结合、生活规律,保证充足的休息与睡眠,保持乐观、稳定的情绪。教会患者几种兴奋迷走神经而终止心动过速的方法,如 Valsaval 动作、咽喉刺激诱发恶心、冷水浸面等。指导患者自测脉搏的方法以利于自我监测病情,心律失常突发时要保持冷静,绝对就地休息,及时拨打急救电话。

第五节　冠状动脉粥样硬化性心脏病

一、心绞痛

心绞痛是指冠状动脉供血不足导致心肌急剧的、暂时的缺血与缺氧的临床综合征。其典型特点为阵发性的前胸压榨性疼痛,主要位于胸骨后部,可放射至心前区和左上肢尺侧,常发生于劳力负荷增加时,持续数分钟,休息或用硝酸酯制剂后症状消失。心绞痛是冠心病中一个常见类型。

分型:心绞痛可分为若干类型。目前多采用 WHO 分型和 Braunwald 分型。前者是按心绞痛的发作性质进行分型,后者则按心绞痛的发作状况进行分型。分型的目的是为了便于理解心绞痛的不同发病机制,以指导治疗和方便临床使用。

1.WHO 心绞痛分型

(1)劳力性心绞痛:是由运动或其他心肌需氧量增加情况所诱发的心绞痛。包括 3 种类型:①稳定型劳力性心绞痛;②初发型劳力性心绞痛;③恶化型劳力性心绞痛。

(2)自发性心绞痛:与劳力性心绞痛相比,疼痛持续时间一般较长,程度较重,且不易为硝酸甘油所缓解。包括 4 种类型:①卧位型心绞痛;②变异型心绞痛;③中间综合征;④梗死后心绞痛。

(3)混合性心绞痛:劳力性和自发性心绞痛同时并存。

2.Braunwald 心绞痛分型

①稳定型心绞痛;②不稳定型心绞痛;③变异型心绞痛。

这两种分型表面上看是有区别的,但实际上又是相容的。WHO 分型中除了稳定型劳力性心绞痛外均为不稳定型心绞痛,此广义不稳定型心绞痛除去变异型心绞痛即为 Braunwald 分型的不稳定型心绞痛。

(一)稳定型心绞痛

稳定型心绞痛即稳定型劳力性心绞痛,亦称普通型心绞痛,是最常见的心绞痛。指由心肌缺血缺氧引起的典型心绞痛发作,其临床表现在 1～3 个月内相对稳定,即每日和每周疼痛发作次数大致相同,诱发疼痛的劳力和情绪激动程度相同,每次发作疼痛的性质和疼痛部位无改变,疼痛时限相仿,用硝酸甘油后也在相近时间内发生疗效。

1.病因与发病机制

本病的基本病因是冠状动脉粥样硬化。

心脏所需的营养和氧几乎全部由冠状循环供应,正常情况下,冠状循环具有很大的储备能力,在剧烈体力活动、情绪激动等对氧的需求增加时,冠状动脉可适当扩张,以增加血流量(可增加 6～7 倍)来保证供求平衡,因此正常人在上述情况下不出现心绞痛。

当冠状动脉粥样硬化后,导致管腔狭窄、扩张性减弱,一旦劳累、激动、心力衰竭等因素使心脏负荷增加,心肌耗氧量增加时,对血液的需求相应增多,而狭窄或痉挛的冠脉则不能明显增加血流量,以致心肌供血不足而引起心绞痛。

在心肌缺氧的情况下,心肌内积聚过多的酸性代谢产物,如乳酸、磷酸、丙酮酸等,或类似激肽物质,刺激心脏内自主神经的传入纤维末梢,经 1～5 胸变感神经节和相应的脊髓段,传到大脑,产生疼痛感觉。这种感觉常投射到与自主神经进入水平相同脊髓段的脊神经所分布的皮肤区域,产生牵涉痛,故心绞痛常表现为胸骨后疼痛并放射至左肩、臂和手指,而多不在心脏解剖位置处。

2.临床表现

(1)症状:以发作性胸痛为主要临床表现,典型的疼痛特点如下。

部位:典型稳定型心绞痛疼痛主要在胸骨体中段或上段之后,可波及心前区,疼痛有手掌大小范围,界限不很清楚,常放射至左肩、左臂内侧达小指和无名指,或至颈、咽及下颌部。不典型的心绞痛,疼痛可位于胸骨体下段、左心前区或上腹部,放射至颈、下颌、左肩胛部或右前胸,疼痛可很轻或仅有左前胸不适或发闷感。

性质:常为紧缩、发闷、烧灼或压迫窒息性疼痛,而非"绞痛"或刀割样、针刺样,偶伴濒死感,常迫使患者立即停止活动,直至症状缓解。

持续时间:发作时,疼痛逐渐加重,然后逐渐缓解,历时 1～5 分钟,很少超过 15 分钟,可数天或数周发作 1 次,亦可 1 天内多次发作。

缓解方式:休息或含服硝酸甘油片在 1～2 分钟内(很少超过 5 分钟)可缓解。

诱因:以体力劳累为主,其次是情绪激动。饱餐、寒冷刺激、吸烟、贫血、心动过速、休克等亦可诱发。疼痛发生在劳力或激动的当时,而不是其后。晨间痛阈低,轻微劳力如刷牙、剃须、步行、排便即可引起发作;上午及下午痛阈提高,则较重的劳力亦可不诱发。

(2)体征:不发作时,无特殊表现。心绞痛发作时,患者表情焦虑、面色苍白、皮肤冷或出汗,常见心率增快、血压可略增高或降低。心尖部听诊有时出现第四或第三心音奔马律。可有暂时性心尖部收缩期杂音,是乳头肌缺血以致功能失调引起二尖瓣关闭不全所致。

3.辅助检查

(1)心电图:心绞痛发作时,可出现暂时性心肌缺血引起的 ST 段移位。因心内膜下心肌更容易缺血,故常见以 R 波为主的导联中 ST 段压低(≥0.1mV),T 波低平或倒置,发作缓解后恢复。约半数病患者静息时心电图在正常范围,可考虑进行心电图运动负荷试验和心电图连续动态监测,以提高缺血性心电图改变的检出率。心电图运动负荷试验时心电图出现 ST 段水平或下斜型压低≥0.1mV,持续 2 分钟为运动试验阳性标准。记录患者在正常活动状态下的 24 小时心电图,可从中发现心电图 ST-T 波改变及各种心律失常,将其出现时间与患者的活动和症状相对照。

(2)冠状动脉造影:可显示冠状动脉狭窄病变的部位、范围、程度,具有确诊价值。

（3）放射性核素检查：利用放射性铊心肌显像所示灌注缺损提示心肌供血不足或血供消失，对心肌缺血诊断较有价值。

（4）MDCT：MDCT即多排探测器螺旋X线计算机断层显像，进行冠状动脉三维重建，有助于冠状动脉病变的诊断。

4.诊断要点

根据典型的发作性胸痛，结合年龄和存在的冠心病危险因素，一般即可建立心绞痛诊断。症状不典型者可考虑做心电图运动负荷试验。选择性冠状动脉造影可确诊。对已确诊为心绞痛的患者尚需进一步做出临床分型，以利于判断病情轻重、选择合适的治疗手段和正确估计疗效及预后。

5.治疗要点

（1）发作时的治疗

①休息：发作时应立即休息，一般患者停止活动后症状可消失。

②药物治疗：宜选用作用较快的硝酸酯制剂，这类药物除可扩张冠状动脉增加冠状动脉血流量外，还可扩张外周血管，减轻心脏负荷，从而缓解心绞痛。a.硝酸甘油0.3~0.6mg舌下含化，1~2分钟内显效，约30分钟后作用消失。b.硝酸异山梨酯5~10mg，舌下含化，2~5分钟显效，作用维持2~3小时。

（2）缓解期的治疗。

一般治疗：避免诱因，调节饮食，调节日常生活及工作量，减轻精神负担，合理运动。治疗相关疾病，如高血压、糖尿病、高血脂、贫血等。

药物治疗。①抗心绞痛药物：选用作用持久、不良反应小的抗心绞痛药物，可单独或交替联合使用。a.硝酸酯制剂：主要作用为扩张静脉减少回心血量，减轻心脏前负荷，心肌耗氧量减少；扩张冠状动脉，改善缺血区心肌血供。常用药物有硝酸异山梨酯及其缓释制剂、5-单硝酸异山梨酯、戊四硝酯制剂等口服制剂。2%硝酸甘油油膏或橡皮膏贴片用于胸前、上臂皮肤而缓慢吸收，可用于预防夜间心绞痛发作。b.β受体阻滞剂：抗心绞痛的作用主要通过减慢心率，降低血压，降低心肌的收缩力，降低心肌耗氧量。常用药物有美托洛尔、普萘洛尔（心得安）、阿替洛尔（氨酰心安）等口服。对低血压、支气管哮喘、心动过缓、Ⅱ度或以上房室传导阻滞的患者不宜应用。c.钙通道阻滞剂：抑制钙离子进入细胞内，抑制心肌收缩，减少氧耗；并通过扩张冠状动脉，扩张外周血管，减轻心脏负荷，从而缓解心绞痛，还可以降低血黏度、抗血小板聚集，改善心肌的微循环。对变异型心绞痛效果较好。常用药物有维拉帕米、硝苯地平缓释制剂、地尔硫䓬。②抗血小板聚集药物：阿司匹林可以抑制血小板在粥样斑块上的聚集，防止血栓形成。每天75~100mg的阿司匹林可降低稳定型心绞痛患者发生心肌梗死等的危险，无禁忌证的患者均应服用。其他抗血小板药如氯吡格雷或噻氯匹定可用于阿司匹林过敏或不能使用者。双嘧达莫（潘生丁）可引起"冠状动脉窃血"，反而使心肌缺血加重，目前不推荐使用。③调整血脂药物：可选用他汀类、贝特类等药物，治疗目标水平应达到 TC<4.68mmol/L（180mg/dL）、TG<1.69mmol/L（150mg/dL）、LDL-C<2.60mmol/L（100mg/dL）。④中医中药治疗：如活血化瘀法、芳香温通法、祛痰通络法、针刺或穴位按摩等。

（3）外科治疗：可行主动脉-冠状动脉旁路移植术。

（二）不稳定型心绞痛

不稳定型心绞痛（UAP）指介于稳定型心绞痛与心肌梗死之间的临床状态，包括除稳定型心绞痛以外的初发型、恶化型劳力性心绞痛和各种自发性心绞痛。由于不稳定型心绞痛的病情变化多端，可逆转为稳定型心绞痛，也可能迅速进展为急性心肌梗死甚至猝死，因此，对其正确认识与处理，具有重要的临床意义。

1.病因与发病机制

本型是由于冠状动脉内不稳定的粥样斑块发生了内膜下出血、斑块纤维帽出现裂隙、表面有血小板聚集和（或）刺激冠状动脉痉挛，引起的急性或亚急性心肌供血供氧减少，导致缺血性心绞痛。

2.临床表现

不稳定型心绞痛的胸痛部位、性质与稳定型心绞痛相似，表现如下。

（1）静息状态下或夜间发作心绞痛，常持续 20 分钟以上。

（2）原有稳定型心绞痛在 1 个月内疼痛发作的频率增加、程度加重、时限延长、疼痛放射至新的部位。

（3）1 个月之内新发生的由较轻负荷所诱发的心绞痛且程度严重。

发作时有出汗、面色苍白湿冷、恶心呕吐、心动过速、呼吸困难、出现第三或第四心音。原来可以缓解心绞痛的措施无效或不完全有效。

在一些患者中，缺血性不稳定型心绞痛发作与明显的诱发因素有关，例如贫血、感染、甲状腺功能亢进或心律失常。因此这种情况称为继发性不稳定型心绞痛。

临床上根据不稳定型心绞痛的严重程度不同，分为低危组、中危组和高危组。低危组是指新发生的或是原有劳力性心绞痛恶化加重，发作时 ST 段下移≤1mm，持续时间＜20 分钟；中危组就诊前 1 个月内（但近 48 小时内未发）发作 1 次或数次，静息心绞痛及梗死、后心绞痛，发作时 ST 段下移＞1mm，持续时间＜20 分钟；高危组就诊前 48 小时内反复发作，静息心电图 ST 段下移＞1mm，持续时间＞20 分钟。

3.辅助检查

（1）心电图：应在症状出现 10 分钟内进行。UAP 发作时有一过性 ST 段偏移和（或）T 波倒置。若心电图变化持续 12 小时以上，则提示发生非 ST 段抬高心肌梗死。

（2）心肌坏死标记物：用以区分 UAP 与非 ST 段抬高心肌梗死。UAP 时，心肌坏死标记物一般无异常增高。

4.治疗要点

急性期治疗目标是迅速缓解胸痛，改善心肌缺血，稳定粥样斑块。

（1）一般治疗：患者入住监护病室，卧床休息至少 12 小时，给予持续心电监护。有明确低氧血症（动脉血氧饱和度低于 92%）或存在左室功能衰竭时可给予吸氧。缓解焦虑情绪，必要时给予小剂量镇静剂或抗焦虑药物，常用苯二氮䓬类。

（2）止痛：立即舌下含化硝酸甘油 0.3～0.6mg，继以硝酸甘油持续静滴，直至症状缓解或平均压降低 10% 但收缩压不低于 90mmHg，疼痛症状消失 24 小时后改用口服制剂或皮肤贴剂。若经过上述处理后胸痛仍不缓解，可用吗啡 10mg 稀释成 10mL，每次 2～3mL 静脉注射。

有吗啡使用禁忌证(低血压或吗啡过敏)的患者可用哌替啶来代替。根据患者有无并发症等具体情况,选用钙通道阻滞剂或β受体阻滞剂等。

(3)抗栓治疗:若无禁忌证,及时应用阿司匹林,起始负荷剂量为160~325mg(非肠溶剂),首剂嚼服,以加快其吸收,迅速抑制血小板激活状态,以后改用小剂量长期维持。

(4)抗凝治疗:应用肝素或低分子肝素以防止血栓形成,阻止病情进展为心肌梗死。

(5)急诊冠状动脉介入治疗:不稳定型心绞痛经治疗病情稳定,出院后应继续强调抗栓和降脂治疗以促使斑块稳定。缓解期的进一步检查及长期治疗方案与稳定型劳力性心绞痛相同。

(三)心绞痛患者的护理

1.主要护理诊断/问题

(1)疼痛:胸痛与心肌缺血、缺氧有关。

(2)活动无耐力:与心肌氧的供需失调有关。

(3)焦虑:与心绞痛反复频繁发作有关。

(4)知识缺乏:缺乏控制诱发因素及预防心绞痛发作的知识。

(5)潜在并发症:心肌梗死。

2.护理措施

(1)一般护理:发作时应立即休息,同时舌下含服硝酸甘油。缓解期可适当活动,避免剧烈运动,保持情绪稳定。秋、冬季外出应注意保暖。对吸烟患者应鼓励戒烟,以免加重心肌缺氧。

(2)病情观察:了解患者发生心绞痛的诱因,发作时疼痛的部位、性质、持续时间、缓解方式、伴随症状等。发作时应尽可能描记心电图,以明确心肌供血情况。如症状变化应警惕急性心肌梗死的发生。

(3)用药护理:应用硝酸甘油时,嘱咐患者舌下含服,或嚼碎后含服,应在舌下保留一些唾液,以利于药物迅速溶解而吸收。含药后应平卧,以防低血压的发生。服用硝酸酯类药物后常有头胀、面红、头晕、心悸等血管扩张的表现,一般持续用药数天后可自行好转。对于心绞痛发作频繁或含服硝酸甘油效果不好的患者,可静脉滴注硝酸甘油,但注意滴速,需监测血压、心率变化,以免造成血压降低。青光眼、低血压者禁忌。

(4)饮食护理:给予低热量、低脂肪、低胆固醇、少糖、少盐、适量蛋白质、丰富的维生素饮食,宜少食多餐,不饮浓茶、咖啡,避免辛辣刺激性食物。

(5)健康教育。

饮食指导:告诉患者宜摄入低热量、低动物脂肪、低胆固醇、少糖、少盐、适量蛋白质食物,饮食中应有适量的纤维素和丰富的维生素,宜少食多餐,不宜过饱,不饮浓茶,咖啡,避免辛辣刺激性食物。肥胖者控制体重。

预防疼痛:寒冷可使冠状动脉收缩,加重心肌缺血,故冬季外出应注意保暖。告诉患者洗澡不要在饱餐或饥饿时进行,洗澡水温不要过冷或过热,时间不宜过长,不要锁门,以防意外。有吸烟习惯的患者应戒烟,因为吸烟产生的一氧化碳影响氧合,加重心肌缺氧,引发心绞痛。

活动与休息:合理安排活动和休息缓解期可适当活动,但应避免剧烈运动(如快速登楼、追赶汽车),保持情绪稳定,避免过劳。

定期复查：定期检查心电图、血脂、血糖情况，积极治疗高血压、控制血糖和血脂。如出现不适疼痛加重，用药效果不好，应到医院就诊。

按医嘱服药：平时要随身携带保健药盒（内有保存在深色瓶中的硝酸甘油等药物）以备急用，并注意定期更换。学会自我监测药物的不良反应，自测脉率、血压，密切观察心率血压变化，如发现心动过缓应到医院调整药物。

二、心肌梗死

心肌梗死（MI）是心肌的缺血性坏死，指在冠状动脉粥样硬化基础上，冠状动脉内继发血栓形成，导致冠状动脉供血急剧减少或中断，使相应部位的心肌严重而持久地缺血，导致心肌坏死。临床表现为剧烈而持久的胸骨后疼痛，发热，白细胞计数和血清心肌坏死标记物增高，特征性心电图改变，并可出现严重心律失常、心源性休克和心力衰竭等。它是急性冠脉综合征（ACS）的严重类型。

（一）病因及发病机制

心肌梗死的基本病因是冠状动脉粥样硬化。当冠脉动脉管腔严重狭窄＞75％，而侧支循环尚未充分建立时，一旦因继发血栓形成，血液供应急剧减少或中断，使心肌严重而持久的急性缺血20分钟以上，即可发生心肌梗死。

（二）临床表现

1.先兆症状

约有半数以上的患者在发病前数日至数周出现乏力、胸部不适以及活动时心悸、气促、心绞痛等症状。其中以新发心绞痛或恶化型心绞痛最突出。此时心电图呈明显缺血性改变。如发现不稳定心绞痛先兆并及时住院处理，可使部分患者避免发生心肌梗死。

2.症状

（1）疼痛：这是最早、最为突出的表现。其部位、性质及放射大多与心绞痛相似，但程度更重，患者常有濒死感、烦躁不安、大汗淋漓。时间长达数小时或数天，服用硝酸甘油及休息后，疼痛不能缓解。常发生于清晨或安静时，多数诱因不明显。少数患者疼痛可向颈部、上腹部、背部等处放射。个别心肌梗死患者可无疼痛，开始即表现为心功能衰竭或休克。

（2）全身表现：有发热、心动过速、白细胞增高和血沉增快等，一般在疼痛发生后24～48小时出现，由心肌坏死组织吸收所致。

（3）胃肠道症状：疼痛剧烈时有恶心、呕吐和上腹部胀痛感，与迷走神经受坏死心肌刺激和心排血量降低使组织缺氧有关。

（4）早期严重并发症。

心律失常：绝大多数患者并发有心律失常，多发生在发病1～2天内，尤以24小时内发生率最高。前壁心肌梗死易发生室性心律失常，以室性期前收缩最多见，特别是成对的、频发的、多源的或呈RonT现象的室早及短暂的、阵发性室速，多为心室颤动的先兆。下壁心肌梗死易发生房室传导阻滞。

低血压和休克：因心肌广泛性坏死，心排血量急剧下降所致。疼痛时血压下降，若疼痛缓解而收缩压仍低于 80mmHg,患者表现为面色苍白、血压下降、脉搏细速、大汗淋漓、烦躁不安、皮肤湿冷、尿量减少、神志迟钝,则为休克表现。如无其他原因,应考虑心源性休克。

心力衰竭:绝大多数为急性左心衰,重者出现急性肺水肿。右心室心肌梗死者可能出现右心衰的表现,伴血压下降。

3.体征

(1)血压:除极早期血压可升高外,几乎所有患者都有血压降低表现。

(2)患者可出现心律失常、休克、心功能不全的相应体征。

(3)心脏体征:心率多增快,少数患者可减慢,心律不齐,第一心音减弱,可闻及第四心音或第三心音奔马律,部分患者在心前区可闻及收缩期杂音或收缩中晚期喀喇音(二尖瓣乳头肌功能失调或断裂)。亦有部分患者可在第 2~3 天出现心包摩擦音(反应性纤维性心包炎)。

4.其他并发症

(1)乳头肌功能失调或断裂:总发生率 50%,二尖瓣乳头肌因缺血、坏死导致二尖瓣脱垂或关闭不全。轻者可恢复,重者迅速出现左心衰竭、急性肺水肿,常于数天内死亡。

(2)心脏破裂:这是严重而致命的并发症,发生率极少,常在起病 1 周内出现。患者多因心室游离壁或室间隔穿孔造成心包积血,引起急性心脏压塞而死。

(3)心室壁瘤:其主要见于左心室,发生率为 5%~20%。它是由于心肌梗死愈合过程中,坏死的心肌由纤维组织代替而丧失收缩功能,心室收缩时局部膨胀而形成。超声心动图提示局部反常运动。

(4)心肌梗死后综合征:心梗后数周至数月出现,可反复发生,表现为心包炎、胸膜炎或肺炎等,主要表现有发热、胸痛、心包摩擦音。可能为机体对坏死物质的过敏反应。

(三)辅助检查

1.心电图

急性心肌梗死患者做系列心电图检查时,可记录到典型的心电图动态变化,是临床上进行急性心肌梗死检出和定位的重要检查。

2.血清心肌标志物检查

肌酸磷酸激酶同工酶(CK-MB)增高是反映急性坏死的指标。cTnT 或 cTnI 诊断心肌梗死的敏感性和特异性均极高。血肌红蛋白增高,其出现最早而恢复也快,但特异性差。

3.放射性核素检查

可显示心肌梗死的部位和范围,判断是否有存活心肌。

4.超声心动图

了解心室壁运动及左心室功能,帮助除外主动脉夹层,诊断室壁瘤和乳头肌功能失调等。

5.磁共振成像

可评价心肌梗死的范围以及评估左心室功能。

6.选择性冠状动脉造影

可明确冠状动脉闭塞的部位,为决定下一步血运重建策略提供依据。

(四)诊断

世界卫生组织(WHO)的急性心肌梗死诊断标准:依据典型的临床表现、特征性的心电图表现、血清心肌标志物水平动态改变,3项中具备2项,特别是后2项即可确诊。

2012年召开的欧洲心脏病学会(ESC)年会上公布了第三版更新的心肌梗死全球统一诊断标准:检测到心肌标志物,尤其是肌钙蛋白(cTn)升高和(或)下降,至少有一次超出正常参考值上限,并且至少伴有下列一项证据:①心肌缺血的症状;②新发的或推测新发的显著ST-T改变或新出现的左束支传导阻滞(LBBB);③心电图出现病理性Q波;④影像学检查发现新发的心肌丢失或新发的节段性室壁运动异常;⑤冠脉造影或尸检发现冠脉内存在新鲜血栓。

(五)治疗

早发现、早入院治疗,缩短因就诊、检查、处置、转运等延误的治疗时间。原则是尽早使心肌血液再灌注,挽救濒死心肌,保护和维持心脏功能;及时处理严重心律失常、泵衰竭和各种并发症,防止猝死,注重二级预防。

1.一般治疗

(1)休息:应绝对卧床休息,保持环境安静,防止不良刺激,解除患者焦虑。

(2)给氧。

(3)监测:急性期应常规给予心电监测3～5天,除颤器处于备用状态。严重心力衰竭者应监测肺毛细血管压和静脉压。

(4)抗血小板药物治疗。

2.解除疼痛

根据疼痛程度选择不同药物尽快解除疼痛,并注意观察用药后反应。

3.再灌注心肌

及早再通闭塞的冠状动脉使心肌得到再灌注,是STEMI治疗最为关键的措施,可挽救濒死心肌、缩小心肌梗死的范围,从而显著改善患者预后。包括溶栓治疗、介入治疗、CABG。

4.其他药物治疗

(1)β受体拮抗剂、ACEI、CCB:有助于改善恢复期心肌重构,减少AMI病死率。

(2)他汀类调脂药物:宜尽早应用,除了对低密度脂蛋白胆固醇(LDL-C)降低带来的益处外,他汀类药物还通过抗炎、改善内皮功能和稳定斑块等作用达到二级预防作用。

5.抗心律失常治疗

心律失常必须及时消除,以免演变为严重心律失常甚至导致猝死。

6.抗低血压和心源性休克治疗

包括维持血容量、应用升压药、应用血管扩张剂、纠正酸中毒及电解质紊乱等。上述治疗无效时,可用IABP增加冠状动脉灌流,降低左心室收缩期负荷。

7.治疗心力衰竭

主要是治疗急性左心衰竭,以应用利尿剂为主,也可选用血管扩张剂减轻左心室的前、后负荷。

8.抗凝疗法

无论是否采用再灌注治疗,均应给予抗凝治疗,药物的选择视再灌注治疗方案而定。

（六）护理

1.专科护理评估

（1）身体评估。

一般状态：评估患者的神志状况,尤其注意有无面色苍白、表情痛苦、大汗或神志模糊、反应迟钝甚至晕厥等表现。评估患者 BMI、腰围、腹围以及睡眠、排泄形态有无异常。

生命体征：评估患者体温、心率、心律、呼吸、血压、血氧饱和度有无异常。

（2）病史评估。

评估患者年龄、性别、职业、饮食习惯、有无烟酒嗜好、家族史及锻炼习惯。

评估患者此次发病有无明显的诱因、胸痛发作的特征,尤其是起病的时间、疼痛程度、是否进行性加重,有无恶心、呕吐、乏力、头晕、呼吸困难等伴随症状,是否有心律失常、休克、心力衰竭的表现。了解患病后的诊治过程,是否规律服药、服药种类以及服药后反应。评估患者对疾病知识及诱因相关知识的掌握程度、合作程度、心理状况(如患者有无焦虑、抑郁等表现)。

评估患者心电图变化。①ST 段抬高性心肌梗死的特征性改变:a.面向坏死区的导联 ST 段抬高呈弓背向上型,面向透壁心肌坏死区的导联出现宽而深的 Q 波,面向损伤区的导联上出现 T 波倒置。b.在背向心肌坏死区的导联出现相反的改变,即 R 波增高、ST 段压低和 T 波直立并增高。②非 ST 段抬高性心肌梗死的特征性改变:a.无病理性 Q 波,有普遍性 ST 段压低≥0.1mV,但 aVR 导联(有时还有 V1 导联)ST 段抬高,或有对称性 T 波倒置。b.无病理性 Q 波,也无 ST 段变化,仅有 T 波倒置变化。③ST 段抬高性心肌梗死的心电图演变:a.急性期起病数小时内可无异常或出现异常高大两支不对称的 T 波。b.急性期起病数小时后,ST 段明显抬高呈弓背向上型,与直立的 T 波连接,形成单相曲线;数小时至 2 天内出现病理性 Q 波,同时 R 波减低。c.亚急性期改变若早期不进行干预,抬高的 ST 段可在数天至 2 周内逐渐回到基线水平,T 波逐渐平坦或倒置。d.慢性期改变数周至数月后,T 波呈 V 形倒置,两支对称。T 波倒置可永久存在,也可在数月至数年内逐渐恢复。④ST 段抬高性心肌梗死的定位:ST 段抬高性心肌梗死的定位和范围可根据出现特征性改变的导联来判断。

评估心肌损伤标志物变化。①心肌肌钙蛋白 I(cTnI)或 T(cTnT):是诊断心肌坏死最特异和敏感的首选指标,起病 2～4 小时后升高。cTnI 于 10～24 小时达峰值,7～10 天降至正常;cTnT 于 24～48 小时达峰值,10～14 天降至正常。②CK-MB:对判断心肌坏死的临床特异性较高,在起病后 4 小时内增高,16～24 小时达峰值,3～4 天恢复正常。适用于早期诊断和再发心肌梗死的诊断,还可用于判断溶栓效果。③肌红蛋白:有助于早期诊断,但特异性差,起病后 2 小时内即升高,12 小时内达峰值,24～48 小时内恢复正常。

评估患者管路的情况,判断有无管路滑脱的可能。

（3）评估患者的活动能力,判断患者发生跌倒、坠床、压疮的危险程度。

2.护理措施

（1）急性期的护理。①入院后遵医嘱给氧,氧流量为 3～5L/min,可减轻气短、疼痛或焦虑症状,有利于心肌氧合。②心肌梗死早期易发生心律失常、心率和血压的波动,立即给予心电监护,同时注意观察患者神志、呼吸、出入量、末梢循环情况等。③立即进行 22 导联心电图检查,初步判断梗死位置并采取相应护理措施:前壁心肌梗死患者应警惕发生心功能不全,注意补液速度,观察有无呼吸困难、咳嗽、咳痰等症状。如前壁梗死面积较大影响传导系统血供者,也会发生心动过缓,应注意心率变化;下壁、右室心梗患者易发生低血压、心动过缓、呕吐等,密切观察心率、血压变化,遵医嘱调整用药,指导患者恶心时将头偏向一侧,防止误吸。④遵医嘱立即建立静脉通路,及时给予药物治疗并注意用药后反应。⑤遵医嘱采血,做床旁心肌损伤标志物检查,一般先做肌红蛋白和 cTnI 检测。⑥遵医嘱给予药物负荷剂量,观察用药后反应,如有呕吐,观察呕吐物性质、颜色,观察呕吐物内有无之前已服药物,并通知医生。⑦如患者疼痛剧烈,遵医嘱给予镇痛药物,如吗啡、硝酸酯类药物,同时观察患者血压变化及有无呼吸抑制的发生。⑧拟行冠状动脉介入治疗的患者给予双侧腕部及腹股沟区备皮准备,备皮范围为双上肢腕关节上 10cm,从脐下到大腿中上 1/3,两侧至腋中线,包括会阴部。⑨在患者病情允许的情况下简明扼要地向患者说明手术目的、穿刺麻醉方法、术中出现不适如何告知医生等,避免患者因手术引起进一步紧张、焦虑。⑩接到导管室通知后,立即将患者转运至导管室,用过床易将患者移至检查床上,避免患者自行挪动加重心肌氧耗。⑪介入治疗后如患者使用血小板糖蛋白 GPⅡb/Ⅲa 受体拮抗剂(如替罗非班)药物治疗,注射低分子肝素者应注意用量减半,同时应观察患者的皮肤、牙龈、鼻腔黏膜等是否有出血、瘀斑,穿刺点是否不易止血等,必要时通知医生,遵医嘱处理。⑫遵医嘱根据发病时间定期复查心电图及心肌酶,观察动态变化。

(2)一般护理。①休息:发病 12 小时内绝对卧床休息、避免活动,并保持环境安静。告知患者及家属,休息可以降低心肌氧耗量,有利于缓解疼痛,以取得合作。②给氧:遵医嘱鼻导管给氧,2~5L/min,以增加心肌氧供。吸氧过程中避免患者自行摘除吸氧管。③饮食:起病后 4~12 小时内给予流食,以减轻胃扩张。随后遵医嘱过渡到低脂、低胆固醇、高维生素、清淡、易消化的治疗饮食,少量多餐,患者病情允许时告知其治疗饮食的目的和作用。④准备好急救用物。⑤排泄的护理:及时增加富含纤维素的水果、蔬菜的摄入,按摩腹部以促进肠蠕动;必要时遵医嘱使用缓泻剂;告知患者不要用力排便。

(3)病情观察。①遵医嘱每日检查心电图,标记胸前导联位置观察心电图的动态变化。患者出现症状时随时行心电图检查。②给予持续心电监护,密切观察患者心率、心律、血压、氧饱和度的情况。24 小时更换电极片及粘贴位置,避免影响监护效果,减少粘胶过敏发生。按照护理级别要求定时记录各项指标数值,如有变化及时通知医生。③保证输液通路通畅,观察输液速度,定时观察输液泵工作状态,确保药液准确输注,观察穿刺部位,预防静脉炎及药物渗出。④严格记录患者出入量,防止患者体液过多增加心脏负荷。⑤嘱患者呕吐时将头偏向一侧,防止发生误吸。

(4)用药护理。①应用硝酸甘油时,应注意用法是否正确、胸痛症状是否改善;使用静脉制剂时,遵医嘱严格控制输液速度,观察用药后反应,同时告知患者由于药物扩张血管会导致面部潮红、头部胀痛、心悸等不适,以解除患者顾虑。②应用他汀类药物时,定期监测血清氨基转移酶及肌酸激酶等生化指标。③应用阿司匹林时,建议饭后服用,以减轻恶心、呕吐、上腹部不适或疼痛等胃肠道症状。观察患者是否出现皮疹、皮肤黏膜出血等不良反应,如发生及时通知医生。④应用 β 受体拮抗剂时,监测患者心率、心律、血压变化,同时嘱患者在改变体位时动作应缓慢。⑤应用低分子肝素等抗凝药物时,注意观察口腔黏膜、皮肤、消化道等部位出血情况。⑥应用吗啡的患者,应观察患者有无呼吸抑制,以及使用后疼痛程度改善的情况。

（5）并发症护理。

猝死急性期：严密进行心电监护，以及时发现心率及心律变化。发现频发室性期前收缩、室性心动过速、多源性或 RonT 现象的室性期前收缩及严重的房室传导阻滞时，应警惕发生室颤或心脏骤停、心源性猝死，需立即通知医生并协助处理，同时遵医嘱监测电解质及酸碱平衡状况，备好急救药物及抢救设备。

心力衰竭：AMI 患者在急性期由于心肌梗死对心功能的影响可发生心力衰竭，特别是急性左心衰竭。应严密观察患者有无呼吸困难、咳嗽、咳痰、少尿、低血压、心率加快等，严格记录出入量。嘱患者避免情绪激动、饱餐、用力排便。发生心力衰竭时，需立即通知医生并协助处理。

心律失常：心肌梗死后室性异位搏动较常见，一般不需要做特殊处理。应密切观察心电监护变化，如患者有心衰、低血压、胸痛伴有多形性室速、持续性单形室速，应及时通知医生，并监测电解质变化。如发生室颤，应立即协助医生除颤。

心源性休克：密切观察患者心电监护及血流动力学（如中心静脉压、动脉压）监测指标，定时记录数值，遵医嘱给予补液治疗及血管活性药物，并观察给药后效果、患者尿量、血气指标等变化。

（6）心理护理：急性心肌梗死患者胸痛程度异常剧烈，有时可有濒死感，患者常表现出紧张不安、焦虑、惊恐心理，应耐心倾听患者主诉，向患者解释各种仪器、监测设备的使用及治疗方法、需要患者配合的注意事项等，以减轻患者的心理压力。

（7）健康宣教：发生心肌梗死后必须做好二级预防，以预防心肌梗死再发。嘱患者合理膳食，戒烟、限酒，适度运动，保持心态平和，坚持服用抗血小板药物、β受体拮抗剂、他汀类调脂药及 ACEI，控制高血压及糖尿病等危险因素，并定期复查。

除上述二级预防所述各项内容外，在日常生活中还要注意以下几点。①避免过度劳累，逐步恢复日常活动，生活规律。②放松精神，愉快生活，对任何事情要能泰然处之。③不要在饱餐或饥饿的情况下洗澡。洗澡时水温最好与体温相当，时间不宜过长。冠心病程度较严重的患者洗澡时，应在他人帮助下进行。④在严寒或强冷空气影响下，冠状动脉可发生痉挛而诱发急性心肌梗死。所以每遇气候恶劣时，冠心病患者要注意保暖或适当防护。⑤急性心肌梗死患者在排便时，因屏气用力可使心肌耗氧量增加、加重心脏负担，易诱发心搏骤停或室颤甚至致死，因此要保持大便通畅，防止便秘。⑥要学会识别心肌梗死的先兆症状并能正确处理。心肌梗死患者约 70% 有先兆症状，主要表现为：a.既往无心绞痛的患者突然发生心绞痛，或原有心绞痛的患者无诱因性发作、发作后症状突然明显加重；b.心绞痛性质较以往发生改变、时间延长，使用硝酸甘油不易缓解；c.疼痛伴有恶心、呕吐、大汗或明显心动过缓或过速；d.心绞痛发作时伴气短、呼吸困难；e.冠病患者或老年人突然出现不明原因的心律失常、心力衰竭、休克或晕厥等情况时都应想到心肌梗死的可能性。一旦发生，必须认真对待，患者首先应原地休息，保持安静，避免精神过度紧张，同时舌下含服硝酸甘油或吸入硝酸甘油喷雾剂，若 20 分钟胸痛不缓解或出现严重胸痛伴恶心、呕吐、呼吸困难、晕厥时，应拨打 120。

第六节　心肌疾病患者的护理

一、心肌炎

心肌炎是指急性、亚急性或慢性心肌局限性或弥散性炎性病变,是扩张型心肌病(DCM)的常见原因。1991 年 Lieberman 将心肌炎分为暴发性心肌炎、急性心肌炎、慢性活动性心肌炎和慢性迁延性心肌炎。根据病因可分为感染性心肌炎、中毒性心肌炎和免疫性心肌炎。其中,最常见的病因为病毒感染,其他因素少见。

病毒性心肌炎(VCM)是多种嗜心性病毒感染心肌后对心肌产生的直接损伤或通过自身免疫反应引起心肌细胞变性、坏死或间质性炎性细胞浸润及纤维渗出的过程。当机体抵抗力下降时(如细菌感染、营养不良、精神创伤、不合理的运动、毒物等)病毒侵入机体,大量繁殖,直接损害心肌,致心肌病变。多数心肌炎病例会自然缓解,部分病例将导致 DCM 和心力衰竭。

(一)病因与发病机制

心肌炎可由多种毒素、药物(如可卡因)或病原体引起,既往认为心肌炎的病因以柯萨奇病毒 B、腺病毒等较常见,新近报道称细小病毒 B19(PVB19)及疱疹病毒 6(HHV-6)是急性心肌炎最常见的病原。PVB19 感染,尤其是 PVB19 与 HHV-6 的二重感染可能与急性心肌炎患者的不良预后有关。

病毒性心肌炎的发病机制包括病毒直接作用对心肌的损害,还可激活 Fas/FasL 通路、Bcl-2 家族、凋亡蛋白酶家族等启动心肌细胞凋亡。免疫机制主要是 T 细胞及多种细胞因子和一氧化碳等介导的心肌损害和微血管损伤。同时,心肌缺氧缺血时,能量代谢障碍,细胞内活性氧增多,引起心肌细胞核酸断裂,多糖聚解、不饱和脂肪酸过氧化进而损伤心肌。

(二)临床表现

病毒性心肌炎的临床症状具有轻重程度差异大,症状表现常缺少特异典型性的特点。约有 50% 患者在发病前(1～3 周)有上呼吸道感染和消化道感染史。但他们的原病症状常轻重不同,有时症状轻,易被患者忽视,需仔细询问才能被注意到。

1.症状

(1)心脏受累的症状可表现为胸闷、心前区隐痛、心悸、气促等。

(2)有一些病毒性心肌炎患者是以一种与心脏相关或无关的症状为主要或首发症状就诊的。①患者以心律失常为主诉和首发症状就诊。②少数以突然剧烈的胸痛为主诉者,而全身症状很轻。此类情况多见于病毒性心肌炎累及心包或胸膜者。③少数患者以急性或严重心功能不全症状为主就诊。④少数患者以身痛、发热、少尿、晕厥等严重全身症状为主,心脏症状不明显而就诊。

2.体征

(1)心律改变或心率增快,但与体温升高不相称;或为心率减缓。

(2)心律失常:节律常不整齐,期前收缩最为常见,表现为房性或室性期前收缩。其他缓慢性心律失常如房室传导阻滞、病态窦房结综合征也可出现。

（3）心界扩大：病情轻者心脏无扩大，一般可有暂时性扩大，可以恢复。

（4）心音及心脏杂音：心尖区第一心音可有减低或分裂或呈胎心音样。发生心包炎时有心包摩擦音出现。心尖区可闻及收缩期吹风样杂音，系发热、心腔扩大所致；也可闻及心尖部舒张期杂音，也为心室腔扩大、相对二尖瓣狭窄所产生。

（5）心力衰竭：体征较重病例可出现左侧心力衰竭或右侧心力衰竭的体征，甚至极少数出现心源性休克的一系列体征。

3.分期

病毒性心肌炎根据病情变化和病程长短可分为4期。

（1）急性期：新发病者临床症状和体征明显而多变，病程多在6个月以内。

（2）恢复期：临床症状和客观检查好转，但尚未痊愈，病程一般在6个月以上。

（3）慢性期：部分患者临床症状、客观检查呈反复变化或迁延不愈，病程多在1年以上。

（4）后遗症期：患心肌炎时间已久，临床已无明显症状，但遗留较稳定的心电图异常，如室性期前收缩、房室或束支传导阻滞、交界区性心律等。

（三）诊断标准

（1）在上呼吸道感染、腹泻等病毒感染后1～3周或急性期中出现心脏表现（如舒张期奔马律、心包摩擦音、心脏扩大等）和（或）充血性心力衰竭或阿-斯综合征者。

（2）上述感染后1～3周或发病同时新出现的各种心律失常而在未服抗心律失常药物前出现下列心电图改变者。①房室传导阻滞或窦房传导阻滞、束支传导阻滞。②2个以上导联ST段呈不平型或下斜型下移≥0.05mV，或多个导联ST段异常抬高或有异常Q波者。③频发多形、多源成对或并行性期前收缩；短阵室性心动过速、阵发性室上速或室性心动过速，心房扑动或心房颤动等。④2个以上以R波为主波的导联T波倒置、平坦或降低＜R波的1/10。

⑤频发房性期前收缩或室性期前收缩。

注：具有①至③任何一项即可诊断。具有④或⑤或无明显病毒感染史者要补充下列指标以助诊断：a.左心室收缩功能减弱（经无创或有创检查证实）；b.病程早期有CPK、CPK-MB、GOT、LDH升高。

（3）如有条件应进行以下病原学检查。①粪便、咽拭子分离出柯萨奇病毒或其他病毒和（或）恢复期血清中同型病毒抗体滴度较第一份血清升高4倍（双份血清应相隔2周以上），或首次滴度＞1∶640者为阳性，1∶320者为可疑。②心包穿刺液分离出柯萨奇病毒或其他病毒等。③心内膜、心肌或心包分离出病毒或特异性荧光素标记抗体检查阳性。④对尚难明确诊断者可长期随访。在有条件时可做心肌活检以帮助诊断。⑤在考虑病毒性心肌炎诊断时，应除外甲状腺功能亢进症、β受体功能亢进症及影响心肌的其他疾病，如风湿性心肌炎、中毒性心肌炎、冠心病、结缔组织病及代谢性疾病等。

（四）治疗原则

VCM表现多样化，无特异性症状体征，病毒难以找到，治疗困难，不但能引起急性心功能不全，而且有可能演变成扩张型心肌病。目前心肌炎的治疗通常为辅助支持疗法，尤其是病毒性心肌炎（自限性疾病），主要是针对本病的临床表现进行相关处理。

1.休息

休息不仅能降低机体的氧耗量,亦可减少病毒复制。卧床休息应延长到症状消失、心电图恢复正常,一般需 3 个月左右,心脏已扩大或曾经出现过心功能不全者应延长至 6 个月,直至心脏不再缩小。心功能不全症状消失后,在密切观察下逐渐增加活动量,恢复期仍应适当限制活动 3~6 个月。

2.对症治疗

(1)心力衰竭治疗:可分为药物和(或)机械辅助治疗两方面。根据现行心力衰竭药物治疗方案,需依据 NYHA 功能分级选用以下药物:β 受体拮抗药、利尿药、ACEI、ARB 等。对于部分患者而言,即使采用最佳的药物治疗但是病情仍继续恶化的,选用机械循环辅助支持或体外循环膜氧合器(ECMO)治疗为患者康复或心脏移植提供桥梁。即使患者起病急骤或伴有严重的临床表现时,经积极规范治疗,仍有良好的预后,其生存率可达 60%~80%且心功能可恢复正常。

(2)心律失常治疗:心律失常的治疗包括病因治疗、药物治疗及非药物治疗三方面。对于无自觉症状且室性心律失常发生次数不多时,应积极治疗心肌炎,可暂时不使用抗心律失常药物。依据 ACC/AHA 及 ESC 于 2006 年颁布的指南,应对有症状的或持续发生的心律失常予以治疗。有症状的或持续发生的室性心律失常应积极治疗,必要时使用胺碘酮。心肌炎患者出现严重房室传导阻滞时可选用糖皮质激素、异丙肾上腺素提高心室率,若阿-斯综合征发生,则需置入起搏器帮助患者度过急性期。2013 年 ESC 建议急性期不考虑置入埋藏式心脏转复除颤器(ICD),而对于急性期过后的心律失常治疗遵循目前的 ESC 指南。

3.药物治疗

(1)免疫调节药的应用:静脉注射免疫球蛋白(IVIG)可直接清除病毒、中和抗体,减轻心肌的炎性反应,抑制病毒感染后免疫损伤等作用,但在研究中,对于新发的扩张型心肌病及心肌炎成人患者,IVIG 的应用未发现有益处。对儿童患者治疗的研究显示,大剂量的免疫球蛋白应用可以使左心室功能恢复并提高生存率。

(2)免疫抑制药的应用:目前心肌炎治疗中免疫抑制药的使用仍存在较大的争议。不主张常规使用免疫抑制药。近年来文献与研究显示,对重症患者合并心源性休克、致死性心律失常(三度房室传导阻滞、室性心动过速)或心肌活检证实为慢性自身免疫性心肌炎性反应者,应足量、早期应用糖皮质激素。糖皮质激素有较多的不良反应,应该短疗程应用,对于轻症病例,不宜使用。

(3)免疫吸附疗法:免疫吸附疗法的目的是吸附血液中的炎症因子及清除抗多种心肌细胞蛋白的抗心肌抗体。有证据显示,免疫吸附疗法既能改善心功能,又能减少心肌炎性病变。目前该疗法仍在多中心前瞻性随机试验观察中。

(4)抗病毒治疗:心肌炎病因中常见的是病毒感染,但大多数心肌炎患者诊断时距前期感染数周,因而在实施阶段的有效性有待进一步研究。目前对于小鼠模型及少部分患者的抗病毒治疗效果可见,抗病毒治疗(利巴韦林或干扰素)可防止心肌炎转为心肌病,减轻疾病的严重程度及降低病死率。对于慢性扩张型心肌病伴有病毒感染的患者,干扰素的应用可抑制病毒,辅助、调节免疫功能并改善左心室收缩功能。

(5)其他护心治疗:给予磷酸肌酸钠、1,6 二磷酸果糖(FDP)、辅酶 Q_{10}、维生素 C 等药物保护心肌细胞。磷酸肌酸钠可以通过稳定心肌肌纤维膜及抑制心肌损伤部位的磷脂降解作用保护心肌。

(五)常见护理问题

1.活动无耐力

(1)相关因素：与心肌受损、并发心律失常或心力衰竭有关。

(2)临床表现：活动持续时间短，主诉疲乏、无力。

(3)护理措施。

休息与活动：急性期需卧床休息，以减轻心脏负荷，减少心肌耗氧，有利于心功能的恢复，防止病情加重或转为慢性病程。急性发作时，应该卧床休息2～4周，急性期以后仍应休息2～3个月。严重心肌炎伴心界扩大的患者，应休息6个月到1年，直到临床症状消失，心界恢复正常。有心肌炎后遗症的患者，可与正常人一样生活、工作，但不宜长时间工作及熬夜等。

活动中监测：活动中严密监测活动时的心率、心律、血压变化，若活动后出现胸闷、心悸、呼吸困难、心律失常等，应停止活动，以此作为限制最大活动量的指征。

心理护理：患者容易发生焦虑、恐惧等不良情绪，为了缓解这种情绪，医护人员应安慰患者，尊重患者，耐心地详细介绍与本病相关的知识及注意事项，从而消除其焦虑、恐惧等不良情绪，充分发挥患者的主观能动性，使其积极配合治疗，提高治愈率。

2.舒适度改变

(1)相关因素：与心肌损伤、心律失常、心功能不全有关。

(2)临床表现：心悸、气促。

(3)护理措施。

心理护理：安慰患者，消除其紧张情绪，鼓励患者保持最佳心理状态。指导患者使用放松技术，如缓慢深呼吸、全身肌肉放松等。

生活护理：心肌炎合并心律失常或心功能不全时应增加卧床休息时间，协助生活护理，避免劳累。保持室内空气新鲜。对呼吸困难者给予吸氧，协助取半卧位。

饮食：给予高蛋白、高维生素、易消化的低盐饮食，少食多餐。避免刺激性食物。高热者给予营养丰富的流质或半流质饮食。

用药：遵医嘱给予药物控制原发疾病，补充心肌营养。

3.心排血量减少

(1)相关因素：与心肌收缩力减弱有关。

(2)临床表现：心率增快、血压下降、头晕等。

(3)护理措施。

生活护理：保持室内空气新鲜，提供患者安静、舒适的环境。尽可能减少或排除增加心脏负荷的原因及诱发因素，如有计划地护理患者，减少不必要的干扰，限制探视，以保证充足的休息及睡眠时间；嘱患者卧床休息，协助患者满足其生活需要；减少用餐时的疲劳，给予易消化、易咀嚼的食物，晚餐量要少。

病情观察：持续吸氧，流量应根据病情调节。输液速度不超过20～30滴/min，准备好抢救物品和药物。

4.潜在并发症:心律失常

(1)相关因素:与心肌缺血、缺氧等有关。

(2)临床表现:心脏节律不整齐、期前收缩、传导阻滞等。

(3)护理措施。

休息:心肌炎合并轻度心律失常者应适当增加休息时间,避免劳累及感染。心律失常如影响心肌排血功能或有可能导致心功能不全者,应卧床休息。加强巡视护理,观察并询问患者有无不适。

饮食:给予易消化饮食,少量多餐,禁烟、禁酒、禁饮浓茶、咖啡。

病情观察:严密心电监护,记录心律失常的性质、每分钟次数等。准备好抢救药品及物品。

5.潜在并发症:充血性心力衰竭

(1)相关因素:与心肌炎导致心功能减退、心排血量下降有关。

(2)临床表现:呼吸困难、左侧心力衰竭和右侧心力衰竭症状均可出现。

(3)护理措施。

病情观察:观察神志及末梢循环情况,如意识状态、面色、唇色、甲床颜色等。监测生命体征。了解心力衰竭的体征变化,如水肿轻重、颈静脉怒张程度等。

做好基础护理:注意保暖,多汗者及时更衣,防止受凉,预防呼吸道感染;长期卧床,尤其是水肿患者,要定时协助翻身,预防压疮;做好口腔及皮肤护理。保持大便通畅,便秘时使用开塞露,习惯性便秘者,必要时每天给予通便药物。心肌炎合并心力衰竭者需绝对卧床休息,抬高床头使患者半卧位,待心力衰竭症状消除后可逐步增加活动量。

准确记录液体出入量:注意日夜尿量情况,夜尿量增多考虑有无早期心力衰竭和隐性水肿的可能。病情允许可每周测量体重,如体重增加,一般情况较差,要警惕早期心力衰竭所致水钠潴留。

饮食:给予患者高蛋白、高维生素、易消化的低盐饮食,少量多餐。避免刺激性饮食。补充盐及含钾丰富的食物,如香蕉、橘子。

用药:合理使用利尿药,严格控制输液量及每分钟滴速。间断或持续吸氧,氧流量为2～3L/min,严重缺氧时以4～6L/min为宜。预防细菌、病毒感染,防止药物中毒及物理作用对心肌的损害。应用洋地黄类药物时,应严密观察洋地黄的中毒表现。

6.潜在并发症:猝死

(1)相关因素:与机体免疫力下降、心肌炎造成心肌梗死等有关。

(2)临床表现:神志不清、抽搐、呼吸减慢或变浅、发绀、脉搏、血压测不出、瞳孔散大等。

(3)护理措施。

病情观察:密切观察病情变化,包括神志、心电图、呼吸、血压、瞳孔等,并做好详细记录。了解猝死的征兆,如心前区痛、胸闷、气急、心悸、乏力、室性期前收缩及心肌梗死症状。

处理:对心电图出现缺血性改变及双束支传导阻滞的患者应加强巡视,准备好抢救药品及物品。一旦发生猝死,立即进行心肺复苏,建立静脉通道,遵医嘱给药,必要时予以电除颤或心脏起搏。

(六)健康教育

1.心理护理

病毒性心肌炎在青壮年中占有一定的比例,常影响患者的日常生活、学习或工作,从而容易产生焦虑、烦躁、恐惧等心理。应详细向患者讲解此病的演变过程及预后和注意事项,从而消除焦虑、恐惧等不良情绪,使患者安心静养,不要急于求成,告诉其体力恢复需要一段时间。指导患者掌握自我排除不良情绪的方法,如转移法、音乐疗法、谈心法等,争取到家属的理解,家属的关心和支持,可增强患者树立战胜疾病的勇气和信心,解除后顾之忧。

2.预防感染

为患者提供一个安静、舒适的环境,保持空气流通,注意保暖。呼吸道感染是病毒性心肌炎病情反复的主要原因。预防病毒性感冒,对易感冒者平时应注意补充营养,避免过劳,选择适当的体育活动以增强体质。避免不必要的外出。感冒流行期间应戴口罩,避免去人群拥挤的公共场所活动。

3.休息

要限制活动,多注意休息,减轻心脏负担,防止心脏扩大、心律失常和心力衰竭,避免情绪激动或活动过度而引起身体疲劳,使机体抗病能力下降。出院后需休息 3～6 个月,无并发症者可考虑恢复学习或轻体力工作,6 个月至 1 年内避免重体力劳动、妊娠。

4.运动指导

根据病毒性心肌炎患者不同的生理、心理等特点,帮助患者选择科学、合理、适当的体育锻炼,增强患者的体质。指导患者平时应做到劳逸结合,进行适量、合理的体育锻炼。如处于恢复期时,可根据自己的体力情况进行适当的锻炼,包括保健操、散步、养生功等,使身体尽早康复及避免后遗症的发生。

5.饮食指导

切忌暴饮暴食,忌食辛辣、煎炸、熏烤的食物,忌酒戒烟,多吃高热量、高蛋白、高维生素的食物,多吃蔬菜与水果,食疗上可服用人参粥、菊花粥等,按医嘱服用西洋参、生晒参等,有利于心肌炎的恢复。应戒烟、戒酒,吸烟时烟草中的尼古丁可促使冠状动脉痉挛收缩,影响心肌供血,饮酒会造成血管功能失调。

6.病情监测指导

教会患者及家属测脉率、节律,发现异常或有胸闷、心悸等不适时,应及时复诊。发热患者应定时测量体温,多饮水,注意观察降温效果,及时擦干汗液,更换内衣。

7.用药指导

遵医嘱及时准确用药,观察用药后的效果及不良反应。心肌炎患者对洋地黄制剂极为敏感,易出现中毒现象,应尤其注意。

二、心肌病

心肌疾病是除先天性心血管病、心脏瓣膜病、冠状动脉粥样硬化性心脏病、高血压心脏病、肺源性心脏病和甲状腺功能亢进性心脏病等以外的以心肌病变为主要表现,并伴有心肌功能障碍的一组心肌疾病。

心肌病分为 4 型,即扩张型心肌病、肥厚型心肌病、限制型心肌病和致心律失常型右室心肌病。各类型心肌病病理生理特点为:扩张型心肌病,左心室或双心室扩张,有收缩功能障碍;

肥厚型心肌病,左心室或双心室肥厚,常伴有非对称性室间隔肥厚;限制型心肌病,收缩正常,心壁不厚,单或双心室舒张功能低下及扩张容积减小;致心律失常型右室心肌病,右心室进行性纤维脂肪变。

(一)扩张型心肌病

扩张型心肌病是一类常见的心肌病,其主要特征是单侧或双侧心腔扩大,心肌收缩功能减退,伴或不伴有充血性心力衰竭。本病常伴有心律失常、血栓栓塞和猝死,病死率较高,男性多于女性,也是导致心力衰竭的最常见的病因。

1.病因及发病机制

病因目前尚不明确。扩张型心肌病常表现出家族性发病趋势,目前研究在扩张型心肌病的家系中已定位了 26 个染色体位点与本病相关,并从中找出 22 个致病基因。不同的基因产生突变和相同基因不同的突变都可引起扩张型心肌病,并伴有不同的临床症状。病毒感染、环境等因素也可能与其发病有关。

近年来研究认为扩张型心肌病的发病与持续病毒感染和自身免疫反应有关,尤其以柯萨奇病毒 B 感染最为密切。持续病毒感染对心肌组织的损伤,引发自身免疫反应,包括细胞免疫、自身抗体或细胞因子介导,致使心肌损伤,是导致或诱发扩张型心肌病重要原因和发病机制。另外围生期、酒精中毒、抗癌药物、心肌能量代谢紊乱和神经激素受体异常等因素也可引起本病。

心肌损害表现为非特异性心肌细胞肥大、变性,出现不同程度的纤维化。心腔扩张,室壁多变薄,纤维瘢痕形成,常伴有附壁血栓。

2.临床表现

(1)症状:起病缓慢,常出现充血性心力衰竭的症状和体征时方就诊,如极度乏力、心悸、气急,甚至端坐呼吸、水肿、肝大等。部分患者可发生栓塞或猝死。部分病毒性心肌炎发展到扩张型心肌病,早期可无充血性心力衰竭表现而仅有左室增大表现。

(2)体征:心脏扩大为主要体征。常可听到第三或第四心音,心率快时呈奔马律,常合并各种类型的心律失常。

3.实验室检查

(1)X 线检查:心影明显增大、心胸比>0.5,肺淤血。

(2)心电图:可见心房颤动、传导阻滞等各种心律失常。可有 ST-T 改变,低电压,R 波减低,少数可见病理性 Q 波,多由心肌广泛纤维化所致,须与心肌梗死相鉴别。

(3)超声心动图:本病早期即可有心腔轻度扩大,以左心室扩大显著,后期各心腔均扩大,室壁运动减弱,提示心肌收缩力下降。以致无病变的二尖瓣、三尖瓣,在收缩期不能退至瓣环水平,而彩色血流多普勒显示二尖瓣、三尖瓣反流。

(4)心脏放射性核素检查:可见舒张末期和收缩末期左心室容积增大,左室射血分数降低;核素心肌显影表现为局灶性、散在性放射性减低。

(5)心导管检查:早期可正常,有心力衰竭时可见左、右心室舒张末压、左心房压和肺毛细血管楔压增高。心室造影可见心腔扩大,室壁运动减弱,射血分数低下。

(6)心内膜心肌活检:可见心肌细胞肥大、变性、间质纤维化等。活检标本可进行病毒学检查。

4.治疗原则

尚无特殊的治疗方法。目前治疗原则是针对充血性心力衰竭和各种心律失常,预防栓塞和猝死,提高生活质量和生存率。

(1)病因治疗:对于原因不明的扩张型心肌病,要寻找病因,对任何引起心肌病的可能病因要逐一排除,并给予积极治疗。如控制感染,在病毒感染时密切注意心脏情况,积极抗病毒治疗;限烟戒酒、改变不良生活方式等。

(2)症状治疗。

充血性心力衰竭治疗:限制体力活动;低钠饮食;应用洋地黄和利尿药,但本病较易发生洋地黄中毒,故应慎用。常用血管扩张药物、血管紧张素转换酶抑制药等药物。在病情稳定,射血分数<40%,可选用β受体阻滞药,注意从小剂量开始。必要时可安装双腔起搏器,改善严重心力衰竭症状,提高生活质量。

预防栓塞:对于有血栓形成风险或是有房颤的患者,可给予阿司匹林75～100mg/d,口服。对于有附壁血栓形成或发生栓塞的患者,可进行抗凝治疗。

改善心肌代谢:对于家族性扩张型心肌病,可应用能量代谢药物改善心肌代谢紊乱,常用辅酶 Q_{10},10mg/次,每日 3 次。

④预防猝死:室性心律失常和猝死是扩张型心肌病的常见症状,预防猝死主要是控制室性心律失常的诱发因素,如纠正心力衰竭、维持电解质平衡、避免某些药物的不良反应、积极纠正心律失常等。必要时可置入心脏电复律除颤器,以防猝死发生。

(3)外科治疗:内科治疗无效的病例,可考虑进行心脏移植。

(4)治疗新思想。

免疫学治疗:根据抗心肌抗体介导致心肌细胞损害的机制,可对早期扩张型心肌病患者进行免疫学治疗,如阻止抗体效应、免疫吸附抗体、免疫调节、抑制抗心肌抗体的产生,改善心功能,早期阻止扩张型心肌病进展。

中医治疗:临床应用发现生脉饮、牛磺酸、黄芪等,有抗病毒作用,调节免疫改善心脏功能。

(二)肥厚型心肌病

肥厚型心肌病是以心室非不对称性肥厚、并累及室间隔、使心室腔变小为特征,以左心室血液充盈受阻、舒张期顺应性下降为基本病态的心肌病。约有 1/2 患者有家族史,患病男性高于女性,青年发病率高,本病主要死亡原因是心源性猝死,亦为青年猝死的常见原因。

根据左心室流出道有无梗阻又可分为梗阻性肥厚型和非梗阻性肥厚型心肌病。梗阻性病例主动脉瓣下部室间隔肥厚明显,过去亦称为特发性肥厚型主动脉瓣下狭窄。

1.病因及发病机制

本病常有明显家族史。近年研究发现,约有 1/2 患者是由心肌肌节收缩蛋白基因如心脏肌球蛋白重链及心脏肌钙蛋白 T 基因突变为主要的致病因素,本病是常染色体显性遗传疾病。还有人认为儿茶酚胺代谢异常、细胞内钙调节异常、高血压、强度运动等均可作为本病发病的促进因子。

肥厚型心肌病的主要改变为心肌显著肥厚、心腔缩小,以左心室为多见,常伴有二尖瓣瓣叶增厚。本病的组织学特征为心肌细胞肥大,形态特异,排列紊乱。

2.临床表现

(1)症状:部分患者可无自觉症状,因猝死、心力衰竭或在体检中被发现。

绝大多数患者可有劳力性呼吸困难;部分患者可有胸痛、心悸、多种形态的心律失常;伴有流出道梗阻的患者由于左心室舒张期充盈不足,心排血量减低,可出现黑矇,在起立或运动时可出现眩晕,甚至神志丧失等。室性心律失常、室壁过厚、流出道阶差大,常是引起猝死的主要危险因素。

心房颤动可促进心力衰竭的发生,少数患者可并发感染性心内膜炎或栓塞等。

(2)体征:可有心脏轻度增大,能听到第四心音,流出道有梗阻的患者可在胸骨左缘第3~4肋间听到较粗糙的喷射性收缩期杂音;心尖部也常可听到收缩期杂音。

现在认为杂音产生除因室间隔不对称肥厚造成左心室流出道狭窄外,主要是由于收缩期血流经过狭窄处时的漏斗效应,把二尖瓣吸引移向室间隔使狭窄更严重,在收缩晚期甚至可完全阻挡流出道;同时二尖瓣本身出现关闭不全。胸骨左缘3~4肋间所闻及的流出道狭窄所致的收缩期杂音,与主动脉瓣膜器质性狭窄所产生的杂音不同。凡能影响心肌收缩力,改变左心室容量和射血速度的因素,都使杂音的响度有明显变化,如使用β受体阻滞药、下蹲位、举腿或体力运动,使心肌收缩力下降或使左心容量增加,均可使杂音减轻;相反如含服硝酸甘油或做Valsalva动作,会使左心室容量减少或增加心肌收缩力,均可使杂音增强。

3.实验室检查

(1)X线检查:心影增大多不明显,如有心力衰竭则有心影增大。

(2)心电图:可因心肌肥厚的类型不同而有表现不同。最常见的表现为左心室肥大,ST-T改变,胸前导联常出现巨大倒置T波。在Ⅰ、aVL或Ⅱ、Ⅲ、aVF、V_5、V_4可出现深而不宽的病理性Q波,在V_1有时可见R波增高,R/S比增大。室内传导阻滞、期前收缩亦常见。

(3)超声心动图:是主要诊断手段,无论对梗阻性与非梗阻性的诊断都有帮助。

可示室间隔的非对称性肥厚,舒张期室间隔的厚度与后壁之比≥1.3,间隔运动低下。有梗阻性的患者可见室间隔流出道向左心室内部分突出、二尖瓣前叶在收缩期前移、左心室顺应性降低所致舒张功能障碍等。运用彩色多普勒可了解杂音起源和计算梗阻前后的压力差。

(4)心导管检查:心室舒张末期压上升。梗阻性肥厚型心肌病在左心室腔与流出道间有收缩压差,心室造影显示左心室变形。

(5)心内膜心肌活检:心肌细胞畸形肥大,排列紊乱,有助于诊断。

4.治疗原则

本病的治疗原则是弛缓肥厚的心肌,防止心动过速,维持正常窦性心律,减轻左心室流出道狭窄,抗室性心律失常。

(1)避免诱因:要求患者在日常生活,避免激烈运动、持重、情绪激动、突然起立或屏气等诱因,减少猝死的发生。

避免使用增强心肌收缩力的药物如洋地黄等以及减轻心脏负荷的药物,以减少加重左室流出道梗阻。

(2)药物治疗:建议应用β受体阻滞药、钙通道阻滞药治疗。

有的肥厚型心肌病患者,逐渐呈现扩张型心肌病的症状和体征,称其为肥厚型心肌病的扩张型心肌病象,治疗方式需用扩张型心肌病有心力衰竭时的治疗措施进行治疗。

(3)介入治疗:重症梗阻性患者可做介入治疗,但不作为首选治疗方法,必要时可置入双腔起搏器或置入心脏电复律除颤器。乙醇消融也可缓解临床症状。

(4)手术治疗:切除最肥厚的部分心肌,缓解机械性梗阻。在任何治疗无效情况下,可考虑心脏移植。

(三)心肌病患者的护理

1.常用护理诊断/问题

(1)心排血量减少:与心肌收缩力减弱、左室流出道梗阻或发生心力衰竭有关。

(2)活动无耐力:与心肌病变导致心脏收缩力减退、心排血量减少有关。

(3)焦虑:与病程呈慢性过程、病情逐渐加重、生活方式被迫改变有关。

(4)有受伤的危险:与梗阻性肥厚型心肌病所致的晕厥有关。

(5)潜在并发症:心律失常、栓塞、猝死。

2.护理措施

(1)病情观察:观察脉搏、心律、血压、心电图的变化,注意观察有无动脉栓塞、晕厥、阿-斯综合征发作。观察患者呼吸困难、水肿等心衰症状的发展情况,观察肥厚型心肌病患者头晕、胸闷的发生情况。

(2)避免诱因:这对梗阻性肥厚型心肌病尤其重要,避免突然屏气、长时间站立、剧烈运动、提重物、饱餐、用力解大便、情绪激动、大量饮酒等,以免加重流出道梗阻,加重症状,甚至导致猝死发作。

(3)用药护理:严格遵医嘱用药,坚持服药;观察药物疗效和不良反应。扩张型心肌病应慎用洋地黄类药物,使用时应严密观察有无洋地黄中毒表现。肥厚梗阻型心肌病患者出现心绞痛发作时,不宜用硝酸酯类药物,以免加重左心室流出道梗阻,可用β受体阻滞剂及钙通道阻滞剂,但应注意有无心动过缓、低血压、面红、头痛等不良反应。

(4)对症护理:发生心力衰竭、心律失常、心绞痛、栓塞等时,应做好相应的护理。梗阻性肥厚型心肌病患者发生心绞痛时,立即取下蹲位或平卧位,遵医嘱给予β受体阻滞剂,不宜使用硝酸酯类药物。

3.健康教育

(1)疾病知识指导。未发生心衰的心肌病患者要避免劳累,合理地安排活动量。肥厚型心肌病患者应避免持重物、屏气(用力解大便)、剧烈运动(如球类、马拉松比赛),以减少猝死的发生。有头晕、黑矇时要立即下蹲或平卧,防止晕厥发生。有晕厥病史者应避免独自外出活动,以免发作时无人在场而发生意外。

(2)遵医嘱坚持服药,延缓病情恶化。向患者说明β受体阻滞剂、钙通道阻滞剂、洋地黄类药物使用的注意事项、不良反应。梗阻性肥厚型心肌病患者禁用硝酸酯类药物。

(3)嘱患者定期门诊随访,症状加重时立即就诊,防止病情进展、恶化。

第七节 胰腺炎患者的护理

胰腺是腹膜后位器官,横贴于腹后壁上部,在第 1~2 腰椎前方。胰腺是仅次于肝的第二大消化腺,在生理上具有内分泌和外分泌的功能。胰腺外分泌部的腺泡细胞和小的导管管壁细胞所分泌的胰液,在食物的消化中起着十分重要的作用。而胰腺的内分泌部所分泌的胰岛素、胰高血糖素、生长抑素主要参与糖代谢的调节。目前随着人民生活水平提高、饮食结构的改变,胰腺炎的发病率有逐年升高趋势。

一、急性胰腺炎

急性胰腺炎(AP)是指胰腺内胰酶激活后引起胰腺组织自身消化的急性化学性炎症。临床上以急性腹痛、发热、恶心、呕吐、血与尿淀粉酶升高为特点,是常见的消化系统急症之一。按照最新的 AP 分类标准,可将 AP 分为轻症急性胰腺炎(MAP)、中度重症急性胰腺炎(MSAP)和重症急性胰腺炎(SAP)。MAP 较多见,无局部或全身并发症,无器官功能衰竭,通常在 1~2 周恢复,临床上占 AP 的 60%~80%,预后良好,病死率极低;MSAP 伴有局部或全身并发症,可伴有一过性的器官功能衰竭(48 小时内可恢复),占 AP 的 10%~30%,病死率<5%;SAP 伴有持续的器官功能衰竭(持续 48 小时以上),可累及一个或多个脏器,占 AP 的 5%~10%,病死率高达 30%~50%。本病青壮年多见。

(一)病因和诱因

1.胆道疾病

在我国胆道疾病为常见病因,占 50% 以上。

(1)当结石、感染、肿瘤、息肉、蛔虫等因素导致 Oddi 括约肌水肿、痉挛,使胆总管、胰管壶腹部出口梗阻时,胆汁或胰液的排出受阻,胆汁反流入胰管或胰液溢入间质,激活胰蛋白酶原而引起自身消化。

(2)胆石在移行过程中损伤胆总管、壶腹部或胆道感染导致 Oddi 括约肌松弛,从而使十二指肠液反流入胰管导致急性胰腺炎。

(3)胆道感染时,细菌毒素、游离胆酸、非结合胆红素等可通过胆胰间淋巴管交通支扩散到胰腺,激活胰酶,引起急性胰腺炎。

2.胰管阻塞

胰管结石、狭窄、肿瘤或蛔虫钻入胰管等使胰管阻塞,内压过高导致胰管小分支和胰腺腺泡破裂,胰液外溢到间质,激活胰酶。

3.暴饮暴食和酗酒

暴饮暴食使胰液分泌过度旺盛,酗酒使十二指肠乳头水肿和 Oddi 括约肌痉挛等,也可造成急性胰腺炎的发生。慢性嗜酒者常有胰液蛋白沉淀,形成蛋白栓堵塞胰管,致胰液排泄障碍。

4.其他

如十二指肠乳头周围病变,腹腔手术特别是胰、胆、胃的手术,某些传染病如流行性腮腺炎等,以及任何原因引起的高钙血症和高脂血症等,都可能损伤胰腺组织而引起炎症。

（二）发病机制

生理状态时,胰腺受机体多种防御机制保护而避免发生自身消化。只有在各种病因使胰腺自身防御机制遭破坏时,酶原才被激活成活性酶,使胰腺发生自身的消化。胰腺充血、出血、坏死,并引起胰周围组织的广泛坏死;脂肪酶使脂肪分解,与钙离子结合形成皂化斑,可使血钙降低;大量胰酶被吸收入血,可导致肝、肾、心、脑等器官的损害。

（三）临床表现

根据临床表现、有无并发症及临床转归,将急性胰腺炎分为轻型和重症两种类型。轻型急性胰腺炎(MAP)是指仅有很轻微的脏器功能紊乱,临床恢复顺利,没有明显腹膜炎体征及严重代谢紊乱等临床表现者。重症急性胰腺炎(SAP)是指急性胰腺炎伴有脏器功能障碍,或出现坏死、脓肿或假性囊肿等局部并发症,或两者兼有。

1.症状

(1)腹痛:腹痛是急性胰腺炎的主要症状,多数为急性腹痛,常在胆石症发作不久、大量饮酒或饱餐后发生。腹痛常位于中上腹部,也可偏左或偏右,常向腰背部呈带状放射。疼痛性质、程度轻重不一,轻者上腹钝痛,多能忍受;重者呈绞痛、钻痛或刀割样痛,疼痛剧烈而持续,可有阵发性加剧。进食后疼痛加重,且不易被解痉剂缓解,弯腰或上身前倾体位可减轻疼痛。

(2)恶心、呕吐与腹胀:多数患者有恶心、呕吐,有时颇为频繁,常在进食后发生。呕吐物常为胃内容物,剧烈呕吐者可吐出胆汁或咖啡渣样液体,呕吐后腹痛无缓解。

(3)发热:轻型胰腺炎可有中度发热,一般持续3～5天。重症者发热较高,且持续不退,尤其在胰腺或腹腔有继发感染时,常呈弛张高热。

(4)低血压或休克:重症胰腺炎常发生低血压或休克,可在起病数小时突然发生,表现为烦躁不安、脉搏加快、血压下降、皮肤厥冷、面色发绀等,甚至可因突然发生的休克而导致死亡,提示胰腺有大片坏死。

(5)水、电解质、酸碱平衡及代谢紊乱:轻型患者多有程度不等的脱水,呕吐频繁者可有代谢性碱中毒。重症胰腺炎常有明显脱水和代谢性酸中毒。有30％～60％的重症胰腺炎患者可出现低钙血症,当血钙＜1.75mmol/L,且持续数天,多提示预后不良。

2.体征

(1)急性轻型胰腺炎:一般情况尚好,腹部体征轻微,往往与主诉腹痛程度不相称。表现为上腹轻度压痛,无腹紧张与反跳痛,可有不同程度的腹胀和肠鸣音减少。

(2)急性重症胰腺炎:患者表情痛苦,烦躁不安;皮肤湿冷,脉细速,血压降低,甚至呼吸加快。上腹压痛明显,并有肌紧张和反跳痛。胰腺与胰周大片坏死渗出或并发脓肿时,上腹可扪及明显压痛的肿块,肠鸣音减弱甚至消失,呈现麻痹性肠梗阻的表现,可出现移动性浊音。少数患者因血液、胰酶及坏死组织液穿过筋膜与肌层渗入腹壁下可在脐周或两侧胁腹部皮肤出现灰紫色斑,分别称为Cullen征和Grey-Turner征。黄疸可于发病后1～2天出现,常为暂时性阻塞性黄疸,主要由肿大的胰头部压迫胆总管所致,多在几天内消退;如黄疸持续不退且加深者,则多由胆总管或壶腹部嵌顿性结石所致。

3.并发症

急性轻型胰腺炎很少有并发症发生,而急性重症胰腺炎则常出现多种并发症。

（1）局部并发症：包括胰腺脓肿和假性囊肿。胰腺脓肿多于起病后 4～6 周发生，因胰腺及胰周坏死继发感染而形成脓肿，常表现为高热不退、持续腹痛，伴白细胞计数持续升高，出现上腹肿块和中毒症状。假性囊肿常在起病 3～4 周后形成，为由纤维组织，或肉芽组织囊壁包裹的胰液积聚，腹部检查常可扪及肿块，并有压痛。

（2）全身并发症：坏死型胰腺炎可并发多种并发症和多脏器器官衰竭，如急性呼吸窘迫综合征、急性肾衰竭、心律失常和心功能衰竭、消化道出血、败血症、胰性脑病、弥散性血管内凝血、高血糖和多脏器功能衰竭等，常常危及生命。

（四）诊断

根据急性胰腺炎的临床表现，如急性上腹痛发作伴有上腹部压痛或腹膜刺激征，实验室检查发现血、尿或腹水中胰淀粉酶升高即可诊断。影像学如 B 超、CT 检查可发现胰腺炎症、坏死证据，对判断病情及鉴别诊断有重要意义。

1.实验室检查

（1）白细胞计数升高：为（10～20）×10^9/L，中性粒细胞明显升高。

（2）血、尿淀粉酶升高：血清淀粉酶升高较尿淀粉酶升高早，一般起病 2～12 小时升高，24 小时达高峰，48 小时左右开始下降。测定方法有苏氏法或温氏法两种。正常值前者为40～180U/100mL，后者为 8～64U/100mL，如苏氏法 500U 或温氏法 128U 以上即有诊断价值。病情的严重程度与淀粉酶升高的幅度可不成正比。尿淀粉酶，起病 12～24 小时升高，下降较慢，可持续 1 周。尿淀粉酶检查常因尿量及肾功能改变等而影响其准确性，不如血清淀粉酶可靠。

（3）C 反应蛋白（CRP）：是组织损伤和炎症非特异性标志物。测定 CRP 浓度有助于评估胰腺炎轻重程度。如 CRP 超过 150mg/L，可高度怀疑有重症胰腺炎的可能。

2.影像学检查

（1）B 超检查：见胰腺弥漫增大，光点增多，回声减弱。B 超引导下行腹腔穿刺，重者可有血性腹水。

（2）CT 检查：动态增强 CT 是诊断急性胰腺炎最有效的方法，对胰腺坏死的发现率达90%，并可判断胰腺有无坏死以及坏死的范围、大小等，有较高的诊断价值（表 2-2）。

表 2-2　急性胰腺炎的 CT 分级

级别	得分	CT 表现
A	0	胰腺及胰周间隙正常
B	1	局灶性或弥散性胰腺肿大或不均匀（包括轮廓不规则、密度不均匀、胰管扩张、局限性积液）
C	2	胰腺病变＋胰周脂肪模糊或条状影
D	3	胰腺病变＋单个边界不清的积液
E	4	胰腺病变＋多个边界不清的积液或胰腺内或胰周积气

（3）MRI 检查：MRI 诊断急性胰腺炎主要取决于有无胰腺形态改变以及胰周的渗液等，许多征象与 CT 相近。

(五)治疗原则

急性胰腺炎的治疗原则是减少及抑制胰腺分泌,抑制胰酶活性,纠正水、电解质紊乱,维持有效血容量及防治并发症。

1.内科综合治疗

(1)禁食、胃肠减压:轻症者禁食 2～3 天,重者视病情发展而定。禁食是减少胰腺分泌的重要措施,可有效缓解胃潴留和肠麻痹,减轻恶心、呕吐、腹痛症状,也可使胰腺处于休息状态。

(2)补充血容量:每天补液 2000mL 以上。由于禁食和胃肠减压,以及重症急性胰腺炎腹腔内大量液体渗出,可使血容量明显减少,必要时给予血浆、白蛋白以提高胶体渗透压,维持循环的稳定。

(3)纠正水、电解质紊乱和酸碱平衡失调:由于重症急性胰腺炎患者体液和电解质大量丢失,在补液过程中应密切监测电解质变化和酸碱平衡失调情况。注意微量元素和维生素的补充,积极做好电解质紊乱的预防和对症处理。

(4)防治感染:急性胰腺炎本属无菌性炎症,但可有胆道疾病或疾病发展过程中继发感染,这也是重症急性胰腺炎患者死亡的重要原因。因此,应使用抗生素控制胆道感染、预防继发感染。发生感染后应针对培养出的菌种和药物敏感试验结果选用有效的抗生素。用药过程中要注意考虑到二重感染的发生。

(5)抑制胰酶分泌:胰腺腺泡内胰蛋白酶的活化是 AP 的始动环节,生长抑素及其类似物(奥曲肽)可以通过直接抑制胰腺外分泌而发挥作用。质子泵抑制剂(PPI)或 H_2 受体拮抗药可通过抑制胃酸分泌而间接抑制胰腺分泌,还可以预防应激性溃疡的发生,如泮托拉唑、兰索拉唑等。

(6)抑制胰酶活性:胰蛋白酶活化后将激活各种蛋白水解酶,造成胰腺实质和周围器官的损伤。蛋白酶抑制剂(乌司他丁、加贝酯)能够广泛抑制与 AP 进展有关胰蛋白酶、弹性蛋白酶等的释放与活性,还可稳定溶酶体膜,改善胰腺微循环,减少 AP 并发症,主张早期足量应用。

(7)营养支持:MSAP 患者建议尽早启动肠内营养支持。营养治疗的原则:减少胰液分泌,防止炎症和坏死继续发展;禁食条件下提供有效的营养物质,尽可能降低分解代谢,预防和减轻营养不良;通过特殊营养治疗及合理的肠内营养,降低炎症反应,改善肠黏膜屏障功能,预防肠源性感染和多器官功能障碍综合征的发生。肠内营养的途径建议通过内镜引导或 X 线引导下放置鼻腔肠管。

(8)解痉镇痛:疼痛剧烈时考虑镇痛治疗。在密切病情观察下,可注射盐酸哌替啶(杜冷丁)。不建议使用吗啡或抗胆碱药,如阿托品、山莨菪碱等,因前者会收缩 Oddi 括约肌,后者则会加重肠麻痹、肠梗阻症状。

(9)中药治疗:大黄经胃管注入或灌肠对胰腺细胞有保护作用,并可加强肠蠕动,解除肠麻痹,清除肠内有毒物质。腹部外敷芒硝,有利于减少腹腔内炎性渗出,促进炎症消散。

(10)早期血滤治疗:对于重症急性胰腺炎,发病特别迅猛,发病 24 小时内就出现多器官功能障碍,临床上称之为暴发性胰腺炎,此时可考虑血液净化。通过早期血液持续性滤过可以清除和调整全身循环内炎症介质而改善多器官功能障碍和阻断胰腺进一步坏死。

(11)内镜治疗:是胆源性胰腺炎治疗的重大突破。通过取石、碎石,使胰胆管内压力迅速下降,腹痛缓解,减轻胰腺炎症状。但一定要严格把握适应证和禁忌证,操作中要谨慎,以免加重疾病发展。

2.外科手术治疗

重症急性胰腺炎内科治疗效果不佳的情况下可行手术治疗,其主要目的一是除去病因,如胆道结石等;二是处理胰腺病变,如清除和引流腹腔渗液,去除胰腺坏死、感染的组织等。

(六)常见护理问题

1.组织灌注量改变

(1)相关因素:与呕吐、禁食、胃肠减压,重症急性胰腺炎有出血、坏死,腹腔、腹膜后有大量渗液,坏死组织、感染毒素促使大量血管活性物质产生,血管通透性增加等有关。

(2)临床表现:可表现为脉搏加快、血压降低、呼吸加快、面色灰白、表情淡漠或烦躁不安、出冷汗、肢端厥冷、少尿等症状。严重者出现发绀、呼吸困难、谵妄、昏迷、血压测不到,无尿、尿素氮(BUN)>100mg/dL、肾衰竭等休克症状。

(3)护理措施。

动态观察血压、心率和呼吸频率、神志、尿量、皮肤黏膜色泽及弹性有无变化,观察有无口干及出汗。监测血氧饱和度和血气分析。进行血流动力学监测,如动脉压、中心静脉压(CVP)的监测等。

及时补充有效循环血量:对于重症急性胰腺炎患者,根据CVP的动态变化确定输液速度和补液量。CVP<0.49kPa(5cmH_2O)提示血容量不足,应及时补液。补液种类为复方氯化钠溶液、5%葡萄糖氯化钠溶液、5%~10%葡萄糖溶液、右旋糖酐40、白蛋白、血浆或全血。如无心肺疾病,输液速度可加快,尽快补已丢失的血容量,还要补充扩大的毛细血管床,一般会明显超过估计的液体损失量。

减少胰腺坏死与渗出:原发病的治疗是休克治疗的根本,胰腺坏死和渗出减少,体液的丢失液相应减少,有利于循环血量的补充,同时也会减少炎性细胞因子对血管的作用。

准确记录出入量,监测肝肾功能,维持水、电解质平衡,纠正水、电解质紊乱和酸碱失衡。

2.营养失调:低于机体需要量

(1)相关因素:急性胰腺炎为高分解代谢性疾病,尤其是重症急性胰腺炎易造成营养失调。营养状态的好坏,直接关系到机体的抗病能力以及救治成功率。

(2)临床表现:表现为消瘦、胰腺脓肿、败血症全身感染症状等。

(3)护理措施。

在对重症急性胰腺炎患者进行营养治疗时,需根据治疗目标,即能量正氮平衡来进行密切监测。

对于重症急性胰腺炎患者,目前主张采用阶段性营养支持,即先肠外营养,根据患者的个体情况,将所需的营养物质配制到营养大袋内,由中心静脉输入;然后肠外营养与肠内营养并用,即肠外营养的同时联合肠内营养;最后是全肠内营养的过程,所有营养素均从肠内供给,并根据患者的适应情况由管饲改为口服,从流质逐渐过渡到少量脂肪、适量蛋白质等易消化饮食。肠内营养剂型先采用短肽类制剂,再过渡到整蛋白类制剂。无论是静脉、管饲还是口服治疗,每天根据患者的身高和体重计算能量,供应量必须足够。氨基酸、糖类和脂肪比例根据病情的严重程度进行调整。

重症急性胰腺炎患者肠内营养管饲宜选择螺旋鼻腔肠管。有研究表明,食物分解产物可刺激胃、肠黏膜,使促胰液素的分泌量增加,但食物距幽门越远,刺激作用越少。经空肠给予要素饮食可避免头、胃、肠三相的胰腺分泌,使胰腺保持静止修复状态,符合胰腺炎治疗的要求。置管前做好患者的解释工作,协助患者采取坐位或半坐位。当插管进入咽喉部时可让患者喝少量的水,以便管道顺利进入食管到达所需位置。为了避免管道在胃内打圈,可在插管前和拔除引导钢丝前在管腔内注入冰开水 20mL。置管后在鼻外固定留有 15cm 空余,肌内注射甲氧氯普胺,嘱患者取右侧卧位,让鼻肠管随胃蠕动顺利通过幽门进入十二指肠至空肠。如无胃动力的患者可直接在 X 线透视和内镜帮助下送至所需位置。如空肠管头端超过十二指肠悬韧带 30～40cm 则开始提供营养。

加强鼻腔肠管的日常护理:为避免发生管腔堵塞并确保正常使用,每次暂停输注时,用 25～50mL 冷开水冲洗管道,平均 8 小时冲洗管道一次。鼻饲液温度应控制在 36～41℃,冬季可用温控器或热水袋焐于管周以提高输注液的温度。夏季要防止气温过高导致营养变质。经常巡视观察,多倾听患者主诉,调节合适的滴速,速度太快易发生不耐受症状,如腹胀、腹泻、恶心、欲吐等。肠内营养遵循量由少到多、浓度由低到高、速度由缓到快的原则,逐渐达到患者所需的量及浓度要求。妥善固定管道,防止扭曲、滑脱。

做好患者营养评估,定时监测血、尿糖,血电解质及肝肾功能变化;准确测量体重;记录 24 小时出入量及大便的量和次数,留尿测氮平衡以评价肠内、外营养效果。

3.疼痛

(1)相关因素:主要是由胰腺包膜的肿胀、腹膜后的渗出、化学性腹膜炎和胰胆管的堵塞和痉挛所致。

(2)临床表现:疼痛以中上腹及左上腹为主,并向腰背部放射。疼痛持续时间较长,并由于胰腺出血坏死、大量液体渗出,引起全腹痛。

(3)护理措施。

倾听患者主诉,及时进行疼痛评估,了解疼痛的部位、强度、性质、持续时间、发生规律等,做好记录,及时报告医师。

遵医嘱给予禁食、禁水及胃肠减压,抑制胃酸分泌,从而减少对胰腺的刺激,使胰腺处于休息状态。合理安排施他宁、善宁等药物静脉注射速度,持续抑制胰腺分泌。采用中医药治疗,如腹部外敷芒硝,有利于减少胰腺渗出;中药大黄经胃管注入及灌肠以通肠、保护胰腺细胞。中医治疗有助于从根本上控制疾病发展从而减轻疼痛症状。

根据患者疼痛程度遵医嘱给予肌内注射镇痛药物,如布桂嗪、盐酸哌替啶等,观察镇痛效果和生命体征有无变化,并做好疼痛评估。必要时遵医嘱给予 PCA 泵镇痛。

安慰鼓励患者,告知疼痛发生的原因,解除其紧张情绪。各项操作应轻柔。协助患者采取舒适体位,并采取转移其注意力的方法减轻其疼痛症状。

确保胃管的在位通畅,达到有效吸引。加强留置胃管的舒适护理。有研究表明,长期留置胃管对鼻腔、食管黏膜均将造成一定程度的损伤,如黏膜水肿、充血、糜烂。给予复方薄荷滴鼻剂滴鼻,3～4 滴/次,3 次/d,同时口服液状石蜡每次 10mL,3 次/d,对鼻腔及食管黏膜损伤有积极的防护作用。

严密监护,做好安全防护。必要时给予上、下肢的约束,防止其疼痛期间自行拔出各管道,从而增加反复插管的痛苦。

4.潜在并发症:系统性并发症

(1)相关因素:重症急性胰腺炎,由于胰腺组织大量坏死、渗出,胰腺炎症介质或坏死产物进入血液循环,可造成多器官功能障碍。

(2)临床表现:肺间质水肿或成人型呼吸窘迫综合征(ARDS);低血压和休克;急性肾衰竭;弥散性血管内凝血(DIC);胰性脑病;消化道出血;心律失常、心功能不全等。

(3)护理措施。

严密监测生命体征的变化,尤其呼吸和血氧饱和度。持续予以吸氧,纠正低氧血症是ARDS治疗的首要任务。早期轻症者吸入高浓度氧(50%以上),维持 PaO_2 在 60mmHg 以上。上述治疗无效或重症患者应采用机械通气,通常采用呼气末正压通气(PEEP)。PEEP 能改善 ARDS 的换气功能。

准确记录患者的出入量,监测肾功能。重症急性胰腺炎患者中有 20% 左右出现肾衰竭,病死率高达 80%。在纠正或排除血容量不足、脱水后,每天尿量<400mL,血肌酐和 BUN 进行性升高,考虑急性肾衰竭。在减少胰腺进一步坏死、渗出,合理补充血容量,改善肾功能的基础上给予血滤治疗可提高救治成功率。

由于大量炎性介质释放损害心肌,造成心肌收缩力下降,导致心力衰竭,同时也会引起各种类型的心律失常。连续心电监护,及早发现心律失常及其先兆。合理安排输液次序和速度。如患者出现呼吸困难、咳嗽、咯血、失眠,肺底听诊有湿啰音伴哮鸣音时,给予坐位或半卧位,按医嘱给予镇静、利尿、血管扩张药、强心药、皮质激素等药物治疗,高流量吸氧 6~8L/min,加用乙醇湿化,通过吸入 20%~30% 乙醇湿化的氧气,降低肺泡泡沫的表面张力,使泡沫破裂,从而改善通气。加强心理支持,保持环境安静舒适,温度适宜,避免不良刺激。

密切观察患者神志变化。如患者出现很难用现有证据解释的精神异常、定向力障碍,或有幻想、幻觉、躁狂状态等时,应考虑是否有胰性脑病的发生。除按医嘱给予神经营养药外,还要加强安全防护,使用床栏、约束带,专人陪护。

注意观察患者皮肤、黏膜、牙龈、伤口及穿刺部位有无出血及瘀斑,检查患者分泌物和排泄物的颜色、性状、量,观察有无出血症状。监测肝功能和凝血状况,积极防治 DIC 的发生。

重症急性胰腺炎起病急,变化快,并发症多,治疗护理量大,因此需要业务素质较高的护理人员护理。护士应扎实地掌握基础理论和专科知识,熟练操作各种监护仪和呼吸机等急救仪器,能及时发现病情变化,正确分析监护结果,为医师诊断和制订治疗方案提供有价值的信息。

5.有感染的危险

(1)相关因素:肠道细菌和内毒素移位是导致重症急性胰腺炎并发感染、脓毒血症和死亡的重要原因之一;各种侵入性导管,如气管插管、中心静脉管、腹腔灌洗引流管、导尿管的留置均会增加感染的机会。有研究表明,重症急性胰腺炎死因主要是胰腺及胰周组织的继发感染及导管相关感染的发生。因此,必须加强重症监护病房的感染预防。

(2)临床表现:体温升高,可呈持续高热;体温保持在 38.5℃ 左右,不升不降;体温不升,保持低体温。呼吸明显加快。窦性心律过速或过缓,并可出现不同程度的心律失常。血压下降,甚至休克。

（3）护理措施。

严密观察体温变化,定期遵医嘱查血、尿、粪、痰、引流液的细菌及真菌培养。血培养采动脉血可提高阳性检出率。

遵医嘱使用佳乐同欣、甲硝唑、特治欣等药物抗感染,掌握给药时间、剂量,使用时应现配现用,注意观察药物的不良反应。

加强生活护理:勤翻身叩背,教会患者有效咳嗽,促进痰液的排出,必要时按医嘱给予雾化吸入。口腔护理每天2～3次,观察口腔黏膜有无破溃、白斑,可用2.5％碳酸氢钠溶液预防口腔真菌感染。会阴护理每天2次,对于肥胖、出汗较多或分泌物较多的患者可用妇炎洁清洗。灌肠后大便次数增多的患者要注意加强肛周护理。

控制院内感染的发生,严格无菌操作。定期更换各种导管、延长管、套管、肝素帽、贴膜等。妥善固定各种管道,防脱出和污染。对于出现ARDS机械通气的患者,要加强呼吸机管道的护理,严格按流程和无菌要求操作。每班检查气囊充气量,防插管移位和气道漏气。保持呼吸道通畅,及时有效清除呼吸道分泌物。吸痰时避免吸引负压过大,以免损伤气道黏膜。每次吸痰时间不宜过长,不超过15秒,以免加重缺氧。

保持空气新鲜,每天紫外线消毒2次,定期监测监护室的空气培养。开窗通风时要注意保暖。每床床尾备有快速消毒液,提高医务人员对手消毒的依从性。出入监护室医务人员要更换鞋子,戴口罩。严格控制探视人员和探视时间,探视人员进入时穿上隔离衣、鞋套,戴口罩。卫勤人员定期擦拭,消毒地面、治疗车、输液架、床架、监护仪等。

早期肠内营养,减少肠道细菌易位,改善机体免疫功能。

6.有皮肤完整性受损的危险

（1）相关因素:与长期卧床、营养失调等有关。

（2）临床表现:骶尾部、背部、足跟等部位发生压疮。

（3）护理措施。①每班检查全身皮肤,做好评估,尤其受压部位有无红肿、破损,做好防范措施。②重症急性胰腺炎由于病程较长,组织易缺血缺氧,常规使用气垫床。③加强皮肤护理,每天擦身2～3次。保持衣裤、床单位清洁、干燥、平整。避免各种导线、导管受压造成皮肤损伤。使用便器时避免拖、拉、拽等动作。

7.焦虑

（1）相关因素:与起病急、病情重、病程长、担心预后有关。

（2）临床表现:烦躁、失眠、抑郁等症状。

（3）护理措施。①主动向患者及家属介绍该病的发病原因、治疗及预后等情况,在鼓励其增加信心的基础上告知家属和患者需配合的注意事项。②及时了解患者不同阶段的不同心理变化,有针对性地给予心理支持。③做各项有创检查和治疗时要用隔帘,尽可能减少不良刺激。④保持病房安静、舒适,温湿度适宜。⑤对于过度紧张、烦躁、疲劳、无法入睡的患者遵医嘱给予镇静药物,避免过多的氧消耗。

（七）健康教育

1.心理指导

急性胰腺炎患者发病前大多数平素体健,一旦发病心理承受能力差,尤其重症急性胰腺炎病情重、病程长、费用高,易出现悲观失望情绪。责任护士一定要细心观察,能时刻感受到患者的心理变化,有针对性地给予指导和心理支持,增加康复信心。同时,要多给予家属安慰、鼓励和帮助,有助于让患者能更好地配合治疗和护理。

2.饮食指导

(1)急性期:急性发作期需严格禁食,抑制胰腺分泌。轻症急性胰腺炎一般禁食3～5天。重症急性胰腺炎一般禁食时间较长,禁食期间遵医嘱给予肠外营养。

(2)恢复期:病情缓解、症状基本消失后,可给予无脂高糖类流质饮食,如果汁、米汤、菜汁等。禁食浓鸡汤、甲鱼汤、牛奶、豆浆等食物。病情逐渐稳定后饮食可逐渐增加,逐步采用低脂半流质、低脂软食。禁食高脂、高胆固醇食物,如肥肉、动物内脏及鱼子、蛋黄、油煎、油炸食品等,禁辛辣、刺激性食物或调味品等。戒烟、戒酒。

3.用药指导

(1)急性期:告知各种药物的作用及输注速度的要求,家属和患者不得随意调整,以免发生不良反应或无法达到药效。

(2)恢复期:按医嘱给予得酶通补充胰蛋白酶,嘱餐中服。

4.休息指导

急性期嘱患者绝对卧床休息,待病情稳定后,可在床边适当活动,活动量要循序渐进,以不感疲劳为宜。恢复期要劳逸结合,避免疲劳,养成良好的作息习惯。

5.出院指导

发放健康宣教单,告知恢复期注意事项,每2～4周复查1次,如有腹痛、体温升高等病情变化,随时就诊。遵医嘱按时服药。胆源性MAP恢复后应尽早行胆囊切除术,以防AP复发。胆源性MSAP或SAP患者,为预防感染,应推迟胆囊切除术至炎症缓解、液体积聚消退或稳定后实施。对酒精性胰腺炎,要劝患者戒酒。对高脂血症性胰腺炎,可用药物降脂并监控三酰甘油水平。

6.电话回访

出院1～2周由责任护士负责电话回访,指导患者和家属合理饮食、作息和服药,避免诱发因素,从而提高生活质量。

二、慢性胰腺炎

慢性胰腺炎(CP)是各种原因引起的慢性进行性胰腺炎症、纤维化、不可逆的胰腺损害从而导致内分泌和外分泌功能破坏。以组织学为基础,将慢性胰腺炎分为慢性钙化性胰腺炎、慢性阻塞性胰腺炎、慢性炎症性胰腺炎和自身免疫性胰腺炎。按病程可分为代偿期、进展期、失代偿期。发病率近年来有逐年升高趋势,可能与目前开展外分泌功能检查和多种影像学检查确诊的病例相对增加有关。

(一)病因与发病机制

慢性胰腺炎的病因复杂,还不十分清楚。在欧美等西方国家中,慢性胰腺炎主要病因是长期酗酒造成的酒精中毒,占慢性胰腺炎病因的60%～80%。在我国主要与胆道系统疾病有关。此外,急性胰腺炎、胰腺分裂症、自身免疫等因素在慢性胰腺炎的发生、发展过程中也有一定的作用。

1.慢性酒精中毒

慢性酒精中毒是西方国家引起慢性胰腺炎的主要病因。有报道大量饮酒者(饮酒量在100g/d以上)慢性胰腺炎发病率明显升高。目前随着人们生活水平的提高、乙醇消耗量的增加,发病率有所上升。乙醇引起慢性胰腺炎的主要机制可能为乙醇刺激胰腺分泌增加,使胰腺对胆囊收缩素(CCK)的敏感性升高,胰液中胰酶和蛋白质含量升高,钙离子浓度增加,容易形成胰管内蛋白栓子造成胰管梗阻,损害胰腺组织;此外,乙醇也会直接损伤胰腺腺泡;乙醇还可引起胆胰壶腹括约肌痉挛,十二指肠乳头部炎性肿胀,胰液流出受阻。乙醇对胰腺的损害易使钙质沉着于脂肪坏死区形成钙化,所以酒精性慢性胰腺炎中胰腺钙化较多见。

2.胆道系统疾病

近年来我国研究资料表明,胆道系统疾病是我国引起慢性胰腺炎最主要的病因,这可能和我们国家的生活习惯、方式等有关。引起慢性胰腺炎的各种胆道系统疾病有急、慢性胆囊炎,胆管炎、胆石症、胆道蛔虫病,胆胰壶腹括约肌痉挛或功能障碍等。发病机制主要是炎症或结石所引起的胆总管开口部或胰管和胆管交界处狭窄、梗阻,使胰管胰液流出受阻,胰管内压力升高,导致胰腺腺泡、胰腺小导管破裂,损伤胰腺组织及导管系统;此外,胆胰壶腹括约肌功能障碍,乳头肌持续痉挛狭窄,也可引起胰液流出不畅,胰液潴留形成慢性胰腺炎;胆道蛔虫等寄生虫如钻入胰管或胆总管下端,虫卵刺激等亦可造成胰管炎症及梗阻,形成慢性炎症。

3.急性胰腺炎和胰腺外伤

急性胰腺炎与慢性胰腺炎的主要区别在于致病因素去除后,急性胰腺炎的胰腺组织和功能可完全恢复正常,而慢性胰腺炎则会导致胰腺组织和功能慢性持续性损害。但是,重症急性胰腺炎合并有胰腺假性囊肿或胰腺外伤后感染形成胰腺脓肿,均可导致胰腺不可逆损伤,逐渐发展为慢性胰腺炎。

4.胰腺分裂症

胰腺分裂症是一种胰腺发育过程中主、副胰管未融合的先天性发育不全,人群中的发生率为5%～7%。由于主胰管引流胰头部少量胰液,大量胰液由副胰管通过副乳头排出,故容易导致胰液引流不畅而发生胰腺炎。近年来,研究认识到特发性胰腺炎中有10%～30%的是胰腺分裂症引起的。

5.遗传性胰腺炎

遗传性胰腺炎是一种常染色体显性遗传性疾病,在我国较少见,常在儿童期发病。临床表现主要是反复发作的上腹部疼痛,常有高脂血症。遗传性胰腺炎逐渐演变为慢性胰腺炎,胰腺可广泛纤维化,伴多发胰管狭窄,可有胰管结石。

6.高钙血症

研究表明,血液中钙浓度升高可刺激胰腺分泌胰酶,持续的高钙血症也会过度刺激胰腺腺泡而导致胰腺炎。高钙血症会降低胰管和组织间隙的屏障作用,使钙离子更多地渗入胰液中,胰液中钙离子浓度的升高易在碱性胰液中形成沉积,造成胰管结石。胰腺实质中钙浓度升高也易激活胰酶造成胰腺炎反复发作。因此,高钙血症是慢性胰腺炎的好发因素。

7.热带性胰腺炎

营养不良是热带性胰腺炎的重要发病因素,主要见于非洲和某些亚洲热带国家儿童,我国较少见。蛋白质摄入严重不足时,胰腺腺泡内酶原颗粒减少,导致腺体萎缩纤维化,形成慢性胰腺炎。

8.其他因素

近年来认为慢性胰腺炎可能与某些免疫疾病有关,如系统性红斑狼疮、原发性硬化性胆管炎、炎性肠病及其他自身免疫性疾病可合并慢性胰腺炎。但具体发病机制目前还不清楚。

(二)临床表现与诊断

1.临床表现

轻度慢性胰腺炎无明显特异性。中重度慢性胰腺炎可有多种典型的临床症状。

(1)腹痛:是慢性胰腺炎最突出的症状,60%~90%的患者有不同程度的腹痛。疼痛多在中上腹或左上腹,也可在右上腹。疼痛开始为阵发性,可反复发作,呈隐痛或钝痛,随病情加重可发展为持续性刺痛或剧痛,平卧位或进食后躺下疼痛加重,前倾俯坐或屈膝,腹部抱枕时疼痛可缓解。

(2)消化不良症状:慢性胰腺炎大多数有腹胀、腹泻、食欲缺乏、恶心、嗳气、乏力、消瘦等症状。由于胰腺外分泌功能不全,分泌胰酶减少,对食物消化吸收功能减退。另因进食后腹痛加剧,易使患者食欲下降,脂肪和蛋白质吸收差,长期会导致体重下降,明显消瘦。重度慢性胰腺炎常有脂肪泻,大便3~10次/d,量增多,呈泡沫状,有酸恶臭味,显微镜下可见脂肪滴。

(3)黄疸:由于我国慢性胰腺炎合并胆道疾病较多,在临床上常见有黄疸,以直接胆红素升高为主。引起黄疸的原因主要为胰头肿大压迫胆总管、胰腺假性囊肿和纤维化肿块压迫胆道等,也可因胆石症、胆道感染所致。

2.并发症

(1)糖尿病:是最常见的并发症。慢性胰腺炎可导致胰腺外分泌功能不足,胰岛素分泌不足,血糖升高。国外报道称30%~80%的慢性胰腺炎合并糖尿病。

(2)腹块:慢性胰腺炎可合并胰腺假性囊肿,有部分患者腹部可触及包块,多在中上腹,急性发作时可有压痛。少部分患者腹部可听到血管杂音,常在左上腹或脐上偏左闻及,这是由胰腺纤维化肿块或胰腺囊肿压迫脾静脉所致。

(3)腹水:慢性胰腺炎患者有的可出现腹水,常由胰腺囊肿及炎症刺激腹膜所致,腹水量多少不一,蛋白质含量常较高,腹水淀粉酶可明显升高。如显著高于血淀粉酶可诊断为胰性腹水。长期重症慢性胰腺炎营养状况差,可出现低蛋白血症及全身水肿。

(4)上消化道出血:慢性胰腺炎可合并上消化道出血,出现呕血和黑粪症状。主要原因与胰腺纤维化、胰腺囊肿,压迫脾静脉或有门静脉血栓形成导致门静脉高压症有关,也可与合并消化性溃疡、出血糜烂性胃炎导致呕血和黑粪有关。

3.诊断

慢性胰腺炎临床表现无特异性,诊断较困难,确诊率与典型的病史、病因、症状、体征、影像学及内镜检测等关系密切。对于反复发作或持续性上腹部疼痛,伴有明显消瘦、脂肪泻、糖尿病,结合发作时血淀粉酶升高,可考虑此病。影像学检查可发现胰腺特征性的损害,实验室检查示胰腺外分泌功能异常。

（1）影像学检查。

X 线检查：部分患者在腹部平片时可见沿胰腺分布的钙化斑点或结石，是诊断慢性胰腺炎的重要依据。

超声检查：体表 B 超(US)检查可见胰腺增大或缩小、回声增强、胰管不规则扩张。超声内镜(EUS)检查能观察到整个胰腺，图像清晰。CP 代偿初期影像学检查诊断困难，EUS 可见胰腺回声不均，散在点状、斑状强回声，胰实质分叶状改变和不规则包膜可能有早期诊断的价值。胰管内超声(IDUS)可更清晰地观察胰腺，包括胰管及胰腺实质的变化，不仅能显示胰管扭曲或扩张，而且由于探头的高分辨率和直接插入胰管，使胰实质的细微变化和胰管分支的情形有效显示。

CT 检查：早期实质改变及对小胰管的影响，CT 不能发现，但对于终末期及疾病并发症能够进行高度可信的评估。通过口服及静脉注射对比造影剂螺旋 CT 技术及薄层 5mm 扫描优化扫描技术，胰腺可以完全显示。动态 CT 扫描对于主胰管扩张显示具高度敏感性，并显示胰管结石和胰腺假性囊肿。

MRI 检查：胰腺呈弥散性或局限性肿大，晚期胰腺体积萎缩。MRI 可发现大于 1cm 的钙化灶，出现假性囊肿则呈清楚的低信号强度。可观察到主胰管不规则扩张、粗细不均匀、扭曲，或呈囊状、串珠状扩张。

内镜下逆行性胰管造影（ERCP）：在所有影像学方法中对于慢性胰腺炎诊断及分期，ERCP 是一个金标准，可清晰地显示胰管扩张等改变。

（2）实验室检查。

胰腺外分泌功能检查：有关检查项目较多。可以通过粪便进行脂肪定量、定性和相关酶的测定。也可以通过直接或间接刺激法，测定不同时间内十二指肠内或血液中胰液和胰酶含量的变化，此类方法包括口服合成多肽-N-苯甲酸-对氨基苯甲酸(BT-PABA)试验等。

促胰液素试验或促胰液素-促胰酶素试验：促胰液素及促胰酶素能兴奋胰腺外分泌。空腹插入特制双腔十二指肠管，分别收集空腹及静脉注射促胰液素或促胰液素和促胰酶素后一定时间内的十二指肠液，测定总分泌量、重碳酸盐和酶（淀粉酶、脂肪酶、胰蛋白酶等）活性。慢性胰腺炎时胰液分泌总量、重碳酸盐和酶活性均降低。

（三）治疗原则

慢性胰腺炎的治疗主要包括非手术治疗和外科手术治疗。其主要目的是缓解临床症状，改善胰腺功能，促进胰液引流和避免复发。

1.非手术治疗

（1）病因治疗：是慢性胰腺炎治疗的基础环节，如酒精性 CP 患者应完全戒酒。胆道疾病引起的 CP 应积极治疗胆道结石或炎症，解除梗阻。

（2）去除诱因：对高脂血症者应控制饮食，必要时降血脂治疗。避免暴饮暴食。

（3）胰酶替代治疗：治疗胰腺外分泌功能不足症状，主要采用胰酶替代疗法。胰酶制剂通过参与胰腺外分泌的负反馈抑制，有助于缓解疼痛。

（4）对症治疗：以疼痛为主要表现者，可给予非甾体抗炎药物或口服麻醉类药物，配合口服胰酶制剂和制酸剂。严重吸收不良时应注意补充营养，可考虑要素饮食或全胃肠外营养，对长期脂肪泻患者还应注意补充脂溶性维生素(维生素 A、维生素 D、维生素 K)及维生素 B_{12}、叶酸,适当补充铁剂、钙剂及各种微量元素。

(5)内镜介入治疗:胰管狭窄、结石梗阻是慢性胰腺炎常见的形态学改变,可引起腹痛及胰腺炎的反复发作。近年来,有多种内镜介入治疗方法应用于胰管狭窄、结石的治疗。根据胰管显像情况选择不同的治疗方法,如胰管括约肌切开(EPS)和胰管扩张、乳头括约肌切开术(EST)、胰管支架置入术、胰管结石取出术、胰腺假性囊肿引流术等。内镜治疗的目的在于解除胰管梗阻,进而缓解胰管内高压引发的临床症状,从而改善患者的胰腺外分泌功能。

(6)体外震波碎石(ESWL):利用冲击波从体外将人体内的结石击碎,变成细小的碎块,以利排出体外。对于胰管结石较大、嵌顿于胰管内或合并胰管狭窄者,ESWL 联合内镜下取石,可提高取石和胰管内置入支架成功率。

2.外科手术治疗

对于有疼痛但胰管不扩张、胰腺组织纤维化尤其是钙化的 CP 患者,不适合做引流而应改为胰腺切除术。切除目的在于消除炎症、纤维化区域及减少胰液的分泌和神经冲动引起的疼痛。

(四)护理问题

1.疼痛

(1)相关因素:CP 的疼痛机制是多因素的,主要可能是胰管和胰组织的压力升高,胰腺病变刺激周围神经丛,胰腺周围纤维化及粘连牵拉神经节有关神经损害等因素。

(2)临床表现:持续或阵发性上腹痛,进食后疼痛加重,喜抱枕屈膝。

(3)护理措施。①加强巡视,做好生活护理,给予心理支持。②观察患者疼痛的性质、持续的时间及伴随症状,认真做好疼痛评估,及时告知医师。③按医嘱给予各项镇痛药物。应用镇痛药要根据患者的具体情况选用不同类药物,对烦躁不安、睡眠不佳的患者可配合用安定类镇静药,对非甾体抗炎镇痛药有效的患者也要注意可能损伤胃黏膜的不良反应。布桂嗪(强痛定)也有较好的疗效,口服曲马朵、吗啡镇痛效果较好,但要注意可能出现的并发症。镇痛药物选用应注意以下几点:尽量选用小剂量非成瘾性镇痛药;积极配合其他治疗;症状缓解及时减药或停药,尽可能间歇交替用药;警惕镇痛药成瘾或药物依赖,避免长期用成瘾性镇痛药。④口服足量胰酶制剂可减少胰腺分泌,临床常选用得酶通胰酶制剂,能有效缓解疼痛,嘱患者就餐时服用。⑤对于证实有主胰管狭窄伴分支扩张的患者,可在内镜下行胰管支架置入术。介入治疗前,要加强交流沟通,耐心细致地做好解释工作,让患者了解自己疾病的症状是胰管狭窄导致胰液引流不畅所致,放置支架后能很好引流胰液,达到缓解疼痛的目的。a.术前准备:完善各项常规检查,严格掌握适应证和禁忌证;抽血验血型、交叉配血及备血;嘱患者空腹8 小时以上;穿着符合 X 线检查的规定和要求,去除佩戴的金属物品或影响检查的衣物;右手留置静脉套针,以便术中用药;口服胃镜胶,麻醉润滑咽喉部并去除胃内泡沫;协助患者躺于 X线检查台,取左侧卧位;术前肌内注射或静脉注射山莨菪碱或丁溴东莨菪碱,减缓肠蠕动,使十二指肠处于低张状态,便于医师操作,也便于图像清晰;可酌情应用地西泮或哌替啶,以缓解患者紧张情绪。b.术后观察及护理:嘱患者绝对卧床休息 24 小时;禁食 1 天,待次日血淀粉酶正常,无呕吐、腹痛等不适,可给予低脂流质饮食,逐步改为低脂半流质至软食;监测生命体征,注意观察血压、体温、脉搏、意识,有无黑粪、腹痛等情况,及早发现可能出现的并发症并及早处理;常规给予酚磺乙胺、氨甲苯酸、氧氟沙星等止血、抗感染治疗;加强巡视,做好生活护理,及时满足患者生活需求。

2.营养失调:低于机体需要量

(1)相关因素:胰腺炎可导致高代谢反应,增加分解代谢。疼痛加重期间,饮食摄入减少。CP患者的外分泌功能障碍,消化酶分泌不足,蛋白质、脂肪、糖类的吸收差,维生素、微量元素缺乏。约60%的患者有糖耐量异常。

(2)临床表现:消瘦,50%患者伴有糖尿病,可出现夜盲症、皮肤粗糙、肌肉无力、出血倾向。大便恶臭,有泡沫,常有脂肪泻。

(3)护理措施。急性发作期的营养治疗:禁食,静脉输液,每天补液量在3000mL左右,根据血生化监测及时补充电解质、维生素和微量元素。随病情好转,给予清淡流质饮食,包括米汤、藕粉、果汁,逐渐过渡到低脂、适量蛋白质、多维生素半流质饮食,继而过渡到能量充足、适量蛋白质、脂类与糖类分配合理的软食。

3.焦虑

(1)相关因素:疾病迁延不愈、反复发作,疼痛影响睡眠,担心预后等因素。

(2)临床表现:常表现为烦躁不安或情绪低落、沉默寡言,睡眠质量差。

(3)护理措施:多倾听患者主诉,根据患者的具体情况采取不同的疏导方法。告知患者CP虽然是慢性疾病,但可有效控制症状,提高生活质量,目前有很多有效的治疗方法,如胰酶替代治疗、内镜介入治疗或外科手术治疗等。调整患者的饮食结构和生活规律,减少发作的次数和减轻疼痛的症状,勿长期依赖镇痛药,防止胃黏膜损害、便秘、尿潴留及成瘾等症状发生。

(五)健康教育

1.心理指导

向患者及家属介绍CP病因、诱因、主要临床表现及目前该疾病的诊治进展,让患者了解内镜介入治疗或外科手术治疗的时机和意义,以减少不必要的顾虑。疼痛发作时多给予关心、鼓励,嘱患者卧床休息,稳定情绪,采取放松疗法,配合药物解痉、镇痛,缓解症状。

2.胰管支架置入术后指导

对于胰管支架置入后的患者要针对可能出现的远期并发症,如支架移位、支架阻塞及胰管形态改变等提供相关医疗知识信息。

(1)支架移位:移位亦可能与支架的物理特性和胰管的解剖有关。支架移位后患者常有轻、中度持续腹痛伴恶心、呕吐。一旦发生,需及时与主诊医师联系,经内镜方法取出。嘱患者避免剧烈运动。

(2)支架阻塞:胰管支架放置后6个月内阻塞的发生率可达50%。阻塞物多为细胞碎屑、钙碳酸盐结晶、钙胆红素盐及细菌等的混合物。支架阻塞时,可表现为反复发作性腹痛、胰腺炎或囊肿感染。支架放置后应密切随访,一旦腹痛发作或MRCP显示支架上方主胰管扩张提示内支架堵塞,需来院取出或更换。根据病情可定期更换支架(每3个月),支架更换由细到粗,待狭窄恢复、胰液引流通畅可结束支架放置。

(3)胰管形态改变:长期胰管内支架引流可导致胰管不规则、变窄、侧支胰管扩张以及胰管周围纤维化、萎缩等形态学改变,类似慢性胰腺炎。去除支架后多数会恢复正常。

3.饮食指导

戒烟、戒酒。饮食要有规律,宜清淡,适时、适量,防暴饮暴食,避免生冷、刺激性、产气较多食物,避免油煎、油炸、高脂肪、高胆固醇食物。每天能量供给在 2500～3000kcal,脂肪摄入量 50g/d,蛋白质 100～120g/d,糖类 300g/d,及时补充脂溶性维生素、微量元素。若患者有糖尿病,则按糖尿病的基本饮食处理。

4.用药指导

CP 患者腹痛常剧烈难忍,应综合积极治疗。服用胰酶制剂、制酸剂,根据患者具体情况,加用镇静药(安定类)、解痉药(颠茄、山莨菪碱)等提高镇痛效果。部分 CP 患者有弥散性胰腺病变导致 B 细胞广泛破坏引起的胰源性糖尿病,属继发性特异性糖尿病导致的胰岛素分泌不足,应在一般治疗和饮食治疗的基础上使用胰岛素,其使用原则参照糖尿病的治疗。

5.出院指导

劳逸结合,避免劳累、紧张情绪。掌握饮食原则,定期复查或更换支架。支架置入术后避免剧烈运动,以免造成支架移位或脱落。遵医嘱服药,如出现腹痛、恶心、呕吐,血、尿淀粉酶升高及时来院就诊。

第八节　血液透析患者的护理

血液透析(HD)是根据膜平衡原理将患者血液与含一定化学成分的透析液同时引入透析器内,在透析膜两侧流过,分子透过半透膜做跨膜移动,达到动态平衡。患者体内积累的小分子有害物质得到清除,人体所需的某些物质也可由透析液得到补充,从而纠正体内电解质紊乱,维持酸碱平衡。

一、适应证

(一)急性肾衰竭

(1)凡高分解代谢者(血尿素氮每日增长 17.85mmol/L)立即进行透析。

(2)非高分解代谢者,但符合下述第一项并有其他任何一项者,即可进行透析:①无尿或少尿 48 小时以上;②血尿素氮$\geq$35.7mmol/L(100mg/dL);③血肌酐$\geq$884μmol/L(10mg/dL);④血钾 $\geq$6.5mmol/L(6.5mEq/L);⑤血浆$<$15mmol/L,CO_2 结合力$<$13.4mmol/L(35Vol%);⑥有明显水肿、肺水肿、恶心、呕吐、嗜睡、躁动、意识障碍;⑦输血或其他原因所致溶血、游离血红蛋白$>$12.4mmol/L。

(二)慢性肾衰竭

①内生肌酐清除率$<$10mL/min;②血尿素氮$>$28.6mmol/L(80mg/dL),或血肌酐$>$707.2μmol/L(8mg/dL);③血尿酸增高伴有痛风者;④口中有尿毒症气味,伴食欲丧失和恶心、呕吐等;⑤慢性充血性心力衰竭、肾性高血压或尿毒症性心包炎,用一般治疗无效者;⑥出现尿毒症神经系统症状,如个性改变、不宁腿综合征等。

（三）急性药物或毒物中毒

凡能够通过透析膜而被析出的药物及毒物，即分子量小、不与组织蛋白结合、在体内分布比较均匀、而不固定于某一部位者，均可采取透析治疗，如巴比妥类、甲丙氨酯（眠尔通）、甲喹酮（安眠酮）、副醛、水合氯醛、氯氮䓬（利眠宁）、海洛因、乙醇、甲醇、阿司匹林、非那西丁、对乙酰氨基酚（扑热息痛）、奎宁、环磷酰胺、异烟肼、砷、汞、铜、氟化物、溴化物、氨、内毒素、硼酸、四氯化碳、三氯乙烯以及链霉素、卡那霉素、新霉素、万古霉素、多黏菌素等。

二、禁忌证

血液透析无绝对的禁忌证，相对禁忌证为：①休克或低血压；②严重的心肌病变导致的肺水肿及心力衰竭、严重心律失常；③严重出血倾向或脑出血。

三、操作前准备

（一）血液通路

建立血液通路：进行血液透析的必要条件是建立血管通路，血液通路是血液从人体内引出，进入管道和透析器，再回到人体内的通路，是维持血透患者的生命线。

1.暂时性血管通路

用于紧急透析、内瘘未形成时。主要有动-静脉外瘘和中心静脉插管。动-静脉外瘘是将前臂的桡动脉和头静脉分别插管，在皮肤外将两者用硅胶管连接成"U"字形，形成动、静脉体外分流，但易脱落、出血、发生感染和血栓，现已少用。中心静脉插管是目前使用最频繁的临时血管通路，置入中心静脉（颈内静脉、锁骨下静脉、股静脉）插管后可立即使用。

2.永久性血管通路

主要有动-静脉内瘘，是最常用的永久性血管通路，外科手术将动脉与静脉直接吻合（常是将桡动脉与头静脉吻合）后，动脉中血流进入静脉血管，使吻合口附近静脉管壁动脉化，慢慢膨大鼓起，可用作动脉血管穿刺。动-静脉内瘘需要术后2周后才能使用，如保护得当，可以长期使用。

（二）肝素的应用

血液透析中需用肝素抗凝。

常规肝素化：适用无出血倾向、无心包炎的患者。首次剂量为15～20mg，以后每小时10mg。

边缘肝素化：适用于有轻中度出血倾向、有心包炎的患者。首次剂量为6～8mg，以后每小时5mg。

局部肝素化：适用于有严重出血倾向的患者。仅在透析器动脉端用肝素持续注入，而在透析器静脉端用鱼精蛋白中和肝素。

无肝素化：适用于高危出血患者。

四、并发症

血液透析时的并发症可分为两大类，技术性故障引起和透析疗法本身所带来的并发症。

（一）技术性故障引起，完全可以避免

1.透析膜破裂

常因静脉端突然阻塞、负压过大或透析器多次复用所致，此时可见透析液被血染。

2.凝血

肝素剂量不足、低血压时间长、血流量不足、血液浓缩、血流缓慢等均可诱发透析器及血液管道凝血。表现为血流缓慢、静脉压升高或降低，随后除气室内泡沫增多或管道内出现凝血块。

3.透析液高温

常因血液透析机加热器失控所致。

4.透析液配制错误

低渗性透析液可导致稀释性低钠血症，血清钠＜120mmol/L，临床表现为水中毒，如头痛、恶心、肌肉痉挛、丧失定向力、意识错乱、抽搐、溶血，伴有背痛与腹痛。高渗透析液可引起高钠血症、细胞脱水，表现为口渴、头痛、定向力丧失、木僵和昏迷。

5.硬水综合征

常因反渗机故障所致。透析液内钙、镁含量增加，出现高钙与高镁血症，表现为恶心、呕吐、头痛，血压升高，皮肤烧灼感、发痒、发红，兴奋和昏迷。

6.空气栓塞

①血泵前管道有破损；②透析液内有气体扩散到血液内；③肝素泵漏气；④空气捕捉器倾倒；⑤输血时将气体输入；⑥接管或溶解瘘内血栓时空气进入体内。临床表现以空气多少、栓塞部位而不同，可有胸痛、咳嗽、呼吸困难、烦躁、发绀、神志不清，甚至死亡。

7.发热

透析开始后即出现寒战、高热者，为管道污染或预充血人体内后引起的输血反应。透析1小时后出现的发热多为致热原反应。

8.病毒性肝炎

是维持性透析患者严重的感染并发症之一，并可在患者之间交叉传播。

（二）透析治疗所致的并发症

1.失衡综合征

一般在透析开始后1小时发生，迟者可在透析结束后数小时发生。轻者表现为头痛、呕吐、倦睡、烦躁不安、肌肉痉挛；中度者表现为扑翼样震颤、肌肉阵挛、定向力丧失、嗜睡；重者表现为精神失常、惊厥、木僵或昏迷。

2.低血压

透析中低血压多数与过量脱水、血容量急剧下降有关。在很短时间内过量的超滤，致使心排血量和输出量降低。另外，低氧血症、自主神经功能紊乱、长期低钠透析、醋酸盐透析、心血管功能不稳定、感染、透析膜或过敏性毒素，均可引起低血压。

3.高血压

是维持性血液透析患者常见并发症，常会导致心衰及死亡。高血压基本可分为"容量依赖性"和"肾素依赖性"两类。

五、血液透析患者的护理

(一)透析前护理

1.透析设备的准备

透析器是物质交换的场所,最常用的是中空纤维型透析器。中空纤维是由人工合成的半透膜,空芯腔内供血液通过,外为透析液。血液透析机可控制透析液的流量及温度、脱水量、血液的流量等,并具有体外循环的各种监护系统。护士应熟练掌握透析机的操作,且注意在开机后各项指标达到稳定后才能开始进行透析。透析设备还包括透析供水系统、透析管道和穿刺针、透析液的准备。透析液可分为醋酸盐和碳酸氢盐两类,首先配制成浓缩35倍的透析液,经机器稀释后流入透析器。

2.透析药品的准备

包括透析用药(生理盐水、肝素、5%的碳酸氢钠)、急救用药、高渗葡萄糖注射液、10%的葡萄糖酸钙、地塞米松及透析液等。

3.患者的准备

主要是血管通路的准备,如使用动静脉内瘘,应熟悉内瘘的穿刺和保护方法;如使用动静脉外瘘,应熟悉其使用方法,并注意观察导管有无滑脱、出血、栓塞、感染等情况的发生,保持导管的清洁无菌。另外,透析患者的营养问题也很重要,应注意补充蛋白质[摄入量为1.2~1.4g/(kg·d)]。此外,特别要控制摄入水量,即透析期间患者的体重增长不能超过2.5kg。由于尿毒症患者及家属对血透疗法很陌生,容易产生恐惧,心理压力大,因此应向患者及家属介绍和解释使其了解血透的必要性、方法及注意事项,透析前应尽量消除患者的恐惧和紧张心理。

(二)透析过程中的护理

1.血管通路的护理

(1)临时性血管通路:是在紧急血透时,因永久性血管通路未建立或尚未成熟时所采用的方法,包括颈内静脉插管术、锁骨下静脉插管术、股静脉插管术及直接动脉穿刺术等。

(2)永久性血管通路:它是将患者肢体邻近的动静脉通过外科手术吻合,使之成为血流通道,经过这个通道动脉血转流至静脉。

2.血透中机器的监护

血透机按其功能可分透析液供给系统、血循环控制系统及超滤控制系统。

(1)透析液供给系统及超滤控制系统主要的监护内容如下:透析液的电导度13.5~14.5ms/cm。透析液的温度36~37℃。具备漏血检测器功能,一旦透析破膜,有血液渗入到透析液侧时,机器会自动报警。透析液流量,设定范围为500±50mL/min。透析液负压的大小根据HD的时间、脱水量及使用的透析器情况由人工或机器自动设定。

(2)血循环系统的监测:其监测内容有动脉压、静脉压及空气报警3个方面。①动脉压上升:静脉穿刺点阻塞,静脉管受阻及透析器内凝血。动脉压下降:低血压、瘘管不完全堵塞或留置管不畅、动脉血路管扭曲、血泵开得太快或血流量不足、针头滑脱等。②静脉压上升:静脉针穿刺到静脉外致肿胀,静脉管路不畅,静脉痉挛,静脉针贴近管壁,近心端静脉有狭窄,静脉端除气腔内有血凝块,透析液侧压力降低,体位改变等。静脉压下降:低血压,动脉针位置不当,动脉血路管扭曲,穿刺针滑脱,血流量不足,透析器破膜等。③空气报警:血流量不佳,连接不紧密使血液管路漏气,输液时不慎有空气进入等。

3.透析过程中r观察

观察患者的血压、脉搏、呼吸、体温的变化;观察血流量,血路压力,透析液流量、温度、浓度各项指标;准确记录透析时间、脱水量、肝素用量等,注意机器的报警及排除故障等。

4.急性并发症的观察和防治

(1)低血压:少数患者为无症状性低血压,大多数患者可表现为面色苍白、胸闷不适、出冷汗、恶心呕吐,甚至一过性意识丧失,有冠心病者可诱发心律失常及心绞痛。一旦发生,迅速采取平卧、头低足高位,减慢血流量,减慢或暂停超滤;吸氧,必要时输入生理盐水 $100\sim200$ mL,症状重者加大补液量直至血压上升,症状缓解,还可给予高渗盐水、高渗葡萄糖、白蛋白等,并应结合病因,对症处理。

(2)失衡综合征:是指在透析开始 1 小时或数小时后出现的以神经、精神系统为主要症状的症候群,常持续数小时到 24 小时后逐渐消失。血透后血液中的毒素迅速下降,血浆渗透压下降,而血脑屏障使脑脊液中的尿素等溶质下降较慢,以致脑脊液的渗透压大于血液渗透压,水分由血液进入脑脊液形成脑水肿。轻者头痛、恶心、呕吐、倦睡、烦躁不安、肌肉痉挛、视物模糊、血压升高。重者表现为癫痫样发作、惊厥、木僵,甚至昏迷。处理:轻者不必处理,重者可予50%葡萄糖或 3%氯化钠 40mL,也可输白蛋白,必要时予镇静药及其他对症治疗。

(3)肌肉痉挛:主要部位为腓肠肌、足部或上肢及腹部肌肉。轻者暂停超滤即可缓解,重者需输注高渗葡萄糖液或高渗盐水。超滤设置要适量、正确,并将透析液钠浓度调至 145mmol/L 或更高。

(4)心律失常:以室性早搏多见。主要是血清钾、钙浓度的变化,其次是由透析时血压下降,冠状动脉循环血容量减少、心肌缺血、缺氧所致。监测血透前后血清钾、钙浓度的变化,及时纠正电解质紊乱,严重的心律失常应停止血透。

(5)心力衰竭:高血压、水钠潴留或心功能减退者易在血透过程中发生心衰。故血透前先行单纯超滤,并使透析液渗透压浓度接近血浆渗透压浓度,进行对症处理。

(6)空气栓塞:少量空气呈微小泡沫,缓慢入血,不发生任何症状;若气泡大、漏气速度快,1 次进入 5mL 以上时可发生明显气栓症状,如呼吸困难、咳嗽、发绀、胸部紧缩感、烦躁、痉挛、意识丧失甚至死亡。此时立即停泵并夹住静脉管路,将患者置于头低足高、左侧卧位,以防脑栓塞,吸氧;重者可试用经皮穿刺抽出心室的空气,如条件许可,可行高压氧舱治疗。

(7)其他:过敏反应、失血、溶血、发热等。

(三)透析后护理

(1)透析结束时,应缓慢回血,测血压后,如血压正常,嘱患者坐数分钟后缓慢起床,防止发生直立性低血压。

(2)注意观察出血情况:拔除动脉和静脉穿刺针时,应立即压迫止血 10～15 分钟,压迫点应是血管穿刺点。如动脉穿刺,则压迫时间为 30 分钟以上。如有出血倾向,可用鱼精蛋白中和,肝素和鱼精蛋白比为 1mg∶1mg。

（3）透析后注意穿刺插管及内瘘的护理,防堵塞及感染。

（4）测量体重,与患者约定下次透析的时间。

第三章 外 科 护 理

第一节 甲状腺疾病患者的护理

一、甲状腺功能亢进症

甲状腺功能亢进(简称甲亢),是指由于多种原因导致正常甲状腺素分泌的反馈控制机制功能丧失,引起循环中甲状腺素分泌过多而出现的以全身代谢亢进为主要特征的疾病。

按引起甲亢的原因可分为 3 类。①原发性甲亢:最常见,主要指弥散性毒性甲状腺肿(GD),患者在甲状腺肿大的同时出现功能亢进症状。以 20~40 岁女性多见,腺体多呈弥散性肿大,两侧对称,常伴有眼球突出,故又称"突眼性甲状腺肿"。②继发性甲亢:较少见,常在结节性甲状腺肿基础上发生甲亢。年龄多在 40 岁以上,腺体呈结节状肿大,两侧不对称,无眼球突出,容易发生心肌损害。③高功能腺瘤:少见,甲状腺内有单个的自主性高功能结节,结节周围的甲状腺组织呈萎缩改变,无眼球突出。放射性碘扫描显示结节的聚碘量增加,呈现"热结节"。

甲亢的病因迄今未明。目前公认本病的发生与遗传和自身免疫有关,属于器官特异性自身免疫病。其淋巴细胞产生的两类 G 类免疫球蛋白,即"长效甲状腺激素"和"甲状腺刺激免疫球蛋白",都能抑制腺垂体分泌促甲状腺激素(TSH),并与 TSH 受体结合,导致甲状腺素的大量分泌。继发性甲亢和高功能腺瘤的病因尚未明确,可能与结节本身自主性分泌紊乱有关。

(一)护理评估

1.健康史

询问患者是否有家族遗传史、是否有自身免疫性疾病。另外,精神刺激、病毒感染、严重应激和过度劳累等原因对本病的发病也有重要影响。

2.身体状况

(1)高代谢综合征:由于 T_3、T_4 分泌增多,导致交感神经兴奋性增高和新陈代谢加速,常有心悸、乏力、怕热、多汗、消瘦、食欲亢进、体重下降等。

神经系统:神经过敏,多言好动,紧张焦虑,焦躁易怒,失眠不安,注意力不集中,记忆力减退,手、眼睑震颤,腱反射亢进等。

心血管系统:心悸、胸闷、气短、第一心音亢进。心搏出量增加可致收缩压增高,外周血管扩张,血管阻力下降,可致舒张压下降,导致脉压增大。心动过速,心律失常以房性期前收缩最常见。合并甲状腺毒症心脏病时,可出现心脏增大和心力衰竭,心律失常则以心房颤动多见。

消化系统:胃蠕动增快,食欲亢进,消瘦,排便频繁。重者可有肝大、肝功能异常,偶有黄疸。

肌肉与骨骼系统：可伴发周期性瘫痪和近端肌肉进行性无力、萎缩。也可伴发重症肌无力及骨质疏松。

生殖系统：女性常有月经减少或闭经。男性有勃起功能障碍，偶有乳腺发育。

造血系统：淋巴细胞、单核细胞增高，但白细胞总数减低。伴发血小板减少性紫癜。

(2)甲状腺肿：程度不等的甲状腺肿大，呈弥散性、对称性，质地中等，无压痛。甲状腺上下极可触及震颤，闻及血管杂音，为本病重要的体征。

(3)眼征：可分为单纯性和浸润性突眼两类。①单纯性突眼：与甲状腺毒症导致的交感神经兴奋性增高有关。②浸润性突眼：称为 Graves 眼病，与眶周组织的自身免疫炎症反应有关。表现为眼内异物感、胀痛、畏光、流泪、视力下降。检查见突眼，眼睑肿胀，结膜充血水肿，眼球活动受限。严重者可形成角膜溃疡、全眼炎，甚至失明。

3.辅助检查

(1)基础代谢率(BMR)测定：应在禁食 12 小时，睡眠 8 小时以上，静卧空腹状态下进行。常用 BMR 简易计算公式：BMR％＝脉压＋脉率－111。正常 BMR 为－10％～＋10％；增高至＋20％～＋30％为轻度甲亢，＋30％～＋60％为中度甲亢；＋60％以上为重度甲亢。

(2)FT_4、FT_3：甲亢时血清 FT_3、FT_4 增高，作为筛选检查。

(3)促甲状腺激素(TSH)：血清 TSH 浓度的变化是反映甲状腺功能最敏感的指标，甲亢时 TSH 浓度降低。

(4)三碘甲状腺原氨酸(T_3)抑制试验：用于鉴别单纯性甲状腺肿和甲亢。

(5)TSH 受体抗体(TRAb)：早期有诊断意义，可作为判断病情活动、复发和停药的指标。

(6)甲状腺摄^{131}I率：总摄碘率增高。

(7)促甲状腺激素释放激素(TRH)兴奋试验：甲亢时 T_3、T_4 增高，反馈抑制 TSH，故 TSH 不受 TRH 兴奋；TRH 给药后 TSH 增高可排除甲亢。本试验安全，可用于老人及心脏病患者。

4.治疗要点

针对甲亢有 3 种疗法，即抗甲状腺药物(ATD)、^{131}I 和手术治疗。

(1)抗甲状腺药物：是治疗甲亢的基础治疗，抗甲状腺药物也用于手术和^{131}I 治疗前的准备阶段。常用的抗甲状腺药物分为硫脲类和咪唑类，硫脲类包括丙硫氧嘧啶(PTU)和甲硫氧嘧啶等，咪唑类包括甲巯咪唑(MMI)和卡比马唑等。

(2)^{131}I 治疗：^{131}I 被甲状腺摄取后释放出 β 射线，破坏甲状腺组织细胞，从而减少甲状腺激素的合成与释放。

(3)手术治疗。适应证包括：①中、重度甲亢，长期服用药物无效，或停药复发，或不能坚持服药者；②甲状腺肿大显著，有压迫症状；③胸骨后甲状腺肿；④多结节性甲状腺肿伴有甲亢。手术治愈率 95％左右，复发率为 0.6％～9.8％。

(4)碘剂：小剂量碘剂是合成甲状腺激素的原料，可预防单纯性甲状腺肿；但大剂量碘剂可产生抗甲状腺作用，主要抑制甲状腺激素的释放，且作用迅速，还可以抑制其合成。碘剂还可以减少甲状腺的血流量，使腺体充血减少，因而缩小变硬。常用药物有复方碘化钾或复方碘化钠。

(5)β 受体阻滞剂：改善甲亢所致心率增快、心肌收缩力增加等交感神经激活症状，还可以

抑制外周 T_4 转化为 T_3。常用药物为普萘洛尔。

(二)护理问题

(1)焦虑或恐惧:与精神过度紧张,对手术有顾虑有关。

(2)营养失调:低于机体需要量。与甲亢高代谢状况有关。

(3)疼痛:与手术切口、不当的体位改变、吞咽有关。

(4)潜在并发症:呼吸困难或窒息等。

(三)护理措施

1.一般护理

(1)给予高热量、高蛋白、高维生素饮食,限制含纤维素高的食物,应食用无碘盐,避免进食含碘丰富的食物,如海带、紫菜等。禁用对中枢神经有兴奋作用的浓茶、咖啡等刺激性饮料,戒烟、酒,注意补充水分。

(2)室温保持在 20℃ 左右,避免强光和噪声刺激。

(3)避免提供刺激、兴奋的消息,以减少患者激动、易怒的精神症状。

(4)让患者及家属了解其情绪、性格改变是暂时的,可因治疗而改善。

(5)活动以不感到疲劳为度,以免病情加重。有心力衰竭或严重感染者应严格卧床休息。

2.症状护理

有突眼者,须经常点眼药,外出戴茶色眼镜,以避免强光与灰尘的刺激,睡前涂眼药膏,戴眼罩,并抬高头部,低盐饮食,以减轻眼球后软组织水肿。

3.药物护理

抗甲状腺药物的常见不良反应:①粒细胞减少,严重者可致粒细胞缺乏症,主要发生在治疗后 2~3 个月,需要定期复查血常规,当白细胞低于 $3×10^9/L$ 或中性粒细胞低于 $1.5×10^9/L$ 时应停药;②皮疹;③中毒性肝病,用药前、后要检查肝功能。

4.甲状腺术前、术后护理

(1)完善术前检查:①颈部透视或摄片,了解气管有无受压或移位;②检查心脏有无扩大、杂音或心律失常等,并做心电图检查;③喉镜检查,确定声带功能;④测定基础代谢率,了解甲亢程度,选择手术时机;⑤检查神经肌肉的应激反应是否增高,测定血钙、血磷含量,了解甲状旁腺功能状态。

(2)术前药物准备:术前通过药物降低基础代谢率是甲亢患者手术准备的重要环节。有以下几种方法。

单服碘剂:常用碘剂为复方碘化钾溶液,每日 3 次口服,第一日每次 3 滴,第二日每次 4 滴,依此逐日每次增加 1 滴至每次 16 滴为止,然后维持此剂量。碘剂具有刺激性,可在饭后经凉开水稀释服用,或把碘剂滴在饼干、面包片上吞服,以减少对口腔和胃黏膜的刺激。服用碘剂 2~3 周后患者情绪稳定,睡眠良好,体重增加,脉率在每分钟 90 次以下,脉压恢复正常,BMR 在 +20% 以下,便可进行手术。需要注意的是由于碘剂不能抑制 T_4 的合成,一旦停服,储存于甲状腺滤泡内的甲状腺球蛋白大量分解,将使甲亢症状重新出现甚至加重,因此,碘剂应仅在手术前和甲状腺危象时使用,凡不准备手术的患者不宜服用。

硫脲类药物加用碘剂:先用硫脲类药物,待甲亢症状得到基本控制后停药,改服 2 周碘剂,再行手术。由于硫脲类药物能使甲状腺肿大充血,手术时极易发生出血,增加手术困难和危险,因此服用硫脲类药物后必须加用碘剂。

普萘洛尔单用或合用碘剂:对于不能耐受碘剂或合并应用硫脲类药物,或对此两类药物无反应的患者,主张与碘剂合用或单用普萘洛尔做术前准备。由于普萘洛尔在体内的有效半衰期不到 8 小时,故最后一次服用须在术前 1～2 小时,术后继续口服 4～7 日。另外,术前不用阿托品,以免引起心动过速。

(3)术后护理。①体位和引流:患者血压平稳或全麻后取半坐卧位,以利呼吸和引流切口内积血。手术野常规放置橡皮片或引流管引流 24～48 小时,引流积血可预防术后气管受压。②活动:变换体位时用手置于颈后以支撑头部,避免颈部弯曲、过伸或快速的头部运动。③饮食:先给予患者少量温水或凉水,若无呛咳、误咽等不适,可给予微温流质饮食,饮食过热可使手术部位血管扩张,加重渗血。以后逐步过渡到半流质饮食和软食。④药物:患者术后继续服用复方碘化钾溶液,逐日减少,直至病情平稳。

5.主要并发症的预防与护理

(1)术后呼吸困难和窒息:最常见原因为切口内出血压迫气管,其次是喉头水肿、气管塌陷、双侧喉返神经损伤。多发生于术后 48 小时内,是最危急的并发症。表现为进行性呼吸困难、发绀,甚至窒息,可有切口渗血。术后床旁应常规放置气管切开包。如发现患者呼吸困难、切口局部张力较大时须立即进行床旁抢救,及时剪开缝线,迅速除去血肿。对喉头水肿者立即用大剂量激素,呼吸困难无好转时行环甲膜穿刺或气管切开。

(2)喉上神经、喉返神经损伤。①喉返神经损伤:一侧喉返神经损伤,大多引起声音嘶哑;双侧喉返神经损伤,可出现失声或呼吸困难,甚至窒息,需立即行气管切开。②喉上神经损伤:外支损伤(运动神经),引起环甲肌瘫痪,声带松弛、音调低钝。内支损伤(感觉神经),可使喉部黏膜感觉丧失,在进食特别是饮水时容易发生误咽、呛咳。

锉夹、牵拉、血肿压迫而致损伤者多为暂时性,经理疗等处理后,一般在 3～6 个月内可逐渐恢复。

(3)手足抽搐:手术时甲状旁腺被误伤,患者血钙浓度下降,神经肌肉的应激性提高。多在术后 1～3 天出现。抽搐发作时,立即静脉注射 10％葡萄糖酸钙或氯化钙 10～20mL。发生手足抽搐后,应适当限制患者肉类、乳品和蛋类等食品的摄入。

(4)甲状腺危象:诱因可能为应激、感染、治疗反应、手术准备不充分等。临床表现为体温≥39℃、心率≥140 次/min、恶心、厌食、呕吐、腹泻、大汗、休克、神情焦虑、烦躁、嗜睡或谵妄、昏迷,可合并心力衰竭、肺水肿。

治疗。①抑制甲状腺素(TH)合成:首选口服 PTU。②抑制 TH 释放:给予复方碘溶液。③静脉滴注氢化可的松或地塞米松:可加强应激反应能力。④血液透析:可以降低血浆 TH 浓度。⑤对症治疗:吸氧;物理降温,补足液体;抗感染;烦躁时加用镇静药或使用异丙嗪进行人工冬眠。禁用阿司匹林。

预防:预防甲状腺危象最关键的是充分的术前准备,术后继续服用碘剂,逐渐减量。

(四)健康教育

(1)服用抗甲状腺药物的开始 3 个月,每周查血常规 1 次,每隔 1～2 个月做甲状腺功能测定,定期测量体重。脉搏减慢、体重增加是治疗有效的标志。若出现高热、恶心、呕吐、腹泻、突眼加重等,应警惕甲状腺危象的可能,及时就诊。

(2)对妊娠期甲亢患者,药物首选 PTU,禁用放射碘治疗,慎用普萘洛尔,产后如需继续服药,则不宜哺乳。

二、单纯甲状腺肿

单纯性甲状腺肿是由于缺碘、甲状腺素需要量增加及甲状腺素合成和分泌障碍等引起的甲状腺持续性肿大,不伴有明显的功能异常。根据发病原因,可分为地方性甲状腺肿、散发性甲状腺肿。

单纯性甲状腺肿一般在女性多见,如不及时治疗,晚期可形成结节性甲状腺肿,而结节性甲状腺肿有可能发生恶变。

(一)临床表现

单纯性甲状腺肿多发于女性,一般发生在青春期,流行地区常发生于入学年龄。甲状腺肿大小不等,形状不同。弥散性肿大仍显示正常甲状腺形状,两侧常对称。结节性肿大常一侧较显著;囊肿样变结节若并发囊内出血,结节可在短期内增大。腺体表面较平坦、光滑,质软;吞咽时,腺体随喉和气管上下移动。甲状腺不同程度的肿大和肿大结节有时可对周围器官引起压迫症状。

(1)压迫气管比较常见。自一侧压迫,气管向对侧移位或变弯曲;自两侧压迫,气管变为扁平。由于气管内腔变窄,呼吸发生困难,尤其在胸骨后甲状腺肿时更严重。受压过久还可使气管软骨变形、软化,引起窒息。

(2)压迫食管少见。仅胸骨后甲状腺肿可能压迫食管,引起吞咽时不适感,但不会引起梗阻症状。

(3)压迫颈深部大静脉可引起头颈部的血液回流困难。此种情况多见于位在胸廓上口、大的甲状腺肿,尤其是胸骨后甲状腺肿。患者面部呈青紫色水肿,同时出现颈部和胸前表浅静脉的明显扩张。

(4)压迫喉返神经可引起声带麻痹(多为一侧),患者声音嘶哑。压迫颈部交感神经节链,可引起霍纳综合征,极为少见。

甲状腺功能和基础代谢率除了结节性甲状腺肿继发甲状腺功能亢进症外,大多正常。此外,结节性甲状腺肿可继发甲状腺功能亢进症,也可发生恶变。

(二)辅助检查

1.甲状腺摄[131]I率测定

缺碘性甲状腺肿可出现摄碘量增高,但吸碘高峰一般正常。

2.B超

为首选检查。可确定有无结节和扫查出 1cm 以下的结节,明确结节的大小、结节为单发还是多发,还可明确结节是囊性、实性还是混合性的。此外,对于 B 超提示有沙砾样钙化改变的甲状腺结节应警惕甲状腺癌的可能。

3.CT 检查

可显示甲状腺结节的情况,还有助于了解甲状腺肿大的范围、气管压迫的情况以及有无胸骨后甲状腺肿等,另外对于怀疑甲状腺恶性肿瘤伴有淋巴结转移的时候,甲状腺 CT 检查有助于发现其转移灶。

4.X 线检查

本身不能发现甲状腺肿的原发灶和转移灶,但颈部 X 线检查有助于发现不规则的胸骨后甲状腺肿及钙化的结节,还能确定气管受压、移位及狭窄的有无。

5.细针穿刺细胞学检查

病变性质可疑时,可行细针穿刺细胞学检查以确诊。

(三)治疗原则

1.青春期、妊娠期生理性甲状腺肿

无须治疗,可多吃含碘丰富的食物,如海带、紫菜等。

2.单纯性甲状腺肿

压迫气管、食管、血管或神经引起临床症状时,应尽早手术治疗,可行甲状腺大部切除术。

3.巨大的单纯性甲状腺肿

虽没有引起压迫症状,但影响生活和工作,也应予手术。

4.结节性单纯性甲状腺肿

继发功能亢进的综合征,或怀疑有恶变的可能,应尽早手术治疗。

(四)护理评估

1.健康史

评估时应询问患者的年龄、月经生育史、创伤感染情况和居住史,如是否居住于远离海的山区,以及饮食习惯。如是否不吃海带、紫菜等海产品,或者有海产品过敏或禁忌。据报道,卷心菜、花生、菠菜、大豆、豌豆、萝卜等食物可抑制甲状腺素的合成,经常大量进食,也能导致甲状腺肿大。

2.身体状况

监测患者的基础代谢率(BMR),了解其甲状腺功能是否正常。

3.心理-社会状况

通过沟通感受患者对所患疾病的认识程度和求医的态度。

(五)护理诊断

(1)焦虑:与疾病、担心手术预后等因素有关。

(2)知识缺乏:缺乏进食加碘食盐或含碘丰富的食品的有关知识。

(3)疼痛:与手术引起的组织损伤有关。

(六)护理措施

1.非手术治疗及术前护理

(1)心理护理:针对患者生理、心理的异常变化,如脖子增粗,既影响生活、工作,又有失美观,一旦决定手术,患者又担心手术效果能否如意,对预后缺乏足够的信心,进而导致心理障碍。因此,对其进行耐心、细致的心理辅导,告知手术治疗的必要性及安全性,以解除患者的思想顾虑,消除其不良情绪,争取其积极、主动地配合医护人员做好各项工作。

（2）用药护理:遵医嘱使用甲状腺制剂及复方碘剂。常用复发碘化钾溶液,使用方法为:每日 3 次,第一日每次 3 滴,第二日每次 4 滴,以后逐日每次增加 1 滴,至每次 16 滴为止,然后维持此剂量至手术前。

（3）饮食护理:对非手术治疗者告知使用加碘食盐,并经常进食含碘丰富的食物,如海带、海藻、紫菜等。

（4）体位要求:巨大甲状腺肿伴有压迫症状的患者,嘱其取半坐卧位,保持呼吸道通畅。一旦确认手术则指导患者进行甲状腺手术体位训练,即去枕仰卧,肩下垫一软枕,使颈呈过伸卧位,目的是锻炼其耐受性,以便手术时手术野暴露充分,使手术得以顺利进行。

（5）术前准备:按常规做好术前准备如备皮、抗生素皮肤敏感试验、交叉配血及卫生处置等。手术日备气管切开包于床旁;如为巨大甲状腺肿疑有可能发生手术后气管塌陷者,术前即行气管插管或气管切开术,预防术后窒息的发生。

2.术后护理

（1）饮食护理:手术后 6 小时麻醉药药效基本消退,此时嘱患者试喝冷开水,在无呛咳的情况下,进食流质、半流质,再过渡到普通饮食。冷开水既可湿润咽喉部黏膜,又能使局部血管收缩,从而使局部水肿消退,疼痛减轻。同时喝水不呛咳,说明喉上神经未受损,可正常进食。选择食物应避免过热、辛辣、刺激性大的食物,以免食用后加剧咽喉部黏膜充血,使疼痛加剧;并防止咽喉部受刺激而发生剧咳,导致切口出血或切口裂开。

（2）体位要求:术后取半坐卧位,利于呼吸顺畅,使切口引流更彻底,能减轻切口的张力,促进切口愈合。

（3）活动指导:手术后 6 小时或全身麻醉完全清醒后,一般情况,患者可自由活动,但须注意颈部活动动作不要过于剧烈,幅度不要过大;说话时音调不要过高,时间不能过长,否则,不利于术后切口及声音的恢复。

（4）切口和管道护理:保持切口敷料的清洁、干燥和固定。如有引流管,必须将其妥善固定,确保有效引流,观察并记录其引流的量和性质。发现异常,如敷料渗血严重或短时间内引流出大量血性液体,应及时通知医师处理。

（5）呼吸困难和窒息的护理:床旁常规备气管切开包。患者一旦发生呼吸困难或窒息,立即行气管插管,必要时行气管切开术,一旦实施则按气管切开术护理常规护理。

（6）病情观察及护理:遵医嘱监测生命体征及观察病情变化,确保呼吸道通畅,警惕并发症的发生。如脉搏增快,由＞100 次/min,短时间内进展为＞120 次/min,患者自诉呼吸困难,颈部有压迫感。体格检查见患者面色潮红、颈部肿胀,呼吸增快,切口周围皮肤张力增高,切口敷料渗血可不明显,但仍提示有切口内出血的可能。如进行性呼吸困难,即呼吸由快转为费力、变慢,则提示呼吸道梗阻,窒息可随时发生,相关因素有气管塌陷,或切口出血、血肿形成、压迫气管,或痰液黏稠而阻塞气管,或喉头水肿等。麻醉清醒后,喝水呛咳,提示喉上神经受损;术后说话声音嘶哑,提示喉返神经受损;术后出现口唇麻木,或手足抽搐,提示甲状旁腺有受损或血供不足的可能;因此,要求术后严密观察,一旦发现异常情况,如实记录,及时通知医师处理。

（七）健康教育

（1）拆线后,循序渐进地练习颈部动作,如左右摇头、抬头点头等动作,防止瘢痕挛缩。

（2）结节性甲状腺肿遵医嘱服用甲状腺制剂等药。

（3）术后第一个月、第三个月、半年来院复查，如有异常情况随时就诊。

（4）饮食指导。①术后宜多吃含碘量高的食物，如海带、紫菜、发菜、干贝、带鱼、蛤、甲鱼等。②术后宜多吃具有消结散肿作用的食物，包括菱角、芋艿、油菜、芥菜、猕猴桃等。③术后宜多吃具有增强免疫力的食物，如香菇、蘑菇、木耳、核桃、薏苡仁、红枣、山药。④忌烟、酒；忌辛辣刺激性食物，如葱、蒜、花椒、辣椒、桂皮、姜等；忌肥腻、油煎食物。

第二节 乳腺疾病患者的护理

一、急性乳腺炎

急性乳腺炎是发生在乳房的急性化脓性炎症。多发生在产后 3～4 周哺乳期，于初产妇更多见。

（一）病因

1.乳汁淤积

患者乳头发育不良，乳管引流不通畅；初产妇哺乳经验不足，不能将乳汁充分排出，都会导致乳汁淤积。乳汁淤积有利于入侵的细菌生长繁殖。

2.细菌入侵

致病菌多为金黄色葡萄球菌，少数为溶血性链球菌。细菌多因乳头破损或皲裂侵入乳房。个别经乳头开口侵入。

（二）病理生理

乳汁淤积有利于入侵的细菌生长繁殖，妇女产后哺乳期抵抗力下降，细菌可从乳头入侵，迅速生长繁殖，沿淋巴管到乳腺及其结缔组织，侵入到乳腺小叶，引起急性化脓感染，早期为蜂窝织炎，数日后出现炎性脓肿。表浅脓肿可向乳房表面破溃或破入乳管由乳头流出。深部脓肿可波及乳房与胸肌间的疏松组织中，形成乳房内脓肿、乳晕下脓肿、乳房后脓肿。严重感染者，可发生脓毒血症。

（三）护理评估

1.健康史

了解乳头情况，有无乳头发育不良，如过小或内陷。了解哺乳情况，哺乳是否正常，乳汁能否完全排空，即有无乳汁淤积的情况。了解患者有无乳头破损或皲裂的情况。

2.身心状况

（1）局部表现：患侧乳房首先出现胀痛，局部红、肿、热、痛，触诊肿块有压痛。脓肿形成时肿块可有波动感，深部脓肿的波动感不明显，但乳房肿胀明显，有局部深压痛。脓肿破溃时，可见脓肿液自皮肤或乳头排出；常伴患侧腋窝淋巴结肿大和触痛。

（2）全身表现：患者可出现寒战、高热和脉搏加快、食欲减退等症状。

3.辅助检查

（1）实验室检查：血常规可见白细胞计数升高，中性粒细胞比例升高。

（2）诊断性穿刺：深部脓肿可在乳房压痛明显处穿刺，抽出脓液即确诊。

4.治疗要点

(1)局部治疗。①非手术治疗:炎症早期停止患乳哺乳,排空乳汁。采取局部热敷、理疗或外敷药物等措施促进炎症的吸收。②手术治疗:一旦脓肿形成应及时切开引流。定时换药,保持伤口清洁,保持引流通畅,促进伤口愈合。

(2)全身治疗。①抗生素药物治疗:应用足量有效的抗生素,首选青霉素。由于药物可以分泌到乳汁,因此要避免使用对婴儿有不良影响的抗生素,如氨基糖苷类、磺胺类和甲硝唑等药物。②中药治疗:服用清热解毒类药物。③回乳:感染严重出现乳瘘者应采取措施终止乳汁分泌。常用方法为己烯雌酚 1～2mg,口服,3 次/d,共 2～3 日。还可以用炒麦芽 60g,每日一剂水煎,分两次服,共 2～3 日。

(四)护理问题

(1)体温过高:与乳腺急性化脓性感染有关。

(2)疼痛:与炎症致乳房肿胀、乳汁淤积有关。

(3)知识缺乏:缺乏哺乳和急性乳腺炎预防知识。

(五)护理措施

1.局部治疗的护理

指导患者停止患乳哺乳,可用吸奶器吸空乳房。用宽松的乳罩托起两侧乳房,以减轻疼痛。局部使用 50%硫酸镁湿热敷或外敷鱼石脂软膏,观察局部炎症发展的情况。脓肿切开后按时换药,保持引流通畅。

2.全身治疗的护理

(1)休息与营养:注意休息,适当活动。多饮水,进食易消化富含蛋白质和维生素的饮食。进食少者,可静脉补充液体。

(2)遵医嘱按时用药:注意观察药物的疗效和不良反应。

(3)对症护理:高热患者给予物理降温或药物降温。疼痛严重者给予镇静止痛药。

(六)健康教育

1.预防乳头破损

妊娠后期每日用温水擦洗并按摩乳头,然后用 75%乙醇擦拭乳头。

2.矫正乳头内陷

在分娩前 3～4 个月开始矫正,可用手指在乳晕处向下按压乳房组织,同时将乳头向外牵拉,每日做 4～5 次。乳头稍突出后,改用手指捏住乳头根部轻轻向外牵拉并揉捏数分钟,也可用吸奶器吸引,每日 1～2 次。

3.防止乳汁淤积

指导产妇按时哺乳,每次哺乳尽量排空乳房。

4.防止细菌侵入

哺乳前后清洁乳头,注意婴儿口腔卫生,乳头破损时暂停哺乳,局部涂抗生素软膏。

二、乳腺囊性增生病

乳腺囊性增生病是女性常见病、多发病,也称慢性囊性乳腺病。常见于中年妇女,其病因多与内分泌失调以及雌、孕激素水平波动有关。病理形态上可表现为不同程度的乳管囊性扩张、乳头状增生、腺泡上皮增生等。患者可伴有疼痛、乳房结节、乳头溢液等症状。

(一)临床表现

1.症状

乳腺周期性肿胀、疼痛,常于月经前期出现或加重,月经后减轻或消失。轻者往往不被注意,重者影响生活和工作。但有的患者没有明显周期性变化。有的可表现为一侧或两侧乳房胀痛或针刺样,可累及肩部、上肢或胸背部。少数患者(约15%)可有乳头溢液,可为黄绿色、棕色、浆液性或血性液体。病程有时很长,但停经后症状自动消失或减轻。

2.体征

一侧或两侧乳房内可触及结节样的肿块,大小不等,质韧而不硬,有时有触痛感。肿块与周围乳腺组织的界限不清,但与皮肤或胸肌无粘连,有时表现为边界不清的增厚区。病灶位于乳房外上方较多,也可影响到整个乳房。肿块常在经前及经期胀大,经后期缩小。

(二)辅助检查

1.超声显像

增生的乳腺呈不均匀低回声区,若有囊肿形成则显示为无回声区。

2.乳腺钼靶 X 线摄影

表现为毛玻璃状或棉絮状阴影。

(三)治疗原则

1.非手术治疗

主要是观察和药物治疗。观察期间可用中医中药调理,如口服中药逍遥散 3～9g,每日 3 次。也可选用激素类和维生素类药物联合治疗。若肿块变软、缩小或消退,则可予以观察并继续中药治疗;若肿块无明显消退,或观察过程中对局部病灶有恶变可疑者,应切除并做快速病理检查。

2.手术治疗

病理检查证实有不典型上皮增生,则可结合其他因素决定手术范围。

(四)护理评估

1.健康史

了解疾病的发生、发展、经过等。

2.身体状况

评估患者有无乳房肿块、胀痛及疼痛的性质程度等。

3.心理-社会状况

了解患者对所患疾病的认知程度和心理承受能力。

(五)护理诊断

(1)慢性疼痛:与内分泌失调导致乳腺实质过度增生有关。

(2)潜在并发症:局部血肿。

(3)知识缺乏:缺乏乳腺疾病知识。

（六）护理措施

1.一般护理

注意休息,适当运动,劳逸结合。

2.饮食护理

给予高热量、高蛋白质、高维生素饮食。

3.疼痛护理

(1)心理护理:解释疼痛发生的原因,消除患者的顾虑,使其保持心情舒畅。

(2)局部托起:用宽松的乳罩托起乳房。

(3)用药护理:遵医嘱服用中药调理或其他对症药物治疗。

4.术后护理

(1)保持伤口敷料干燥,如有渗湿及时更换。

(2)检查和调节局部伤口绷带包扎的松紧度,必要时使用沙袋压迫。

（七）健康教育

1.乳房自我检查

由于本病的临床表现可能与乳腺癌有所混淆,且可能与其并存。因此,应嘱患者经常进行乳房自我检查。

2.用药护理

指导内分泌用药,如他莫昔芬,每次 20mg,每日 1 次;或每次 10mg,每日 2 次(避开月经期)。

3.注意伤口恢复情况

术后 10～12 日拆线,一般术后 2 周可做适当运动。

4.定期复查

一般术后 3～6 个月复查,不适随诊。局限性增生者在月经开始后 1 周至 10 日内复查,每隔 2～3 个月到医院复诊,有对侧乳腺癌或有乳腺癌家族史者密切随访,以便及时发现恶性病变。

第四章　妇产科护理

第一节　女性生殖系统炎症患者的护理

一、外阴部炎症

(一)外阴炎

外阴炎是指外阴皮肤与黏膜的炎症。由于外阴暴露于体外,与尿道口、肛门等部位邻近,因而易发生炎症。

1.护理评估

(1)健康史:询问患者有无阴道炎性分泌物刺激、尿液、粪便浸渍、穿化纤内裤、外阴不洁和局部使用化学药物过敏等诱因。

(2)身体评估。①临床表现:外阴皮肤瘙痒、疼痛、有灼热感,在性交、排尿、活动时加重。检查局部可发现充血、肿胀、糜烂、溃疡或湿疹等。②心理-社会状况:患者因外阴部不适而影响工作、睡眠,因而产生情绪低落、焦虑。

2.护理诊断/合作性问题

(1)组织完整性受损:与炎症刺激、搔抓或用药不当有关。

(2)焦虑:与治疗效果不佳有关。

3.护理措施

(1)一般护理。①皮肤护理:外阴皮肤出现皮疹破溃的患者,密切观察皮损大小、严重程度及消退情况,保持皮肤清洁、床单位平整。告知患者内裤应柔软洁净,需每日更换,污染的内裤单独清洗,避免交叉、重复感染。②饮食:禁酒;优化膳食结构,避免进食油腻、辛辣刺激性食物。③生活护理:如患者因局部皮肤破溃活动受到限制时,协助患者大小便,将呼叫器置于患者易触及处,并采取预防跌倒、坠床等护理措施;保持会阴部清洁,遵医嘱给予会阴擦洗、冲洗、烤灯等;及时更换清洁病号服、床单位及中单等。

(2)病情观察。①皮肤:关注患者主诉;密切观察外阴皮肤有无皮疹、破溃、局部充血、肿胀(包括皮损大小,严重程度及消退情况)。②分泌物:观察患者外阴皮损及阴道分泌物的性质、气味、量,警惕异常情况,预防感染。

(3)应用高锰酸钾的护理。

药理作用:本品为强氧化剂,对各种细菌、真菌等病原体有杀灭作用。

用法:取高锰酸钾加温水配成 1:5000 约 40℃ 溶液,肉眼观为淡玫瑰红色,让患者进行坐浴,每次坐浴 15～30 分钟,每天 2 次。

适应证:用于急性皮炎或急性湿疹,特别是伴继发感染时的湿敷及清洗小面积溃疡。

禁忌证:月经期禁用、禁口服。

注意事项:①本品仅供外用,因其腐蚀口腔和消化道,出现口内烧灼感、上腹痛、恶心、呕吐、口咽肿胀等。②本品水溶液易变质,故应临用前用温水配制,并立即使用。③配制时不可用手直接接触本品,以免被腐蚀或染色,切勿将本品误入眼中。④应严格在医生指导下使用,长期使用高锰酸钾,会引起阴道菌群紊乱。如浓度过高会刺激皮肤及黏膜。⑤用药部位如有灼烧感、红肿等情况,应停药,并将局部药物洗净,必要时向医生咨询。⑥不可与碘化物、有机物接触或并用。尤其是晶体,否则易发生爆炸。

不良反应:高浓度反复多次使用可引起腐蚀性灼伤。

(4)心理护理:倾听患者主诉,耐心解答患者的疑问,消除患者顾虑,使其积极配合治疗。许多患有非特异性外阴炎的患者普遍觉得羞于启齿,患者在医生为其检查、治疗等过程中易产生复杂的心理反应。为了尽快使患者适应陌生的环境,护士应有针对性地实施有效的心理护理。对患者的尊重与关爱是建立良好医患关系的关键,护士应给予患者安全感和信任感,在态度上应该和蔼可亲,通过身心护理使患者得到人性化的服务,提高医疗和护理服务的质量。

(5)健康教育

饮食:①禁烟酒。②优化膳食结构,避免进食辛辣刺激性食物(辣椒、姜、葱、蒜等),应多食新鲜蔬菜和水果,以保持大便通畅。③多饮水,防止合并泌尿系感染。

休息与活动:急性期应卧床休息。养成劳逸结合的生活习惯。避免骑自行车等骑跨类运动,减少摩擦。

高锰酸钾坐浴指导:注意配制的浓度不宜过高,以免灼伤皮肤,每次坐浴 15～30 分钟,每天 2 次。坐浴时要使会阴部浸没在溶液中,月经期禁止坐浴。

出院指导:指导患者注意个人卫生,勤换内裤,保持外阴清洁干燥。局部严禁搔抓,勿用刺激性药物或肥皂擦洗。做好经期、孕期、分娩期及产褥期卫生,不穿化纤类及过紧内裤。

感染防控:外阴破溃要预防继发感染,使用柔软无菌会阴垫,减少摩擦和混合感染的机会。外阴溃疡或有烧灼感时,建议硼酸粉坐浴、VE 霜外用。

(二)前庭大腺炎

前庭大腺炎包括前庭大腺脓肿和前庭大腺囊肿。前庭大腺开口于小阴唇与处女膜间沟内,因性交、分娩或外阴卫生不良,病原体易侵入前庭大腺引起炎症。

1.护理评估

初期外阴局部肿胀、发热、压痛明显,如脓肿形成时直径可达 5～6cm,有波动感。慢性期则形成前庭大腺囊肿,外阴有坠胀感或性交不适。

2.护理诊断/合作性问题

(1)疼痛:与前庭大腺脓肿形成有关。

(2)焦虑:与治疗效果不佳有关。

3.护理措施

(1)一般护理:急性期患者应卧床休息,保持外阴清洁。

(2)治疗配合:局部热敷或坐浴可减轻疼痛、促进炎症吸收。前庭大腺囊肿、脓肿形成者,可行切开引流或造口术。

(3)健康指导:注意个人卫生,积极治疗原发病。术后按时擦洗、坐浴,促进伤口愈合。

二、滴虫性阴道炎

(一)病因及发病机制

滴虫性阴道炎是由阴道毛滴虫引起的阴道炎症。传播途径包括经性交直接传播及使用公共浴池、浴盆、浴巾、游泳池、坐式便器、污染的器械及敷料等的间接传播。

(二)临床表现

潜伏期4～28天。典型症状是稀薄的泡沫状白带增多及外阴瘙痒。若合并其他细菌感染,分泌物则呈脓性,可有臭味。

(三)辅助检查

1.悬滴法

玻璃片上加1滴生理盐水,取阴道后穹窿处分泌物少许,滴入玻璃片上的盐水中混匀,即刻在低倍显微镜下找滴虫。

2.涂片染色法

将分泌物涂在玻璃片上,待自然干燥后,用不同染液染色,不仅能看到滴虫,还能看到并存的细菌、念珠菌和癌细胞,借以排除其他病因。

3.培养法

阴道分泌物涂片可见大量白细胞而未能从镜下检出滴虫者,可采用培养法。

(四)诊断

从阴道分泌物中,采用悬滴法找到滴虫,诊断即可成立。近来开始运用荧光标记单克隆抗体检测、酶联免疫吸附法和多克隆抗体乳胶凝集法诊断,敏感度为76%～95%。

(五)治疗

1.全身用药

初次治疗推荐甲硝唑2g,单次口服;或替硝唑2g,单次口服;或甲硝唑400mg,每日2次,连服7日。孕早期及哺乳期妇女慎用。

2.局部用药

将甲硝唑阴道泡腾片200mg塞入阴道,每晚1次,7日为一疗程。

3.性伴侣的治疗

滴虫性阴道炎主要由性行为传播,性伴侣应同时进行治疗,治疗期间禁止性交。

(六)护理评估

1.病史评估

评估患者本次发病的诱因,有无高危因素(不洁性生活史;与他人共用浴池、浴盆、浴巾等),有无并发症状如尿频、尿痛等,目前的治疗及用药;评估既往病史、家族史、过敏史、手术史、输血史。

2.身体评估

评估患者的意识状态、神志与精神状况、生命体征、营养及饮食情况、BMI、排泄形态、睡眠形态;评估有无大小便困难,是否采取强迫体位,外阴皮肤情况,有无因抓挠造成的皮损及破溃等。

3.风险评估

患者入院 2 小时内进行各项风险评估,包括患者压疮危险因素评估、患者跌倒/坠床危险因素评估、日常生活能力评定。

4.心理-社会评估

了解患者的文化程度、工作性质、患者家庭状况,以及家属对患者的理解和支持情况。

5.评估患者

评估患者的卫生习惯、生活习惯、性格特征,有无烟酒嗜好,了解其对疾病认知以及自我保健知识掌握程度等。

(七)护理措施

1.一般护理

(1)皮肤护理:避免搔抓,保持皮肤清洁、床单位平整,内裤柔软洁净、每日更换,污染的内裤单独清洗。

(2)饮食:禁酒,忌辛辣食物。

(3)休息与活动:劳逸结合,避免过度劳累。

(4)生活护理:阴道上药前后,协助患者摆放舒适体位,注意保护患者隐私。阴道上药后嘱患者短暂卧床,将呼叫器置于患者手边可触及处。及时更换清洁病号服、床单位及中单等。

2.病情观察

(1)皮肤、黏膜:关注患者主诉,如瘙痒、灼热感有无加重,观察外阴皮肤情况,观察阴道黏膜充血、散在红色点状皮损情况。

(2)分泌物:观察阴道后穹窿分泌物性状、颜色、量、气味。

(3)其他症状:观察有无尿频、尿痛、血尿等泌尿系感染症状。

3.专科指导

指导患者自我护理,注意个人卫生,勤换内裤,保持外阴清洁干燥,尽量避免搔抓外阴部,避免性生活。内裤、坐浴及洗涤用物应煮沸 5～10 分钟以消灭病原体,避免交叉感染、重复感染。教育患者养成良好的卫生习惯,避免无保护性交,减少疾病的发生。

4.甲硝唑的用药护理

(1)药理作用:本品为硝基咪唑衍生物,可抑制阿米巴原虫的氧化还原反应,使原虫氮链发生断裂。本品有强大的杀灭滴虫的作用,其机制未明。甲硝唑对厌氧微生物有杀灭作用,它在人体中还原时生成的代谢物也具有抗厌氧菌作用,抑制细菌的脱氧核糖核酸的合成,从而干扰细菌的生长、繁殖,最终致细菌死亡。

（2）用法。①全身用药：初次治疗推荐甲硝唑 2g，单次口服；或替硝唑 2g，单次口服；或甲硝唑 400mg，每日 2 次，连服 7 日。孕早期及哺乳期妇女慎用。②局部用药：将甲硝唑阴道片 200mg 塞入阴道，每晚 1 次，7 日为一疗程。

（3）适应证：用于治疗肠道和肠外阿米巴病（如阿米巴肝脓肿、胸膜阿米巴病等）。还可用于治疗阴道滴虫病、小袋虫病和皮肤利什曼病、麦地那龙线虫感染等。目前还广泛用于厌氧菌感染的治疗。

（4）禁忌证：对本品过敏者禁用；有活动性中枢神经系统疾患和血液病者禁用。

（5）不良反应：以消化道反应最为常见，包括恶心、呕吐、食欲缺乏、腹部绞痛，一般不影响治疗；神经系统症状有头痛、眩晕，偶有感觉异常、肢体麻木、共济失调、多发性神经炎等，大剂量可致抽搐。少数病例发生荨麻疹，出现皮肤潮红、瘙痒、膀胱炎、排尿困难、口中有金属味及白细胞减少等，均属可逆性，停药后自行恢复。

（6）注意事项。①对诊断的干扰：本品的代谢产物可使尿液呈深红色。②原有肝脏疾病患者剂量应减少。出现运动失调或其他中枢神经系统症状时应停药。重复一个疗程之前，应做白细胞计数检查。厌氧菌感染合并肾衰竭者，给药间隔时间应由 8 小时延长至 12 小时。③本品可抑制酒精代谢，用药期间应戒酒，饮酒后可能出现腹痛、呕吐、头痛等症状。

5.心理护理

大多滴虫性阴道炎患者有较大的心理负担，担心疾病治不好，影响夫妻关系，应热情接待每一位患者，通过亲切的交谈告诉患者滴虫阴道炎是可以治愈的，但一定要在医生指导下进行治疗，治疗必须规范且持之以恒，必须夫妻同治。

6.健康教育

（1）饮食。①忌食：忌辛辣食品，避免加重症状。忌进补。忌海鲜食物，以免使外阴瘙痒加重，不利于炎症的消退。忌甜、腻食物，油腻食物如猪油、奶油、牛油等，高糖食物如巧克力、甜点心等，这些食物有助湿增热的作用，会增加白带的分泌量，并影响治疗效果。②宜食：宜食清淡食物，多饮水，多食蔬菜，多食用含维生素 B 丰富的食物，如小麦、高粱、芡实、蜂蜜、豆腐、鸡肉、韭菜、牛奶等。③忌烟、酒。烟草中的尼古丁可使动脉血与氧的结合力减弱。

（2）休息活动：劳逸结合，避免过度劳累。

（3）用药指导。①口服药：指导患者及配偶同时进行治疗；告知患者服用甲硝唑期间及停药 24 小时内、服用替硝唑期间及停药 72 小时内禁止饮酒；妊娠期是否用甲硝唑治疗目前尚有争议，用药前应取得患者知情同意。②外用药：指导阴道用药的患者采取下蹲位将药片送入阴道后穹窿部。

（4）疾病相关知识宣教：指导患者配合检查，讲解滴虫的特性，提高滴虫检出率。告知患者治愈的标准及随访要求，每次月经干净后复查，连续 3 次滴虫检查阴性者为治愈。告知患者妊娠期滴虫性阴道炎可导致胎膜早破、早产及低出生体重儿，应及时治疗。

三、盆腔炎性疾病

盆腔炎性疾病（PID）是指女性上生殖道及其周围组织的一组感染性疾病，主要包括子宫内膜炎、输卵管炎、输卵管卵巢脓肿（TOA）、盆腔腹膜炎。炎症可局限于一个部位，也可同时累及几个部位,最常见的是输卵管炎。PID 大多发生在性活跃期、有月经的妇女,初潮前、绝经后或未婚者很少发生 PID。若发生 PID 也往往是邻近器官炎症的扩散。

(一)病因及发病机制

1.急性盆腔炎

产后或流产后感染、宫腔内手术操作后感染、性生活不洁或过频、经期卫生不良、邻近器官炎症蔓延等。

2.慢性盆腔炎

常为急性盆腔炎未经彻底治疗,或患者体质较差病程迁延所致,但亦可无急性盆腔炎病史。

(二)临床表现

1.急性盆腔炎

(1)症状:下腹痛伴发热,严重者可出现高热、寒战。

(2)体征:患者体温升高,心率加快,下腹有压痛、反跳痛,宫颈充血有举痛,双侧附件压痛明显,呈急性病容。

2.慢性盆腔炎

(1)症状:全身症状多不明显,有时出现低热、乏力。有些患者可有神经衰弱症状,如精神不振、周身不适、失眠等。局部组织主要是下腹部坠痛、腰骶部酸痛,且在月经前后加重;月经量增多,可伴有不孕。

(2)体征:子宫及双侧附件有轻度压痛,子宫一侧或双侧有增厚。

(三)辅助检查

实验室检查,B 型超声检查,X 线检查,分泌物涂片检查,心电图等。

(四)诊断

1.急性盆腔炎

有急性感染病史;下腹隐痛、肌肉紧张,有压痛、反跳痛,阴道出现大量脓性分泌物,伴心率加快、低热,病情严重时可有高热、头痛、寒战、食欲缺乏,大量的黄色白带、有味,小腹胀痛,压痛,腰部酸痛等;有腹膜炎时出现恶心、呕吐、腹胀、腹泻等;有脓肿形成时,可有下腹包块及局部压迫刺激症状,包块位于前方可有排尿困难、尿频、尿痛等,包块位于后方可致腹泻。

2.慢性盆腔炎

全身症状为有时低热、易疲劳,部分患者由于病程长而出现神经衰弱症状,如失眠、精神不振、周身不适等,下腹部坠胀、疼痛及腰骶部酸痛,常在劳累、性交后、月经前后加剧。由于慢性炎症而导致盆腔淤血,月经往往过多,卵巢功能损害时会出现月经失调,输卵管粘连会导致不孕症。

(五)治疗

于 PID 发作 48 小时内开始联合应用广谱抗生素,一次性彻底治愈。

1.门诊治疗

若患者一般状况好,症状轻,能耐受口服抗生素,并有随访条件,可在门诊给予口服或肌内注射抗生素治疗。

2.住院治疗

若患者一般情况差,病情严重,伴有发热、恶心、呕吐;或伴有盆腔腹膜炎、输卵管卵巢囊肿;或经门诊治疗无效;或不能耐受口服抗生素;或诊断不清者均应住院给予以抗生素药物治疗为主的综合治疗。

3.中药治疗

主要为活血化瘀、清热解毒药物,例如银翘解毒汤、安宫牛黄丸或紫血丹等。

4.其他治疗

合并盆腔脓性包块,且抗生素治疗无效者,可行超声引导下包块穿刺引流术。

(六)护理评估

1.病史评估

评估患者本次发病的诱因,有无急性感染病史,有无发热,有无尿频、尿痛、腹泻等;评估病程长短,月经情况,有无不孕等情况;了解目前的治疗及用药;评估既往病史、家族史、过敏史、手术史、输血史等。

2.身体评估

评估意识状态、神志、精神状况、生命体征、营养及饮食情况、BMI、排泄形态、睡眠形态,有无大小便困难,是否采取强迫体位。

3.风险评估

患者入院2小时内进行各项风险评估,包括患者压疮危险因素评估、患者跌倒/坠床危险因素评估、日常生活能力评定。

4.心理-社会评估

了解患者的文化程度、工作性质、患者家庭状况以及家属对患者的理解和支持情况。评估个人卫生、生活习惯,有无烟酒嗜好,对疾病认知以及自我保健知识掌握程度。

(七)护理措施

1.一般护理

(1)皮肤、黏膜护理:高热患者,皮肤长期处于潮湿状态,全身抵抗力也下降,易发生压疮、感染,应及时更换潮湿的衣裤、床单,保持床单位平整,定时翻身;高热患者的唾液分泌减少,口腔黏膜干燥,口腔内食物残渣易发酵,细菌易生长繁殖,应嘱患者多饮水,多漱口,必要时给予口腔护理;行冰袋降温时,选择合理部位(如腋下、额头、腹股沟等),禁忌用于枕后、耳郭、心前区、腹部、足底等处,并定时更换冷敷部位,避免冻伤,酒精擦浴浓度不宜过高,以25%~35%为宜,注意酒精过敏者禁用,避免对皮肤造成损伤。盆腔炎症患者有时会伴阴道大量脓性分泌物,长期刺激外阴皮肤会出现皮疹、破溃,应密切观察会阴部皮肤情况,告知患者保持清洁,每日更换内裤,污染的内裤单独清洗,避免交叉、重复感染。

(2)饮食:高热期间应选择高营养易消化的流食,如豆浆、藕粉、果泥、菜汤等;体温下降或病情好转时,可进食半流食或普食,如面条、粥,配以高蛋白、高热量、高维生素易消化的菜肴,如精瘦肉、豆制品、蛋黄及各种新鲜蔬菜等。

(3)生活护理:保持室内清洁舒适、通风良好,合理降低室温,有利于降低患者体温;高热、大汗时注意保暖;必要时遵医嘱给予口腔护理,预防口腔疾病;长期高热者,机体处于高代谢状态,食欲不佳,活动耐力下降,更应加强生活护理,如协助患者起床如厕等;将呼叫器置于患者手边,实施预防跌倒、坠床护理措施;保持会阴部清洁,遵医嘱给予会阴擦(冲)洗,及时更换清洁、干燥的病号服、床单位及中单等。

2.病情观察

(1)生命体征:密切观察体温的变化,有预见性地给予护理干预,体温过高时给予物理降温;监测患者的出入量,预防脱水。

(2)疼痛:观察患者疼痛的性质、程度,及早发现病情变化给予积极处理。

(3)皮肤、黏膜:观察口腔黏膜情况,预防口腔炎症;观察高危部位皮肤情况,预防压疮。

(4)并发症:警惕因长期高热导致严重脱水、高热惊厥甚至循环衰竭、酸中毒等情况的发生;预防感染控制不佳造成的全身感染,如菌血症、败血症等。

3.用药护理

(1)头孢霉素类或头孢菌素类药物:头孢霉素类,如头孢西丁钠2g,静脉滴注,每6小时1次;或头孢替坦二钠2g,静脉滴注,每12小时1次。常加用多西环素100mg,每12小时1次,静脉或口服。头孢菌素类,如头孢呋辛钠、头孢唑肟钠、头孢曲松钠,头孢噻肟钠也可选用。临床症状改善至少24小时后转为口服药物治疗,多西环素100mg,每12小时1次,连用14日。对不能耐受多西环素者,可用阿奇霉素替代,每次500mg,每日1次,连用3日。对输卵管卵巢脓肿的患者,可加用克林霉素或甲硝唑,从而更有效地对抗厌氧菌。

(2)克林霉素与氨基糖苷类药物联合方案:克林霉素900mg,每8小时1次,静脉滴注;庆大霉素先给予负荷量(2mg/kg),然后给予维持量(1.5mg/kg),每8小时1次,静脉滴注。临床症状、体征改善后继续静脉应用24~48小时,克林霉素改为口服,每次450mg,每日4次,连用14日;或多西环素100mg,口服,每12小时1次,连服14日。

4.专科指导

预防炎症扩散,禁止阴道冲洗,尽量避免阴道检查。严格执行无菌操作,防止医源性感染。

5.心理护理

盆腔炎患者一般病程较长,患者心理较为复杂,多有焦虑,应做好心理疏导,减轻患者心理压力。注意倾听患者主诉,耐心解答患者疑问,消除患者顾虑,有针对性地实施有效的心理护理,使其积极配合治疗。患者多会担心发生盆腔炎性疾病后遗症,影响家庭生活和夫妻感情,护士应获取患者的信任,告知患者疾病及预防知识,使患者树立治疗疾病的信心,保持乐观情绪。

6.健康教育

(1)饮食:健康合理的饮食调理有利于患者免疫力以及体质的增强。患者应加强营养,多饮水,避免进食生冷、辛辣等刺激性食物,定时定量进食。发热时选择高营养易消化的流食,如豆浆、藕粉、果泥、菜汤等,体温下降或病情好转时,可进半流食或普食,如面条、粥,配以高蛋白、高热量、高维生素易消化的菜肴,如精瘦肉、豆制品、蛋黄及各种新鲜蔬菜等。

(2)休息活动:急性期采取半卧位卧床休息使感染局限。得到控制后应加强锻炼,增加机体抵抗力,预防慢性盆腔炎急性发作。

(3)用药指导:指导患者连续彻底用药,及时治疗盆腔炎性疾病,防止后遗症发生。

（4）宣讲疾病相关知识。①讲解盆腔炎发病原因及预防复发的相关知识。②急性期应避免性生活及阴道操作；指导患者保持外阴清洁、养成良好的经期及性生活卫生习惯。③对沙眼衣原体感染高危妇女进行筛查和治疗可减少盆腔炎性疾病的发病率。虽然细菌性阴道炎与盆腔炎性疾病相关，但检测和治疗细菌性阴道炎能否降低盆腔炎性疾病发病率，至今尚不清楚。④及时治疗下生殖道感染。

第二节　生殖内分泌疾病患者的护理

一、功能失调性子宫出血

功能失调性子宫出血是指由于调节生殖的神经内分泌机制失常引起的子宫异常出血，无明显器质性病变存在，简称功血。功血为妇科常见疾病，分为无排卵性功血和排卵性功血，其中，无排卵性功血约占85%。

（一）病因

月经是子宫内膜在下丘脑-腺垂体-卵巢轴的调节下发生的周期性剥脱、出血。机体内、外因素均可影响该轴的调节功能而使月经量、持续时间和周期发生紊乱。常见的因素有精神紧张、营养不良、环境及气候改变、过度疲劳等。

（二）临床类型

1.无排卵性功血

无排卵性功血好发于青春期和绝经过渡期妇女。青春期功血患者因下丘脑-腺垂体-卵巢轴间的反馈调节尚未成熟，绝经过渡期功血患者因卵巢功能衰退，致卵泡只发育而无排卵。

2.排卵性功血

排卵性功血多见于育龄期女性。患者卵巢虽有卵泡发育及排卵，但黄体功能异常，常表现为黄体功能不足和子宫内膜不规则脱落两种类型。

（三）治疗要点

无排卵性功血：治疗青春期功血以止血、调整周期和促进排卵为原则；治疗绝经过渡期功血以止血、调整周期、减少经量为原则。排卵性功血：以恢复黄体功能为治愈目标。

（四）护理评估

1.健康史

询问患者的年龄、月经史、婚孕史及既往健康状况，排除全身性疾病和生殖器官器质性病变。了解发病前有无精神创伤、过度劳累、环境改变、服药等因素；本次发病的经过、诊治经历及效果；有无继发感染及贫血的征象。

2.身体评估

（1）临床表现。①无排卵性功血：最常见的症状是子宫不规则出血，表现为月经周期紊乱，经期长短不一，经量多少不定。出血量多或时间长者，可继发贫血。出血期间一般无腹痛及其他不适。②排卵性功血：黄体功能不全者，月经周期缩短，经期、经量可无变化，易引起不孕或流产。子宫内膜不规则脱落者，月经周期多正常，但经期淋漓不净可长达十余日，经量明显增加。

（2）心理-社会评估：青春期功血患者常因害羞不能及时就诊而延误病情，引发感染或大出血，出血多时，患者常感不适、惊慌。绝经过渡期功血患者因月经不规律来潮，因影响到生活、工作而焦虑，担心疾病严重、怀疑肿瘤的可能而坐立不安。

3.辅助检查

（1）诊断性刮宫：诊断性刮宫简称诊刮，主要适用于已婚患者。通过诊刮达到止血及明确病理诊断的目的。

（2）基础体温检查：无排卵性功血者基础体温呈单相型；有排卵性功血者基础体温呈双相型。

（3）B超检查：了解子宫内膜的厚度，排除生殖器官器质性病变。

（4）子宫腔镜检查：直接观察子宫内膜情况，选择病变区进行活检。

（5）子宫颈黏液结晶检查：经前出现羊齿植物叶状结晶者，提示无排卵。

（五）护理诊断/合作性问题

（1）活动无耐力：与月经过多及经期延长引起的贫血有关。

（2）焦虑：与治疗效果不佳或担心疾病性质有关。

（3）有感染的危险：与出血多、持续不净及继发贫血有关。

（六）护理措施

1.一般护理

嘱患者卧床休息，保证充足睡眠，避免劳累；加强营养，摄入高蛋白、高维生素、含铁高的食物，如猪肝、蛋黄、红枣、胡萝卜、绿叶蔬菜等；保持外阴清洁，禁止盆浴和性生活。

2.病情观察

观察并记录患者的生命体征、液体出入量。出血多时，严密观察血压、脉搏，做好配血、输血及输液的抢救准备和配合工作。有发热、子宫体压痛等感染征象者，遵医嘱给予抗生素治疗。

3.治疗配合

（1）无排卵性功血。

止血：大出血时，采用性激素止血要求8小时内见效，24～48小时后出血基本停止。96小时以上仍不止者，应考虑器质性病变。①孕激素：适用于体内有一定雌激素水平的患者，尤其是淋漓不尽的绝经过渡期功血患者。孕激素使持续受雌激素刺激的增生期子宫内膜转为分泌期，达到止血效果，停药后子宫内膜脱落，起到药物性刮宫的作用。常用醋酸甲羟孕酮、甲地孕酮和炔诺酮（妇康片）。②雌激素：大剂量使用雌激素可促使子宫内膜生长，有修复创面止血的作用。常用妊马雌酮、己烯雌酚或苯甲酸雌二醇。③雄激素：主要用于绝经过渡期功血患者。④其他止血药物：卡巴克洛（安络血）、酚磺乙胺（止血敏）。

调整月经周期。①雌激素、孕激素序贯疗法：模拟自然月经周期中性激素的变化，补充雌激素、孕激素，促使子宫内膜发育和周期性脱落，形成人工周期，适用于青春期功血。于撤药性出血第5天开始，每日口服结合雌激素或戊酸雌二醇，连服21天，于服雌激素11天起加用黄体酮或醋酸甲羟孕酮,连用 10 天,停药后 7 天内可再出现撤药性出血。在下一次出血第 5 天重复用药,连续使用 3 个周期。②雌激素、孕激素联合法:适用于内源性雌激素水平较高的育龄妇女和绝经过渡期功血患者。从撤药性出血第 5 天起口服避孕药,每天 1 片,连服 21 天,连续 3 个周期为一疗程。③后半周期疗法:适用于青春期或活检为增殖期内膜功血患者。自撤药性出血第 16 天起口服甲羟孕酮,每天 10mg,共 10 天。

促排卵:该法用于育龄妇女功血有生育要求者。促排卵药物有氯米芬(CC)、尿促性腺激素(HMG)等。

(2)排卵性功血:①黄体功能不全:自排卵后开始每天肌内注射黄体酮,共 10 天,进行黄体功能替代治疗。可使用氯米芬促进卵泡发育,绒毛膜促性腺激素(HCG)可延长黄体期。②子宫内膜不规则脱落:自预期下次月经前第 10~14 天开始,每天口服甲羟孕酮 10mg,连续 10 天。绒毛膜促性腺激素也可促进黄体功能。

4.心理护理

主动热情地与患者沟通、交谈,鼓励其说出内心的不良感受,及时提供必要的信息,帮助患者克服心理障碍,解除思想负担,摆脱焦虑。

5.健康教育

讲解用药的治疗原理和注意事项,强调性激素治疗时,必须严格按照医嘱,准时按量给药,不得随意停服、减量或漏服。采用雄激素治疗时每月总量不能超过 300mg,以防女性男性化。服用促排卵药物者,可测量其基础体温,以便监测排卵情况。治疗期间如发生不规则阴道出血,应及时就诊处理。

二、绝经综合征

围绝经期是妇女自生殖年龄过渡到无生殖能力年龄的生命阶段,包括从出现与卵巢功能下降有关的内分泌、生物学和临床特征起,至最后一次月经后 1 年。绝经综合征指妇女绝经前后出现性激素波动或减少所致的一系列身体及精神、心理症状。围绝经期妇女约 1/3 的能通过神经内分泌的自我调节,达到新的平衡而无自觉症状,2/3 妇女则可出现一系列性激素减少所致的症状。多发生在 45~55 岁,有人可持续至绝经后 2~3 年,少数人可持续到绝经后 5~10 年症状才有所减轻或消失。

(一)病因及发病机制

1.内分泌因素

卵巢功能减退,血中雌、孕激素水平降低,使正常的下丘脑-垂体-卵巢轴之间平衡失调,影响了自主神经中枢及其支配下的各脏器功能,从而出现一系列自主神经功能失调的症状。

2.神经递质

下丘脑神经递质阿片肽(EOP)、肾上腺素(NE)、多巴胺(DA)等与潮热的发生有明显的相关性。5-羟色胺(5-HT)对内分泌、心血管、情感和性生活等均有调节功能。

3.种族、遗传因素

孪生姐妹围绝经期综合征开始时间完全相同,症状和持续时间也极相近。个体人格特征、神经类型、文化水平、职业、社会人际、家庭背景等与围绝经期综合征发病及症状严重程度有关,提示本病的发生可能与高级神经活动有关。

(二)临床表现

(1)月经改变:最早出现,表现为月经频发、月经稀发、不规则子宫出血、闭经。

(2)泌尿、生殖道症状:主要表现为泌尿生殖道萎缩症状,外阴、阴道发干,性交痛,尿频、尿失禁等反复发生的尿路感染。

(3)心血管症状:血压升高或血压波动、假性心绞痛等。

(4)骨质疏松:腰背痛、易骨折。

(5)皮肤和毛发变化:皱纹增多加深,皮肤变薄、干燥、色素沉着等。

(6)性欲下降。

(7)全身症状:①阵发性潮热、出汗,伴头痛、头晕、心悸、胸闷、恶心等;②思想不集中、易激动、失眠、多虑、抑郁等精神神经症状。

(三)辅助检查

(1)激素测定:选择性激素测定有助于判断卵巢功能状态以及其他相关内分泌腺功能。

(2)骨密度测定:确定有无骨质疏松。

(3)实验室检查:了解贫血程度及有无出血倾向、有无血脂增高,排除泌尿系病变。

(4)心电图检查。

(5)B 型超声检查。

(6)宫颈刮片:进行防癌涂片检查。

(四)诊断

(1)血清 FSH 值及 E_2 值测定:绝经过渡期血清 FSH>10U/L,提示卵巢储血功能下降。闭经、FSH>40U/L 且 E_2<10pg/ffrl,提示卵巢功能衰竭。

(2)氯米芬兴奋试验:月经第 5 日起口服氯米芬,每日 50mg,共 5 日。停药第 1 日测血清 FSH>12U/L,提示卵巢储备功能降低。

(3)典型的潮热症状是围绝经期及绝经后的特征性症状,是诊断的重要根据。

(五)治疗

(1)一般治疗。①心理治疗。②注意休息与锻炼,增加日晒时间,注意摄取足量蛋白质及含钙丰富食物。

(2)激素替代治疗。

(六)护理评估

1.病史评估

对>40 岁的妇女,若月经增多或不规则阴道流血,必须详细询问并记录病史,包括月经史、生育史,肝病、高血压及内分泌腺疾病史等。

2.身体评估

(1)评估有无卵巢功能减退及雌激素不足引起的症状。

(2)评估因家庭和社会环境因素变化而诱发的一系列症状。

(3)评估个性特点与精神因素引起的症状:妇女在绝经期以前曾有过精神状态不稳定,绝经后则往往较易发生失眠、多虑、抑郁、易激动等。

(4)评估检查结果

3.心理-社会状况评估

评估患者及家属对疾病的认知程度,对围绝经期相关知识的掌握情况,对检查及治疗的配合情况;评估社会及家庭支持系统是否建立完善等。

(七)护理措施

1.一般护理

(1)起居护理:合理安排好日常生活及工作,做到生活有规律,劳逸结合。经常进行适当的体育锻炼,尤其是活动少、工作时间多坐者,更要进行适当的户外活动,防止发胖。要有充分的休息和睡眠,居住环境做到整洁、安静、舒适,保持空气流通。

(2)生活护理:注意个人卫生,经常沐浴,注意清洁外阴,尤其在大便后,肛门周围要用温水清洗,避免尿路感染和阴道炎的发生。

2.病情观察

(1)观察患者阵发性潮热、出汗、头痛、头晕、心悸、胸闷、恶心等症状的程度。可根据天气变化增减衣物,避免衣物潮湿。

(2)观察患者情绪变化的程度,如是否易激动、多虑、抑郁,有无失眠等精神神经症状,做好心理调节和疏导,必要时可就诊于心理门诊。

(3)观察患者有无尿频、尿失禁等症状,关注患者阴道发干、性交痛的自觉症状。可进行盆底肌训练,锻炼盆底功能,必要时遵医嘱使用激素类药物缓解症状。

(4)关注患者血压变化,是否出现血压波动、假性心绞痛等症状。必要时遵医嘱口服控制血压的药物。

(5)观察患者是否出现骨质疏松症、腰酸背痛、腿抽筋、肌肉关节疼痛等。注意活动适度和钙剂的补充。

3.用药护理

(1)性激素治疗:帮助患者了解用药目的及药物用法、适应证、禁忌证、用药时可能出现的反应等,长期使用性激素的患者需定期随访。

雌激素补充治疗:效果最好,补充雌激素的剂量和时间依据个体情况而定,要取得患者的良好配合。主要应用尼尔雌醇,每次 1～2mg,每 2 周 1 次,口服;也可应用雌激素贴剂。雌激素的疗效与剂量相关,大剂量使用雌激素时,可引起阴道流血、乳房胀痛及阴道分泌物增多等不良反应。长期使用雌激素时,应与孕激素合用,可降低子宫内膜癌的发生率。

孕激素治疗:适用于围绝经期妇女,以及不能或不愿应用雌激素的围绝经期妇女。主要应用甲羟孕酮,每日 2～6mg,口服。其不良反应有子宫不规律性出血、乳胀、绝经样症状及性欲降低,因此用量应尽可能地减少。

雄激素治疗:补充雄激素可改善患者长期失眠、抑郁致使身体虚弱的状况,常与雌激素联合应用。大量应用雄激素时可出现体重增加、多毛及痤疮,口服用药时可能影响肝功能。

(2)非激素类药物治疗。①镇静剂:适用于失眠较重的患者,可改善精神及体力状态。可选用地西泮片 2.5～10mg,艾司唑仑片 1～2mg,苯巴比妥片 30～60mg 等。但不宜长期服用,以免产生药物依赖性。②α-肾上腺受体激动剂:可有效缓解患者潮热、出汗症状。常用的有:

a.盐酸可乐定,0.1~0.2mg,每日 2 次,口服,其不良反应有头晕、口干;b.甲基多巴:每次 250mg,每日 2 次,口服,主要有恶心、呕吐等胃肠道不良反应。

4.专科指导

对于围绝经期妇女可到更年期门诊进行咨询,接受指导和护理。

(1)帮助患者了解围绝经期是正常生理过程。

(2)消除患者无谓的恐惧和焦虑,帮助其解决各种心理矛盾、情绪障碍、心理冲突、思维方法等问题,使其以乐观积极的态度对待老年的到来。

(3)耐心解答患者提出的问题,使护患合作、相互信任,共同发挥防治作用。

(4)主要针对女性生殖道、乳腺肿瘤进行防癌检查。

(5)对围绝经期妇女的性要求和性生活等方面给予关心和指导。

(6)积极防治围绝经期妇女常见病、多发病,如糖尿病、高血压、冠心病、肿瘤和骨质疏松症。

(7)防治围绝经期妇女常见、多发的妇科病,如阴道炎症、绝经后出血、子宫脱垂、尿失禁等。

(8)宣传雌激素补充疗法的有关知识。

5.心理护理

告知患者围绝经期是一种生理现象,可出现如精神心理、神经内分泌、生物节律、生理代谢、性功能、认知、思维、感觉、运动、应激和智能等方面的某些变化;同时也要让患者知道,围绝经期也会出现以雌激素缺乏和衰老为特征的某些病理性变化,如心理障碍、糖尿病、肥胖、高血压、心血管疾病、肿瘤、骨质疏松症、阿尔茨海默病等。嘱患者保持心情舒畅,注意控制情绪;生活要有规律,遇事不要着急、紧张,不要胡思乱想;对人生要抱着积极态度,不沮丧、不消极。家人也要了解围绝经期妇女可能出现的症状,给予同情、安慰和鼓励,全社会均应关心和爱护围绝经妇女,帮助她们顺利度过围绝经期。

6.健康教育

(1)饮食:一般不做严格限制,根据食欲情况和消化功能而定,但要保证充分的营养,尤其是蛋白质,如鱼、瘦肉、豆制品、禽类等;避免油腻、高脂肪、高糖食物,如肥肉、猪油、甜点心、糖果等;高胆固醇食物宜控制,如蛋黄、动物内脏、鳗鱼、肉皮、猪蹄等;宜多食新鲜蔬菜及含糖较少的水果,多食香菇、蘑菇、黑木耳、海带等;忌服烈性酒及刺激性调味品。

(2)活动:鼓励患者参加活动锻炼,以持之以恒、循序渐进、动静结合为运动原则。规律的运动,如散步、骑自行车等可以促进血液循环,维持肌肉良好的张力,延缓老化的速度。饭后应休息 1~2 小时后活动;运动前应做好充分的准备活动,防止突然剧烈活动造成的心慌、气促、晕倒等现象;运动后,应进行整理活动,使身体逐渐恢复到正常状态,有利于全身脏器的调整,也可预防对身体不利的因素发生。

(3)用药指导:适当摄取钙质和维生素 D,可减轻因雌激素降低所致的骨质疏松;积极防治围绝经期妇女常见病,如糖尿病、高血压、冠心病、肿瘤和骨质疏松症等;指导患者遵医嘱服药,不得自行停药或变更剂量;长期使用性激素类药物的患者应定期复查,以观察用药效果和症状缓解程度。

(4)疾病相关知识宣教:围绝经期妇女应定期做健康检查,以防治雌激素缺乏和衰老性疾病,如绝经期综合征、心血管疾病、骨质疏松症、肿瘤、阿尔茨海默病。在全面体检的基础上,遵照个体化原则制订适当的激素替代治疗方案以保证治疗的全面性。除一般性体检外,还应进行妇科相关疾病筛查包括外阴、阴道及子宫颈炎症和肿瘤、子宫和卵巢肿瘤、盆腔炎症、乳腺良性疾病和肿瘤等。

第三节 盆底功能障碍性疾病患者的护理

一、盆腔器官脱垂

盆腔器官脱垂是指盆腔器官脱出于阴道内或阴道外。阴道前壁脱垂即阴道前壁膨出,阴道内 2/3 膀胱区域脱出称为膀胱膨出。若支持尿道的膀胱宫颈筋膜受损严重,尿道紧连的阴道前壁下 1/3 以尿道口为支点向下膨出,称尿道膨出。阴道后壁膨出又称直肠膨出,阴道后壁膨出常伴随子宫直肠陷凹疝,如内容为肠管,称之为肠疝。子宫从正常位置沿阴道下降,宫颈外口达坐骨棘水平以下,甚至子宫全部脱出阴道口以外,称为子宫脱垂。

(一)临床表现

1.症状

轻症患者一般无不适,重度脱垂时韧带筋膜有牵拉,盆腔充血,患者有不同程度的症状,如腰骶部酸痛或下坠感;阴道前壁膨出患者可出现尿频、排尿困难等,易并发尿路感染;阴道后壁膨出患者常表现为便秘,甚至需要手助压迫阴道后壁帮助排便;肿物自阴道脱出。轻者经休息后可自行还纳,重者则不能还纳。

2.子宫脱垂分度

目前有两种分度方法,其中一种方法将子宫脱垂分为如下 3 度。

(1)Ⅰ度:轻型为宫颈外口,距处女膜缘<4cm,未达处女膜缘;重型为宫颈已达处女膜缘,阴道口可见宫颈。

(2)Ⅱ度:轻型为子宫颈及部分阴道前壁脱出阴道口外,宫体仍在阴道内;重型为宫颈与部分宫体脱出阴道口外。

(3)Ⅲ度:为宫颈与宫体全部脱出阴道口外。

3.阴道前壁膨出分度

临床传统上分为 3 度,以屏气下膨出最大限度来判定。

(1)Ⅰ度:阴道前壁形成球状物,向下突出,达处女膜缘,但仍在阴道内。

(2)Ⅱ度:阴道壁展平或消失,部分阴道前壁突出于阴道口外。

(3)Ⅲ度:阴道前壁全部突出于阴道口外。

4.阴道后壁膨出分度

临床传统上分为 3 度,以屏气下膨出最大限度来判定。

（1）Ⅰ度：阴道后壁达处女膜缘，但仍在阴道内。

（2）Ⅱ度：阴道后壁部分脱出阴道口。

（3）Ⅲ度：阴道后壁全部脱出阴道口外。

（二）评估和观察要点

1.评估要点

（1）健康史：询问患者年龄、婚育史及性生活情况。如患者生育过，注意询问患者有无产程过长、难产、阴道助产及盆底组织撕裂伤等病史。

（2）评估盆腔器官脱垂发生时间和程度。

（3）评估患者营养情况，产后恢复体力劳动的情况及有无慢性咳嗽、便秘等情况，以及对日常生活的影响程度。

（4）心理-社会状况：评估患者有无焦虑、情绪低落，评估其社会家庭支持程度及对疾病的认知程度、对于手术治疗的接受程度等。

2.观察要点

（1）询问患者有无下腹部坠胀、腰痛、排尿和排便困难，观察阴道肿物脱出等情况。

（2）观察阴道有无黏膜糜烂、溃疡、出血和感染等。

（3）观察患者在腹压增加时上述症状有无加重，卧床休息后症状有无好转。

（三）护理措施

1.术前护理

（1）一般护理：按照妇科阴式手术护理常规进行护理。

（2）病情观察：①观察患者内外科慢性疾病的症状，积极有效治疗和控制原发性慢性疾病，如高血压、糖尿病等。对于有慢性咳嗽的患者，遵医嘱给予镇咳药物，避免因咳嗽而影响手术效果；②术前保持患者排便通畅，多吃粗纤维食物，必要时遵医嘱给予缓泻剂软化大便；③给予患者用药指导，对于子宫脱垂患者尤其是有溃疡的患者，遵医嘱局部要涂抹雌激素软膏于阴道内，促进局部溃疡愈合。

2.术后护理

（1）一般护理：按照妇科阴式手术护理常规进行护理。

（2）病情观察：①监测患者生命体征。观察意识情况、切口有无渗血、阴道出血的量和颜色、引流液的量和颜色、麻醉不良反应、肠蠕动恢复情况；②注意阴道分泌物。观察阴道分泌物的量、性状、颜色及有无异味，如有异常及时通知医师并予以处理；③止血：阴道内放置的止血纱布，术后12～24小时取出，观察排尿及阴道出血情况；④镇痛：如有疼痛遵医嘱使用镇痛药。

（3）饮食护理：排气前进流食，排气后进半流食，逐渐过渡至普食。保持排便通畅，鼓励患者进食粗纤维食物。

（4）管路护理：导尿管留置2～5d，保留导尿管期间，每日更换引流袋，会阴擦洗，2次/d，术后24小时内准确记录尿量，并告知患者携带尿管期间活动的注意事项，防止管路滑脱。

（5）排尿指导：告知患者拔除尿管后有尿意及时如厕，不要憋尿，出现排尿困难时，不要过度饮水，以免膀胱过度膨胀，影响功能恢复。患者排尿后，通知医师测残余尿量，若残余尿＞200mL时，给予患者听水声诱导排尿或遵医嘱给予新斯的明1mg肌内注射；若残余尿持续＞

300mL 遵医嘱导尿。

(6)并发症的观察。①高血压患者。观察血压、脉搏变化,每日测量 1～2 次,倾听患者主诉,注意有无头痛、头晕、视物模糊等不适。②糖尿病患者。监测患者血糖变化,在患者禁食期间,遵医嘱补充液体,避免低血糖的发生。在过渡饮食时,遵医嘱调整降糖药的剂量。

(7)预防感染:密切监测体温变化,一级护理期间测量体温、脉搏、呼吸,4 次/d。保持外阴清洁干燥、勤换内衣裤。遵医嘱应用抗生素。

(8)血栓的预防:进行深静脉血栓的风险评估,按照评分等级采取不同的预防措施。观察生命体征的变化,注意有无胸闷、憋气、下肢疼痛等症状,警惕肺栓塞及下肢深静脉血栓的发生。遵医嘱给予抗凝药或气压式血液循环驱动,观察下肢血供情况及周径变化。

(四)健康教育

1.疾病知识指导

指导患者学会自我观察阴道出血量,术后出现血性分泌物或少量出血为正常现象,若出血量多如月经量,应及时到医院就诊。

2.生活指导

指导患者保持心情舒畅,生活规律;术后 3 个月禁盆浴、禁止性生活,保持外阴清洁,每日清洗外阴,术后 2 周可淋浴;预防呼吸道疾病的发生,避免咳嗽导致腹压增加。

3.活动指导

术后 3 个月内避免腹压增加的活动,如重体力劳动、负重、长期站立、蹲位等,术后 1 个月可恢复一般活动,如进行简单的家务活动。

4.饮食指导

饮食宜选择清淡、易消化、富含粗纤维的食物,保持排便通畅,养成每天排便习惯,避免便秘,必要时遵医嘱使用缓泻药。

5.用药指导

绝经后的患者遵医嘱局部涂抹雌激素软膏,促进阴道切口愈合。

6.术后锻炼

遵医嘱指导患者进行盆底肌和肛提肌训练;做提肛运动,3 次/d,每次 10～15 分钟,或行生物反馈治疗。

二、压力性尿失禁

压力性尿失禁(SUI)是指在咳嗽、打喷嚏、用力活动等腹压增加时尿液不自主地从尿道口漏出的现象。压力性尿失禁主要发生于女性,调查发现美国女性压力性尿失禁的患病率高达36.6%,有报道称 18 岁以上女性尿失禁的发生率为 46.5%,其中约 60% 为压力性尿失禁。尽管女性压力性尿失禁为良性病变,但对生活质量的影响是极大的,患者也常常对尿失禁缺乏正确认识而造成恐惧感。此外,很多患者认为这种疾病难以启齿而延误治疗。

(一)病因及发病机制

压力性尿失禁,90% 以上为解剖性压力性尿失禁,为盆底组织松弛引起。

1.妊娠与阴道分娩

为压力性尿失禁的主要病因。

2.尿道、阴道手术

手术可破坏尿道、膀胱的正常解剖支持。

3.功能障碍

先天性膀胱、尿道周围组织支持不足或神经支配不健全,为青年女性及未产妇的发病原因。

4.盆腔肿物

当盆腔内有巨大肿物时导致腹压增加,膀胱尿道交接处位置降低而发生尿失禁。

5.肥胖

肥胖是女性压力性尿失禁的独立危险因素,许多文献报道压力性尿失禁的发生与患者体重指数的增高有关。

(二)临床表现

1.症状

腹压增加下的不自主溢尿是最典型的症状。尿急、尿频,急迫尿失禁和排尿后胀满感亦是常见的症状。

2.体征

80%压力性尿失禁患者合并有膀胱膨出。

3.临床分度

临床常用主观分度,分为3级。

(1)Ⅰ级尿失禁:只发生于剧烈压力下,如咳嗽、打喷嚏或慢跑等。

(2)Ⅱ级尿失禁:发生于中度压力下,如快速运动或上下楼梯等。

(3)Ⅲ级尿失禁:发生于轻度压力下,如站立时。患者在仰卧位时可控制尿液。

(三)辅助检查

压力性尿失禁除常规查体、妇科检查以外还需要下列辅助检查。

1.压力试验

患者膀胱充盈时,取截石位进行检查。嘱患者咳嗽时,观察尿道口。如果每次咳嗽时尿液不自主溢出,则可提示压力性尿失禁。

2.指压试验

检查者把中、示指放入阴道前壁的尿道两侧,指尖位于膀胱与尿道交接处,向前上抬高膀胱颈之后行诱发压力试验。若压力性尿失禁现象消失,则为阳性。

3.棉签试验

患者取仰卧位,将涂有利多卡因凝胶的棉签置入尿道,使棉签头处于尿道膀胱交界处,分别测量患者在静息时及 Valsalva 动作(紧闭声门的屏气)时棉签棒与地面之间形成的角度。

4.尿动力学检查

包括膀胱内压测定和尿流率测定,主要观察逼尿肌的反射及患者控制或抑制这种反射的能力,以了解膀胱排尿速度和排空能力。

（四）治疗

1.非手术治疗

轻中度压力性尿失禁患者可考虑非手术治疗。

（1）盆底肌肉锻炼：又称 Kegel 运动。通过反复收缩耻骨尾骨肌可以增强盆底肌肉组织的张力，减轻或防止尿失禁。

（2）生物反馈：借助位于阴道或直肠内的电子生物反馈治疗仪，对盆底肌肉的肌电活动进行监视，指导患者进行正确的、自主的盆底肌肉训练，并形成条件反射。

（3）盆底电刺激：电刺激治疗采用低压电流对盆底神经及肌肉进行刺激，从而增加盆底肌的收缩力，反馈抑制交感神经反射，降低膀胱活动度。

（4）膀胱训练：指导患者有意识地延长排尿间隔，使患者学会通过抑制尿急，延迟排尿。

（5）药物治疗。①α-肾上腺素能激动剂：通过刺激尿道和膀胱颈部的平滑肌收缩，提高尿道出口阻力，改善控尿能力。②雌激素替代药物。

2.手术治疗

压力性尿失禁的手术方法有一百余种。目前较为常用的术式为耻骨后膀胱尿道悬吊术和阴道无张力尿道中段悬吊带术。

（五）护理评估

1.病史评估

注意询问患者有无产程过长、难产、阴道助产及盆底组织撕裂伤等病史。评估患者产后恢复体力劳动的情况。评估患者有无慢性咳嗽、便秘及盆腹腔肿瘤史等。

2.全身症状评估

评估患者腹压增加下不自主溢尿程度以及尿频、尿急等症状。

3.风险评估

患者入院 2 小时内进行各项风险评估，包括患者压疮危险因素评估、患者跌倒/坠床危险因素评估、日常生活能力评定、入院护理评估。

4.心理状态评估

评估患者焦虑、抑郁程度，社会家庭支持程度以及对疾病的认知程度、对手术治疗的接受程度等。

（六）护理措施

1.术前护理

（1）病情观察。

观察患者原发性慢性疾病的症状，积极治疗和控制原发性慢性疾病。①便秘：术前保持排便通畅，可多吃蔬菜、水果等，必要时可给予缓泻剂软化大便；②慢性咳嗽：遵医嘱可给予止咳药物，缓解因咳嗽引起漏尿的情况。

观察患者漏尿程度，如需要长期使用会阴垫的患者，应嘱患者勤换会阴垫，保持外阴的清洁干燥。每日更换内裤，内裤宜选用纯棉制品。

（2）用药护理：由于尿液长期刺激导致会阴部皮肤变红、瘙痒、湿疹或糜烂，应每日用 1∶5000 的高锰酸钾溶液进行会阴部坐浴，以缓解不适。用 1g 高锰酸钾配 5000mL 水，同时要搅拌均匀,肉眼观察为粉红色即可使用。每次坐浴 20 分钟,每日 2 次。坐浴时要使会阴部浸没于溶液中,月经期停止坐浴。

(3)心理护理:压力性尿失禁患者由于长期受疾病折磨,生活质量下降,在心理、生理及性功能方面均表现异常。患者感到与社会隔离,心情忧郁消沉,缺乏食欲,有冷漠和不安全感。因此既渴望手术成功,又担心手术失败,非常忧虑。护士应主动和患者交谈,了解患者的想法,进行行为、心理的健康指导,帮助患者克服自卑心理,讲解此手术方法的先进性和手术成功的病例,使其积极配合治疗,增强治愈疾病的信心。

(4)健康教育。

饮食:制订合理的饮食计划,避免对膀胱有刺激的食物,避免含咖啡因和碳酸类饮料。适量饮水(饮水过多会加重尿失禁,饮水过少会产生便秘),保持大便通畅。

活动:在打喷嚏、咳嗽、提重物或弹跳时,应事先紧缩括约肌,以免尿液外漏。有尿失禁的迹象时,应首先放松心情再缓步走向厕所。勿憋尿,一有尿意,应立刻去排尿,最好在饭前、饭后及睡前,将尿液排尽。

用药指导:教会患者高锰酸钾坐浴的方法,告知高锰酸钾坐浴的注意事项:长期使用高锰酸钾,会引起阴道菌群紊乱,应严格在医师指导下使用;配制的溶液浓度不宜过浓,以免灼伤皮肤;高锰酸钾液要现用现配;配制时不可用手直接接触本品,以免被腐蚀或染色,切勿将本品误入眼中;用药部位如有灼烧感、红肿等情况,应停药,并将局部药物洗净,必要时向医生咨询。

化验检查护理指导(尿动力学检查):①检查前嘱患者饮水 500mL,待膀胱憋胀至尿急时,进行检查才能达到满意的效果;②由于检查时需在尿道插一细管进行测量,因此检查后,患者会感觉尿道不适,或出现短暂的排尿疼痛、轻微的血尿等。应嘱患者检查后多饮水,减轻不适症状,预防感染。

2.术后护理

(1)一般护理:按妇科手术护理常规进行护理。

(2)病情观察:①严密心电监护,观察血压、脉搏、呼吸情况。②严密观察会阴部穿刺点渗血、渗液情况。

(3)用药护理:对雌激素低下妇女用雌激素替代治疗,即术后 2 周内每周 2 次,将雌激素乳膏涂抹于阴道内,但已知、怀疑或既往有乳腺癌者,已知或怀疑有雌激素依赖性恶性肿瘤(如子宫内膜癌)者及未经明确诊断的阴道流血者应禁用。

(4)专科指导。

排尿指导:指导患者尽快排尿,以免膀胱过度充盈,导致膀胱麻痹,影响排尿功能;停留置尿管后嘱患者多饮水,促进尿液生成,刺激排尿反射,进一步加快膀胱功能的恢复。

盆底肌肉锻炼(Kegel 运动):是轻、中度尿失禁,轻度子宫、膀胱、直肠脱垂术前及术后的辅助治疗。①训练前排空膀胱。②患者可取站、坐位或卧位,双膝并拢,臀部肌肉用力,有意识地收缩肛门、会阴及尿道肌肉,使盆底肌上提,大腿和腹部肌肉保持放松。③持续收缩盆底肌不少于 3 秒,松弛休息 2～6 秒,连续 15～30 分钟,每日 3 组,或每天做 150～200 次,持续8 周以上或更长。④指导患者时,详细说明盆底肌的正确位置和收缩要点,以免患者夹紧大腿而没有收缩盆底肌,或收缩盆底肌的同时错误地收缩了腹肌。

(5)并发症的护理观察。

出血:术后密切观察会阴穿刺点渗血和阴道出血情况,仔细观察会阴部皮肤的情况,是否出现血肿或里急后重等症状,发现异常及时通知医生。密切观察生命体征变化。

膀胱损伤:是术中可能出现的并发症,与患者解剖位置的改变和局部粘连有关。根据损伤程度遵医嘱延长保留尿管时间。

感染:术后短期内出现尿频、尿急症状与手术和导尿管刺激有关,应做好导尿管、会阴护理,每日 2 次。如分泌物多,应增加会阴护理次数。停留置尿管后鼓励患者多排尿、多饮水,并保持会阴部清洁干燥。

(6)健康教育。

饮食:根据排气情况逐渐进食流食、半流食、普食。注意在卧床期间不能饮牛奶、豆浆、萝卜汤及含糖的饮料,不能进食产气性食物,以防止腹胀。进普食后,应多食高蛋白、高维生素尤其是富含粗纤维的食物,同时要多饮水。

活动:腰麻术后 6 小时可以侧卧位休息,双下肢做主动的屈伸活动。全麻术后患者,返回病房 2 小时后无不适症状可翻身活动。术后鼓励患者早期活动,有利于增加肺活量、减少肺部并发症、改善血液循环、促进伤口愈合、预防深静脉血栓、预防肠粘连、避免尿潴留。

用药指导:应用雌三醇乳膏时,应在医生指导下使用。如忘记用药,如果不是在下次用药的那天,则应立即补上。反之,则应停止本次用药,继续后续用药,在同一天绝对不能用药两次。

化验检查护理指导:患者拔除导尿管后,鼓励患者排尿,通常每 1~2 小时 1 次,共 3 次,并测量膀胱残余尿量,若少于 100mL 为正常,如在 100mL 以上,应嘱患者继续排尿后重新测量或遵医嘱重新留置导尿管。

疾病相关知识:①针对病因,做好妇女的"五期"保健,即青春期、月经期、孕期、产褥期和哺乳期;②提倡晚婚晚育,防止过多生育;③加强产后体操锻炼,促进盆底组织恢复,避免产后过早参加重体力劳动;④积极预防、治疗使腹压增加的疾病;⑤减轻体重有助于预防压力性尿失禁的发生。

出院指导:①调整情绪,保持乐观开朗的心态;②注意保暖,避免感冒着凉;③术后休息 3 个月,禁止性生活及盆浴,避免提重物或久站久坐,避免用力下蹲、咳嗽、大笑、跑跳等增加腹压行为。定期门诊复查,经医生门诊检查术后恢复情况,确认伤口完全愈合后方可有性生活;④进食高蛋白、高维生素等营养丰富的食物,多吃蔬菜、水果,预防便秘;⑤会阴部伤口局部愈合较慢,嘱患者回家后保持外阴清洁干燥,每日清洗会阴部及更换内裤;⑥加强排尿的训练,多饮水,可以在排尿时有意识中断排尿,使尿道括约肌收缩。

(7)延续护理。

盆底肌训练的患者于训练后 2~6 个月内进行随访。手术治疗的患者于术后 6 周内至少随访 1 次,以后每 3~6 个月随访 1 次。有病情变化应随时就诊。

做好电话及门诊的随访,以便全面评估患者的治疗效果。

第五章 儿科护理

第一节 新生儿体温调节及护理干预

一、新生儿体温调节与中性环境温度

人体在体温调节中枢的调控下,会在一定的环境温度变化范围内,通过产热和散热的动态调节,维持体温在正常范围内。新生儿因体温调节中枢的功能发育不完善,体温调节容易受外界环境温度影响,且因本身发育特点,产热相对少于散热,容易发生体温异常。有研究表明,新生儿生后1小时内体温可降低2.5℃,在中性环境温度下需要6~8小时才能恢复正常,且之后的2天内体温仍不稳定。因此,做好新生儿的体温管理非常重要。

(一)新生儿体温调节特点

1.产热少

机体的产热由基础代谢、食物的特殊动力作用、活动以及对寒冷刺激的反应4方面组成。前两项产热方式对体温无调节作用,第三项对体温的调节作用也非常小,所以,新生儿常见的产热方式是对寒冷刺激的反应,包括非寒战产热(化学产热)及寒战产热。

(1)非寒战产热:通过分解棕色脂肪组织产热的过程称为非寒战性产热,也叫化学产热,是新生儿产热最重要的方式。刚娩出的新生儿会依靠糖原和脂肪代谢产热,但如未及时进食,糖原将很快被耗竭,则依赖脂肪代谢产热。棕色脂肪组织在孕26~28周开始形成,主要分布在胸腔纵隔膜、肾脏周围、肾上腺、颈部、腋窝以及肩胛骨之间。新生儿的棕色脂肪组织储存非常有限,尤其是胎龄越小,含量越少,产热和耐寒的能力越差,而且一旦耗尽就再不能补充,因此,新生儿通过分解棕色脂肪组织产生的热量也相对较少。

(2)寒战产热:是指在寒冷环境中骨骼肌发生的不随意节律性收缩所产生的热量,是成人在寒冷应激时最主要的产热方式。但新生儿的肌肉较薄弱,收缩能力不强,在寒冷应激时很少出现寒战产热。

2.散热多

新生儿因体表面积相对较大、皮下脂肪相对较薄、表皮角化差等,散热相对较多。主要的散热方式包括辐射、对流、传导、蒸发。

(1)辐射:热量以电磁波的形式散失,发散至周围冰凉的墙壁、窗户或其他物体表面,是最

主要的散热途径。如新生儿身体裸露置于操作台,热量除了传导到操作台面外,还会以辐射的方式散失至操作台面及空气中。

(2)对流:通过流动气体或水从机体带走热量。如新生儿接受无创正压通气时,如果气体的加温湿化效果不好,则会因吸入较冷的气体而散失热量。

(3)传导:热量从体内器官经体表皮肤传导至与皮肤直接接触的寒冷物体,如被服、床垫等而丢失热量。同时,新生儿因棕色脂肪储备少,隔热能力不足,皮肤接触未预热的包被、床单时容易散热。

(4)蒸发:由于存在蒸汽压力梯度,热量通过潮湿的皮肤及呼吸道散失。新生儿的体表面积大,皮层薄,对水的通透性大,蒸发散热相对大于成人和儿童,早产儿更加明显。

3.体温调节功能不完善

下丘脑体温中枢发育不完善,体温调节功能差,容易受环境温度影响。

(二)中性温度

中性温度是指机体既能维持正常的新陈代谢且耗氧量和能量消耗也最少时的环境温度。一般情况下,胎龄越小、出生体重越低的新生儿所需中性温度越高。中性温度应根据出生体重和日龄进行调节,详见表5-1。

表 5-1 不同出生体重及日龄的中性温度

出生体重(kg)	暖箱温度			
	35℃	34℃	33℃	32℃
1.0	出生10天内	10天以后	3周以后	5周以后
1.5	—	初生10天内	10天以后	4周以后
2.0	—	初生2天	2天以后	3周以后
>2.5	—	—	初生2天	2周以后

二、新生儿护理过程中的日常保暖

(一)减少辐射引起的热量散失

(1)凡是有入暖箱指征的新生儿均置于双壁暖箱内,减少辐射散热,并根据出生体重初调箱温(详见表5-1),日常严密监测体温,使其维持在正常范围。

(2)收治超低体重儿时或冬天环境温度过低时,可在暖箱外面覆盖暖箱套来防止箱内热量散失。

(3)对于日龄适宜且病情稳定者,可着单衣住在小床内。

(4)给新生儿戴上绒布帽子。

(二)减少对流散热

(1)头部面积占全身体表面积的20.8%,新生儿出生后尽可能戴绒布帽子以减少对流散热,可使氧耗减少约14.5%。

(2)对吸氧患儿,提供温湿化的氧气供其吸入。

（三）减少传导散热

（1）母婴同室时，新生儿尽可能与母亲进行皮肤接触。

（2）避免冰凉物体接触患儿身体，减少传导散热：①接触患儿的听诊器、查体的双手都应预先温热；②称体重时，用一次性的治疗巾垫在体重秤上面；③收治新生儿时，提前开启辐射台，预热床垫；④输液时采用加温输液，输血/换血前先温热血液。

（四）减少蒸发引起的热量散失

（1）在生后及转运过程中注意保暖并擦干皮肤。

（2）体温不稳定前不要沐浴，可用床旁擦浴代替。

（3）给予温湿化的氧气吸入。

（4）超低出生体重儿可用保鲜膜包裹放在辐射保暖台上。

三、新生儿体温异常（低体温、发热）的评估及干预

（一）低体温的评估及干预

（1）新生儿体温调节中枢发育不完善，易随环境温度变化而变化，低体温可导致新生儿硬肿症或心、肺、肝、肾等重要器官受到损伤，甚至死亡。

（2）引起低体温的相关因素评估。①寒冷：秋冬寒冷季节环境温度低，低体温发生率高；②早产、低出生体重儿的能源储备少、棕色脂肪少、吸吮力弱、摄入少、体温调节功能差等因素：胎龄越少、体重越低，低体温发生率越高，并发硬肿症及多器官功能受损更严重；③疾病影响：热量摄入不足，疾病消耗增加；④热量摄入不足：母乳不足或补液不足。

（3）临床表现：全身凉、嗜睡、反应差甚至昏迷、拒乳、少哭、少动；皮肤硬肿、黄疸；呼吸暂停、呼吸慢、肺水肿、肺出血；心率减慢或心动过速、心室颤动；少尿、无尿、肾衰竭；血液黏稠度增加、微循环障碍、DIC；酸中毒、高钾、高磷、低钠、低钙血症；免疫功能下降、败血症等。

（4）处理原则：复温、控制感染、供给热量、纠正酸中毒和水电解质紊乱、纠正器官功能障碍等措施同时进行。

（二）发热的评估及干预

（1）新生儿发热的机制尚不完全清楚，是由各种原因导致产热和散热之间动态平衡关系失调造成的。新生儿对发热耐受性差，体温过高可引起心动过速、呼吸急促、呼吸暂停，严重者引起惊厥、脑损伤甚至死亡。正常情况下肛温比皮肤温度高 1~2℃，足部温度比皮肤温度低 2~3℃，但保暖过度和感染发热需要鉴别，详见表 5-2。

表 5-2　保暖过度与感染发热的鉴别

保暖过度*	感染发热
肛温升高	肛温升高
手、足热	手、足较凉（外周血管收缩所致）
腹壁皮肤温度低于足部皮肤温度（<2℃）	腹壁皮肤温度超过足部皮肤温度（>3℃）
皮肤红润	皮肤较苍白

保暖过度*	感染发热
姿势伸展	精神萎靡
外观健康	一般状态欠佳

注：*不适用于因保暖过度引起的超高热者。

（2）发热的相关因素评估。

环境因素引起的发热：室温过高、包裹过多、暖箱温度湿度过高、光疗箱温度过高、暖箱或光疗箱的肤温传感线脱落造成仪器异常加热等。

新生儿脱水热：常见于生后 3～4 天母乳喂养的婴儿，多为摄入量不足所致。表现为体温突然升高至 39～40℃,患儿烦躁不安、哭闹、面色潮红、呼吸增快，严重者口唇干燥、尿量减少或无尿。查体：心肺听诊正常，无感染中毒症状，血象正常，抗生素治疗无效。

感染引起发热：常见原因如败血症、肺炎、上呼吸道感染、脑膜炎、肠炎等。表现为高热、反应差、可有感染病灶、末梢循环差、外周皮肤血管收缩、肢端发凉、核心温度与外周温度差增大等。

其他：骨骼肌强直和癫痫持续状态；先天性外胚叶发育不良，汗腺缺乏，散热障碍；新生儿颅内出血可导致中枢性发热；母亲硬膜外麻醉等均可引起新生儿发热。

（3）发热的处理。

鉴别发热的原因：首先鉴别发热是环境温度引起的还是内源性物质产生过多所致（如感染）；若为环境温度过高，需查找肤温传感线是否脱落、暖箱湿度是否过高、肢端温度与身体其他地方温度是否一致，及时降低环境温度；如果是感染性疾病导致的发热，除了处理发热外还需积极抗感染治疗，并加强隔离，积极寻找感染源。

发热的处理：新生儿发热以物理降温为主，立即降低箱温、暖箱湿度，减少包裹、温水浴/温水擦浴（禁忌酒精擦浴），必要时（体温＞38.5℃）遵医嘱使用对乙酰氨基酚（每次 5～10mg/kg）口服或灌肠，每 4 小时一次，24 小时内不超过 4 次。对因处理：若为脱水热，需尽快补充水分；若为感染引起的，应明确感染源，积极控制感染。

第二节 新生儿体液特点与护理

一、新生儿体液平衡

1.新生儿体液总量和分布

从胎儿向新生儿过渡的主要改变是水和电解质调节的过渡。出生前，胎儿水分和电解质通过母亲胎盘进行调节；出生后，新生儿体液和电解质由自身调节保持平衡。不同胎龄的胎儿身体水分含量有所不同。新生儿体液总量相对比成人多，胎龄愈小，体液量愈多。出生体重 1000g 的早产儿体液总量约占体重的 85%,2000g 者约占 83%,足月儿 2500g 以上者约占

80%。体液以细胞外液为主约占 45%;胎龄越小,细胞外液量相对越多。

出生后生理体重下降主要是细胞外液减少,足月儿或早产儿在出生后随日龄增长,细胞外液逐渐减少,使体重每天降低 1%～2%,1 周后细胞外液约占体重的 39%。体重明显下降对于早产儿可能是有利的,出生后过多的液体和含钠液输入可能增加慢性肺部疾病(CLD)和PDA 等发生的风险。

2.新生儿电解质平衡的特点

新生儿电解质平衡多为正性平衡(出生后最初几天内可为负性平衡)。钠是细胞外液主要阳离子,以碳酸氢钠的形式表现为细胞外液缓冲系统中的主要缓冲碱。新生儿血钠同于成人标准或稍低,可交换性钠与血浆钠处于弥散性平衡状态,早期新生儿血钠偏低,是肾小管回吸收钠的机制差、碱的储备量低造成的。钾是细胞内液主要的阳离子,维持细胞内渗透压,并以磷酸氢盐形式表现为细胞内液缓冲系统中的主要缓冲碱。新生儿期血钾、血氯偏高(血钾 5～7mmol/L,血氯 104～112mmol/L),波动范围较大。缺氧、呼吸功能紊乱、感染创伤、脱水、肾功能不全时,可导致高钾血症;新生儿肾小管保钾能力较保钠功能弱,腹泻脱水时易出现低钾血症。新生儿钙、磷、镁代谢与甲状旁腺功能状态及人工喂养情况相关,由于早期新生儿甲状旁腺功能低下,人工喂养的牛乳中含磷过高等因素,易造成小儿低钙血症、低镁血症、高磷血症。

3.新生儿水平衡的特点

早期新生儿水代谢不稳定,由于其基础代谢率高,体表面积大,肾浓缩、稀释功能均差,神经内分泌对水平衡的调节能力薄弱,故易发生水失衡;再者,早期新生儿对水的代偿机制限度较窄,当入液量不足或失液量增多时易发生脱水;由于肾小球滤过率低及排泄水的速度慢,如补液量多或速度快时,又易出现水肿。新生儿水的排泄主要是不显性失水和尿、便排出的水,不显性失水每天为 20～30mL/kg,发热、呼吸加快、气温高、出汗及接受光疗者,不显性失水可高出 2～3 倍。

4.新生儿的生理需要量

生理需要量取决于尿量、不显性失水及大便丢失量。不显性失水约占液体丢失的 1/3,随体温升高而增加(体温每增加 1℃,不显性失水增加 12%),肺不显性失水在过度通气如哮喘、酮症酸中毒时增加,在有湿化功能的人工呼吸机应用时肺不显性失水降低。极低出生体重儿不显性失水每天可达 100mL/kg 以上。电解质的需求包括每日出汗、正常大小便、生理消耗的电解质等,不同体重、不同日龄新生儿液体补充量也不同。使用开放性暖箱、辐射台者每日增加 20～30mL/kg,当发热呼吸增快时,液体供给量每日应适当增加 10～20mL/kg。

二、水、电解质和酸碱平衡紊乱

(一)不同程度、性质的脱水

新生儿因其体表面积大、呼吸频率快、不显性失水多、细胞外液占比大、代偿能力弱,故易发生脱水,且脱水常并发于其他疾病,起病隐匿,易被忽视。

1.脱水性质

指现存体液渗透压的改变。不同病因引起的脱水,其水和电解质的丢失的比例不同,导致液体渗透压的不同改变。根据脱水时体液渗透压的不同将脱水分为等渗性脱水、低渗性脱水和高渗性脱水。其中以等渗性脱水最为常见,高渗性脱水次之。钠是构成细胞外液渗透压的主要成分,对维持细胞外液渗透压起主要作用,通常以血清钠来判定细胞外液渗透压。

(1)高渗性脱水:水分丢失相对较电解质多,血清钠＞150mmol/L,细胞外液渗透压高,细胞内水分转移到细胞外,造成细胞内脱水,使血容量减少不明显,周围循环改变不明显,可有惊厥,新生儿偶见,常因脱水补液时入钠过多所致。

(2)低渗性脱水:电解质的丢失相对较水分多,血清钠＜130mmol/L,由于细胞外液渗透压低,水分向细胞内转移,使血容量明显减少,脉搏细弱,皮肤弹性差,可见于早产儿,系肾保钠功能差所致。

(3)等渗性脱水:水和电解质丢失的比例大致相等,血清钠130～150mmol/L,主要丢失细胞外液,细胞内液无明显变化,表现为一般脱水症状,如皮肤弹性差、尿量减少。等渗性脱水临床最常见,一般为轻、中度脱水新生儿多见。

2.脱水程度

指患病后累积的体液损失量。对于新生儿来讲,应将其生理性体重下降因素考虑在内,若体重下降大于每天体重降低的最大值或不能及时恢复至出生体重,则提示脱水存在的可能性。一般根据前囟、眼窝、皮肤弹性、循环情况和尿量等临床表现进行估计,判断脱水程度,体液渗透压的异常则影响脱水的性质。

新生儿脱水程度较难估计,尤其对早产儿,因为缺乏皮下脂肪,用皮肤弹性估计脱水并不准确,故最好有连续的体重测量资料。①轻度脱水:失水量为体重的2%～6%(一般为5%),此时血容量未减,皮肤弹性改变不明显,仅有眼窝及前肉稍凹陷;②中度脱水:失水量为体重的7%～8%(有估计为10%),患儿软弱无力,眼眶前夕明显凹陷,尿量减小,此时血容量减小约为体重的1%;③重度脱水:失水量为体重的9%～14%(有估计为15%),患儿精神极度萎靡,眼眶前囟极度凹陷,无泪,此时血容量减少达体重的2%,可发生周围循环衰竭,出现四肢厥冷、脉搏细弱等休克的表现。

(二)电解质紊乱

1.钠离子浓度异常

正常的血清钠的维持是肾在抗利尿激素、醛固酮、利尿激素(心钠素)和交感神经系统的综合作用下,适当增加钠和水的排泄而完成的。足月新生儿每天的钠的需要量为2～3mmol/kg,早产儿为3～4mmol/kg。

(1)低钠血症:低钠血症是指血清钠＜130mmol/L时,各种原因所致体钠总量减少和(或)水潴留引起的临床综合征。

病因。①钠缺乏:由于钠的摄入不足和(或)丢失增多,只补充水或低盐溶液,而引起失钠性低钠血症。如妊娠期高血压疾病的孕妇的低盐饮食或在产前24小时,或更长时间内连续应用利尿药,通过胎盘引起胎儿利尿,导致体钠总量减少;早产儿尤其是极低出生体重儿,尿失钠较多,而生长迅速,每天需钠量较大;经胃肠道丢失钠;经泌尿系统丢失钠等;②水潴留:水的摄入过多和(或)排泄障碍,引起稀释性低钠血症;③体内钠重新分布:钾缺乏时细胞内液失钾,钠由细胞外液进入细胞内液,使血钠降低;④假性低钠血症。高血糖、高脂血症、高蛋白血症。

临床表现:血清钠<125mmol/L时临床即可出现症状,主要为低渗性脱水的表现,严重者发生脑细胞水肿,出现神经系统症状。

处理:积极治疗原发病,恢复血清钠。纠正低血钠症的速度取决于临床表现,但并不主张短时间内完全恢复正常,而是先将血钠恢复到120mmol/L以上,以解除其对机体的危害,随后放缓速度,使低钠血症在24~48小时逐步纠正。在治疗过程密切动态监测出入液量、体重的变化,以及血清电解质、肌酐、血气分析、血细胞比容、血浆和尿渗透压、尿钠含量,以便根据检查结果随时调整方案。

(2)高钠血症:高钠血症是指血清钠>150mmol/L时,各种原因所致的水缺乏和(或)钠过多引起的临床综合征,多为前者所致,均伴有高渗综合征。

①病因:单纯水缺乏,包括水摄入不足和不显性失水增多;混合型失水失钠,失水的比例多于失钠,包括经肾丢失和肾外丢失;钠潴留,钠摄入过多和(或)钠排泄障碍,进水相对不足。

②临床表现:血清钠>150mmol/L即可出现临床症状,多为高渗性脱水的症状。急性高钠血症早期即有神经系统症状,重者可发生颅内出血或血栓形成。

③处理:积极治疗原发病,去除病因,恢复血清钠至正常。对于肾外性的失水失钠,治疗主要为纠正脱水,同时不减少钠的供给,因为此时的高钠血症并不意味着体内钠的真正增加。

2.钾离子浓度异常

(1)低钾血症:血清钾<3.5mmol/L时为低钾血症,低血钾通常伴有代谢性碱中毒。

病因。①钾摄入不足,长期不能进食或进食过少;②钾的丢失过多,包括经胃肠道丢失如呕吐、腹泻、胃肠内容物的吸出等;经肾丢失如呋塞米和其他髓袢性利尿药的应用、盐皮质激素过多、先天性肾上腺皮质增生症、Bartter综合征等、不能吸收的阴离子增加;其他如烧伤腹膜透析治疗不当;③钾在细胞内外的分布异常:细胞摄钾增加(钾过多移入细胞内);碱中毒;胰岛素增多。

②临床表现:血清钾<3mmol/L即可出现临床症状。①神经、肌肉症状:神经、肌肉兴奋性降低,精神萎靡、反应低下,躯干和四肢无力,常从下肢开始,呈上升型。腱反射减弱或消失,呼吸机受累时呼吸变浅变弱,平滑肌受累时出现腹胀、便秘、肠鸣音减弱甚至肠麻痹;②心脏症状:心率增快、心脏收缩无力、心音低钝,常出现心律失常,重症时血压降低;③肾脏症状:慢性失钾(大多超过1个月)可使肾小管上皮细胞空泡变性,对抗利尿激素反应低下,浓缩功能降低,使尿量增加;缺钾时肾小管泌氢离子和再吸收碳酸氢根增加,氯的再吸收降低,可发生低氯低钾性碱中毒并伴反常性酸性尿;④消化道症状:低钾时胰岛素分泌受到抑制,糖原合成障碍,对糖的耐受降低,发生高血糖。

处理:尽量去除病因,防止钾的继续丢失。钾剂量的选择取决于低钾的原因。如单纯性碱中毒引起的钾分布异常,主要是纠正碱中毒;而缺钾则需补钾,补钾的浓度一般不超过0.3%,达到细胞内外钾平衡需15小时以上,故补钾不宜过快、过量,治疗期间需监测血钾和心电图变化。

(2)高钾血症:新生儿出生3~7天后的血清钾>6mmol/L时为高钾血症。轻症:血清钾6~

6.5mmol/L;重症:血清钾＞6.5mmol/L。

病因。①钾的摄入过多。若肾功能障碍或钾从 ECF 移入 ICF 障碍,或短时间内给予大量的钾或静脉滴注大量的青霉素钾盐,则易发生高钾血症。②肾排钾障碍:肾衰竭;血容量减少;肾上腺皮质功能不全;先天性肾上腺皮质增生症;潴钾利尿药如螺内酯、氨苯蝶啶的应用。③钾从细胞内释放或移出:大量的溶血;缺氧;酸中毒;休克;组织分解代谢亢进;严重组织的损伤;洋地黄中毒;胰岛素缺乏;去极化型肌松剂琥珀酰胆碱的应用。④如果采血困难或标本处理被延误,钾离子从被破坏的细胞中被释放,导致检验报告示血钾增高,这并非真性高钾,需重新采血复检。

临床表现:主要为神经肌肉和心脏症状。高钾可导致乙酰胆碱的释放,引起恶心、呕吐、腹痛;心脏收缩无力,早期血压偏高,晚期降低。心电图改变主要,包括 T 波高耸、QRS 波增宽、P 波压低、P-R 间期延长;室性心动过速可发展为室颤,出现阿-斯综合征,可猝死。

处理:首先应排除标本等因素导致的假性高血钾。接下来明确高钾的原因,治疗时应停止导致高钾的药物应用或调整剂量,治疗过程中密切监测血电解质和心电图变化。

三、早期新生儿体液紊乱及酸碱平衡的特点

早期新生儿酸碱平衡状态不稳定,平衡机制不成熟,易因病理因素侵袭而发生较严重的失衡。酸碱平衡是由体液缓冲系统及肺、肾代谢调节的,其中缓冲系统中 HCO_3/H_2CO_3 缓冲对最重要,调节最及时,两者正常比值恒定在 20∶1,在这一调节过程中碳酸酐酶起到非常重要的作用。但早期新生儿碳酸酐酶易受缺氧、酸中毒、感染、休克、肺炎、心力衰竭等因素侵袭而减弱或失活,从而减弱肾酸化尿液及回收钠的能力,加之早期新生儿血钠偏低,肾小管回收钠机制亦差,碱储备量低,故早期新生儿存在有潜在代谢性酸中毒的危险。

由于早期新生儿呼吸中枢及肺组织发育尚不成熟,化学感受器敏感度较差,故不易见到典型的酸中毒大呼吸,所以不可通过新生儿的呼吸改变情况来判断酸中毒的程度。血气分析测氧分压及二氧化碳分压能正确估计病情及指导治疗,氧分压在 70mmHg 以上时氧合得快,在 40mmHg 以下时带氧饱和度迅速下降,血气分析对判断早期新生儿酸碱平衡有十分重要的意义。

早期新生儿钠泵机制易受损,脱水导致的酸中毒发病率较高,临床表现不典型、病情进展恶化快,前囟凹陷及皮肤弹性改变则出现较晚。在临床中应密切观察脱水酸中毒的早期临床表现,如拒乳、活动力降低、体重减轻、口咽黏膜干燥、尿量减少、面色苍白、体温升高或不升等表现。

第三节　早产儿的评估及护理

根据 2012 年 WHO 发布的《全球早产儿报告》显示全世界每年有 1500 万早产儿出生,占所有新生儿的 10%,且发生率还在持续增加。我国为早产儿大国,居世界第 2 位(尚未包括胎

龄<28 周者)。由于其特殊的解剖生理特点以及极不成熟的器官系统发育,早产儿更容易发生各种严重并发症,增加救治难度,其死亡率占所有新生儿的 36.5%,死亡风险为足月儿的 3 倍。护理早产儿,尤其是极早/超早早产儿,将极具挑战性。

一、概述

随着对胎儿宫内生长发育迟缓的认识,国内外学者均意识到胎儿的成熟度与胎龄有着密切的关系。因此,美国儿科学会和 WHO 将早产儿定义为"自末次月经第 1 天开始计算,到出生时胎龄<37 周(<259 天)的新生儿",而出生时体重<2500g 的所有婴儿统称为低出生体重儿。一些欧美发达国家由于医疗技术水平先进,将早产儿定义为"出生时胎龄为 20~37 周,体重为 500~2499g 的新生儿";而我国关于早产儿的定义尚未统一。胎龄<28 周者,过去常称之为流产儿,在我国大部分医疗条件相对匮乏的地区常认为其不能存活,加上我国目前尚未将其正式纳入新生儿死亡统计中,因此国内目前将早产儿的胎龄低限仍定为 28 周。但随着我国新生儿医学的发展,国内小于 28 周的超早早产儿及出生体重小于 1000g 的超低出生体重儿的成活率在逐步提高。目前国内还没有大样本数据关于这类患儿的成活率的相关报道。

二、病 因

(一)感染

感染为早产的主要原因,约占 40%。尤其是胎龄<30 周的早产,80%以上是由感染引起的。常见感染部位如下。

1.羊膜腔感染

包括胎盘、胎膜、羊水或产前、产时发生的子宫内感染,微生物培养出病原菌为诊断金标准。

(1)感染途径:①最常见于阴道、宫颈上行感染;②其次为经胎盘血行传播;③腹腔感染后经输卵管逆行感染;④侵入性操作导致的感染。

(2)临床表现:①绒毛膜羊膜炎,约占 12.5%;②亚临床感染,无明显表现。

(3)病原菌:常见病原体感染依次为大肠杆菌、B 族溶血性链球菌、解脲脲原体、李斯特菌、人型支原体等。

2.胎膜早破

(1)早产胎膜早破(PPROM):占早产因素的 30%~40%。

启动途径:病原菌产生的蛋白水解酶,使胎膜韧性降低或感染。内毒素刺激前列腺素释放增加,引起宫缩。

启动机制:①细菌毒素和细胞外基质降解酶破坏绒毛膜和羊膜结构,导致功能下降,促使胎膜破裂;②维生素和微量元素缺乏也可导致 PPROM。

主要危害:PPROM 可导致宫腔感染、胎儿宫内窘迫、脐带脱垂、胎儿肺发育不良等。

处理措施:早产已不可避免,及早发现,尽快终止妊娠。

(2)足月胎膜早破:≥37 周的胎膜早破发生率约为 8%,其中 95%在产科破膜 24 小时内就发动分娩出生。但如果破膜时间过长会导致上行感染、羊水过少、脐带受压等,因此,对足月胎膜早破的患儿应综合评估监测有无感染的发生等。

3.细菌性阴道炎

正常情况下阴道正常菌群为乳酸杆菌,当菌群失调被支原体或厌氧菌取代时,导致逆行感染而致早产。16 周以前患细菌性阴道炎者早产的概率为正常孕妇的 7 倍,20 周以前的为 4 倍。临床无症状者不需要治疗,否则会导致阴道菌群失调,发生早产。

4.泌尿系统感染

解脲脲原体为常见病原体,一旦感染会导致流产、胎死宫内、胎儿宫内生长受限、早产、新生儿感染或孕妇产褥感染。

5.牙周病

为早产的独立危险因素,占早产因素的 18%,主要为革兰阴性厌氧菌感染。中重度牙周病可使自发性早产率增加 2 倍。

(二)医源性早产

医源性早产指孕妇孕期合并内外科疾病或前置胎盘、胎盘早剥、子痫前期、子痫和其他产科并发症,使胎儿出现宫内窘迫、宫内生长受限、胎儿畸形时,必须立即终止妊娠而导致的早产。医源性早产占早产总数的 18.7%~35.2%。

(三)子宫因素

1.宫颈功能不全

(1)先天性宫颈发育不良。

(2)宫颈内口松弛:经产妇、多产妇、人工流产手术清宫等导致宫颈损伤。

2.子宫畸形

先天发育不全,如双角子宫、单角子宫、子宫纵隔、双子宫等。

3.其他

如子宫内膜异位症,正常妊娠者如多胎妊娠、羊水过多等因素可致子宫内压增高而引起早产。

(四)母亲因素

1.生活习惯和社会因素

①孕妇年龄<18 岁或>40 岁。②身材矮小、营养不良或体形消瘦(<45kg)。③孕妇处于社会经济底层,卫生保健知识缺乏。④孕妇本身也是早产儿出生。⑤孕期体重增加过少。⑥不良生活习惯:如孕期吸烟、酗酒、滥用药物,孕期精神压力过大。⑦其他:过度疲劳、外伤、孕期性生活过多等也易导致早产。

2.孕产史

既往有过早产史、低出生体重儿史或流产史。

三、解剖生理特点

早产儿外观特点见表 5-3。

表 5-3　早产儿外观特点

项目	特点
体重、身长	大多数体重＜2500g，身长＜47cm
哭声	哭声轻微，单一
肌张力	颈肌软，四肢肌张力低下
头部	头大，占身长的 1/3，囟门宽大，颅骨骨缝分开，头发呈短绒样，耳壳软、缺少软骨、耳舟不清楚
皮肤	水肿发亮，鲜红、薄嫩，胎毛多（胎龄越小毛越多），胎脂丰富，皮下脂肪少，指（趾）甲软、未达指（趾）端
乳腺结节	不易触及，＞36 周者可触及小于 3mm 的乳腺结节
胸腹部	胸廓呈圆筒形，肋骨软、肋间肌无力，吸气时胸壁易凹陷；腹壁薄弱，易发生脐疝
足底纹	足前端可见 1～2 条足纹，足跟光滑
生殖系统	男性睾丸未降或未完全下降，女性大阴唇不能遮盖小阴唇

四、早产儿评估

1.体温调节

体温中枢发育不成熟，皮下脂肪少，体温调节功能更差；体温易随环境温度变化而变化，常因寒冷导致硬肿症的发生；体重、胎龄越小，不显性失水越多，易引起高渗性脱水而致高钠血症。

2.呼吸系统

常出现间歇性呼吸暂停和喂奶后暂时性发绀的现象，胎龄越小发生率越高；因缺乏肺泡表面活性物质，容易发生新生儿呼吸窘迫综合征。

3.消化系统

胎龄越小，吸吮力越差，消化能力弱，易发生呛奶、胃食管反流、腹胀、腹泻；胎便排出常延迟。

4.循环系统

心率快，血压较足月儿低；动脉导管关闭常延迟，易导致心肺负荷增加；胎龄为 26～32 周时，平均动脉压在数值上近似等于胎龄。亦可根据 Vorsmold 提供的下列 3 个回归方程式计算血压，X:体重(kg)。

$$收缩压(mmHg)=7.13X+40.45$$

$$舒张压(mmHg)=4.81X+22.18$$

$$平均血压(mmHg)=5.16X+29.80$$

5.血液系统

体重越低，红细胞及血红蛋白降低越早，贫血常见；血管脆弱，易破裂出血；缺乏维生素 E 可引起溶血。

6.泌尿生殖系统

生后 48 小时内排尿，肾脏发育不成熟、抗利尿激素缺乏，处理水、电解质和酸性物质能力差,易发生低钠血症、代谢性酸中毒、高血糖、尿糖阳性等。

7.神经系统

胎龄越小,各种反射越差;吸吮、吞咽、觅食、对光、眨眼反射等均不敏感,嗜睡,肌张力低;易发生脑室周围白质软化和脑室周-脑室内出血。

8.免疫系统

免疫系统不成熟,缺乏来自母体的抗体,IgG 含量少,皮肤屏障功能弱,易感染导致败血症;频繁侵入性操作,增加感染机会。

9.酶代谢

肝脏不成熟,生理性黄疸持续时间长且较重,常引起高胆红素血症甚至发生核黄疸。

五、早产儿的管理

(一)体温管理

1.散热特点

辐射、传导、对流、蒸发为皮肤散热的 4 种方式。当环境温度＜体温时,可通过辐射、传导、对流和不显性蒸发散热,散热量占总量的 70%;环境温度≥体温时,蒸发是唯一的散热途径。

(1)辐射散热:指体热以热射线形式传给温度较低的周围环境,散热量的多少取决于皮肤与环境的温度差。辐射散热是胎龄＞28 周的早产儿和暖箱内裸体婴儿热量丢失的主要方式。因此,早产儿出生后应注意产房及 NICU 房间的环境温度及暖箱或辐射保暖台的温度。暖箱内的早产儿建议穿单衣,以防止温差过大导致低体温的发生。

(2)传导散热:指体热直接传给与机体相接触的低温物体,散热量的多少取决于与皮肤和物体的温度差、皮肤和物体的接触面积、接触物体的导热性。早产儿与一切低温物体接触时通过此种方式丢失热量。建议出生后包裹早产儿的襁褓、衣服和包被最好先使用温热器进行预热,防止传导散热。

(3)对流散热:指体热凭借空气流动交换热量,是传导散热的一种特殊形式,散热量的多少主要取决于气温和风速。常见于将早产儿从产床转移到辐射台的过程中,头罩吸氧时可通过头部丢失大量热量。因此建议在使用头罩吸氧时尽量给新生儿戴绒帽,以防散热过多。

(4)蒸发散热:指体液的水分在皮肤和黏膜表面由液态转化为气态,同时带走大量热量的散热方式。蒸发散热是胎龄 25～27 周早产儿生后最初 10 天处于干燥环境下热量丢失的主要形式,机体每丧失 1g 水分即可带走 0.6kcal 的热量。因此,应注意患儿暖箱内湿度的调节。建议出生时体重小于 1500g 的早产儿在生后 1 周内暖箱湿度应设置为 70% 或更高,但要避免产生冷凝水,1 周后开始逐渐下调,到生后 28 天或纠正胎龄达 30～32 周时,逐渐降至 50%。1 周以后皮肤开始成熟,不显性失水逐渐减少,到 2～4 周时皮肤达到成熟,超低出生体重儿可能需要更长时间达到成熟,1 周后持续高湿化将减慢皮肤成熟的进程。同时,湿化过高也有利于细菌生长,因此,需做好消毒隔离措施,逐步降低湿度,防止感染的发生。

2.体温测量方法

(1)测量工具:包括水银体温计、耳道式体温计、红外线体温测量仪以及肤温传感器等。

水银体温计:由于水银的存在,安全性差,读数受诸多因素影响,临床应用存在很大缺陷。

红外线体温测量仪:靠捕捉皮肤表面的热辐射来感应温度。实际测量时,温度受环境温度影响较大,需经常校正,故不推荐应用于早产儿。

耳道式体温计:测量快速、结果较准确,与核心温度接近。

肤温传感器:远红外线辐射台或暖箱自带的肤温传感器具有持续监测、免打扰等优点,是目前较为推荐的早产儿体温测量方法。

(2)测量部位:肛门(直肠内)、腋下、腹部皮肤及耳窝等。

直肠温度:与核心温度接近,可准确反映机体体温。但肛温测量存在诸多缺点,包括损伤直肠黏膜、引起排便反射(早产儿更易发生)、增加护士工作难度,故此部位不适用于早产儿日常体温监测。

腋温:足月儿的正常腋温为 36.5~37.5℃,早产儿正常腋温为 36.3~36.9℃。但由于早产儿皮下脂肪少,体温计与皮肤接触欠佳,且不易固定,故临床较少使用。

腹壁温度:腹壁温度的正常范围为 36.0~37.5℃。研究表明,过渡期的超低出生体重儿的腹壁温度保持在 36.8~36.9℃ 为最佳,腹壁中心温度与周围温度差为 0.5~1℃,若>2℃ 则提示有周围血管收缩所导致的寒冷应激。暖箱内患儿腹部裸露,且腹部表面积相对较大,导致体温测量不准确。腹壁温度测量适用条件:暖箱内患儿使用肤温传感器时,粘贴选择肚脐周围且尿不湿遮盖部位为宜。

耳温:耳温测量既快又方便,但是耳温计探头对于早产儿相对过大,测量时若不能将探头充分放入耳道,测量的温度只能代表皮肤温度而不是核心温度。

其他:研究显示,早产儿的体温测量也可选择肩胛、背部、颈部以及腘窝等部位。

3.低体温的预防

(1)保暖措施:提供中性温度,包括出生时、转运过程中、入 NICU 后 3 个环节。

出生时:产房环境温度 24~26℃、湿度 50%,生后立即置于预热辐射保暖台上进行操作,小早产儿转入 NICU 前用塑料薄膜或保鲜袋包裹身体,头戴毛绒帽保暖。无异常的近足月儿转运至母亲身旁实行母婴同室。评估环境温度,实施袋鼠式护理(与母亲皮肤与皮肤接触)等。

转运过程中:采用转运暖箱或加温转运床垫进行转运。

入 NICU 后:给予体温监测及保暖、控制感染、供给热量、纠正酸中毒和水电解质紊乱、纠正器官功能障碍等措施同时进行。

(2)体温监测:足月儿的正常腋温为 36.5~37.5℃,早产儿正常腋温为 36.3~36.9℃。国内定义<35℃ 为低体温,美国儿科协会和 WHO 建议将低体温定义为<36.2℃,分为 3 种类型:①潜在寒冷应激(36.2~36.5℃),需要查找原因;②中度低体温(32.0~35.9℃),应立即保暖;③重度低体温(<32℃),予以紧急、高效的保暖措施。

4.低体温的处理

(1)处理流程:包括复温、供给热量、纠正酸中毒和水电解质紊乱、纠正器官功能障碍、控制感染等。

(2)复温方式。

单纯低体温:对于低体温的复温速度,国内外尚无统一标准。国外的一项回顾性调查研究表明,快速复温(复温速度≥0.5℃/h)和缓慢复温(复温速度<0.5℃/h)对早产儿的预后并无明显差异,但快速复温可明显降低呼吸窘迫综合征的发生率。临床应根据患儿的实际情况选择采用快速复温或缓慢复温。

寒冷损伤综合征(新生儿硬肿症):应采用逐步复温的方式。国内文献指出:①直肠温度>30℃(轻中度低体温),在6～12小时内恢复正常体温;②直肠温<30℃(重度低体温),12～24小时内恢复正常体温;③复温速度一般为每小时提高暖箱温度0.5～1℃,直至达到适中温度,但一般不超过34℃,以维持患儿体温每小时升高0.5℃为宜,复温期间每30分钟测量1次体温,直至恢复至36℃。

(二)呼吸管理

早产儿呼吸系统容易出现的近期并发症是NRDS、呼吸暂停、肺炎、呼吸衰竭,远期并发症是BPD。应针对这些并发症进行观察及预防。

1.呼吸监测

密切观察生命体征、面色、神志、胸廓运动和血气分析结果等。安置生命体征监护仪或脉搏血氧饱和度仪,设置呼吸机报警上下限值,记录呼吸机参数等。

2.气道管理

主要为胸部物理治疗。

(1)禁忌证:超低出生体重儿、颅内出血、肺出血、胸廓畸形、局部皮肤缺损者禁止胸部物理治疗。

(2)方式:主要包括拍背、震颤排痰、体位疗法、雾化及吸痰等。

拍背、震颤排痰:痰液位于小支气管不易清除时,可予小号面罩或机械排痰机震颤叩击排痰。

体位疗法:体位支持对早产儿肺功能具有积极的影响,头高脚低俯卧位可改善通气并减少呼吸暂停的发生;头低脚高俯卧位可排出气道过多的分泌物,但有颅内出血患儿慎用此方法。

雾化治疗:痰多黏稠者,可予超声雾化吸入或氧气雾化治疗,氧气雾化时注意控制吸入的氧浓度。

吸痰:按需吸痰,保持呼吸道通畅。吸痰注意事项:①气道吸痰时注意选择合适的吸痰管型号、吸痰压力、插管深度及吸痰时间;②早产儿吸痰负压不超过100mmHg,吸引时间为10～15秒,连续吸引次数不超过3次;③不宜负压旋转退出吸痰管,机械通气患儿可采用密闭式吸痰管以保证呼吸支持的连续性。

3.呼吸支持

(1)氧疗指征:临床上有呼吸窘迫的表现,在吸入空气时动脉血氧分压(PaO_2)<50mmHg或经皮血氧饱和度($TcSO_2$)<85%者。

(2)氧疗目标:维持SPO_2在90%～95%之间(不超过95%),或动脉氧分压在50～80mmHg(早产儿的PaO_2为50～70mmHg)。使用空氧混合仪进行氧疗,并使用氧浓度监测仪监测吸入氧浓度,吸入氧气应进行加温湿化。

(3)持续气道正压呼吸:包括5种无创通气模式。①经鼻高流量鼻塞通气(HFNC);②经鼻持续气道正压通气(nCPAP);③气泡式鼻塞持续正压通气(bubble CPAP);④经鼻双水平正压通气(nBiPAP);⑤无创高频震荡通气(nHFO)。临床应根据患者情况选择合适的呼吸通气模式。

经典的无创辅助通气(nCPAP)应用指征:①对于有自主呼吸的极早产儿($25 \sim 28$ 周),应在产房早期预防性使用;②可能发生呼吸窘迫综合征的高危儿(胎龄<30 周,不需要机械通气者);③当鼻导管、面罩或头罩等常压给氧下 $FiO_2 > 0.3$ 时,$PaO_2 < 50mmHg$ 或 $TcSO_2 < 90\%$;④早产儿呼吸暂停;⑤机械通气拔管后过渡。

nCPAP 使用禁忌证:①呼吸困难呈进行性加重,不能维持氧合,$PaCO_2 > 60mmHg$,pH<7.25。②先天畸形:包括先天性膈疝、食管气管瘘、后鼻道闭锁、腭裂等。③心血管系统异常:如低血压、心功能不全等。④无自主呼吸者。⑤其他:肺气肿、气胸、严重腹胀、局部损伤(包括鼻黏膜、口腔、面部)也不主张使用。

(4)机械通气应用指征:①频繁发生呼吸暂停者,经药物治疗或无创辅助通气干预后病情无明显改善;②呼吸窘迫综合征患儿需使用肺泡表面活性物质(PS)治疗时;③$FiO_2 > 0.6 \sim 0.7$,$PaO_2 < 50 \sim 60mmHg$ 或 $TcSO_2 < 85\%$(发绀型先天性心脏病除外);④$PaCO_2 > 60 \sim 65mmHg$,伴有持续性酸中毒(pH 值<7.20);⑤全身麻醉的新生儿。通常根据患儿的病情特点及自主呼吸情况选择合适的通气模式,常用通气模式有 SIMV、A/C、SIMV+PSV 等。

(三)营养管理

1.早产儿的营养目标

(1)提供"积极的、个体化的"营养支持,使生长速率接近宫内生长速率到矫正胎龄达 40 周,满足生长发育的需求。

(2)促进各器官系统的成熟,保证神经系统的发育,有利于远期健康,防止营养缺乏或过剩引起的近期和远期不良影响。

早期影响:早期营养不仅影响大脑发育、身体构成(包括肌肉、脂肪沉积和骨、无机盐的密度),还影响代谢过程(胆固醇、脂质、蛋白质、基因、受体、激素等)。

远期影响:早期营养还可影响与饮食相关的成人慢性疾病(如糖尿病、肥胖、心血管疾病、高血压、卒中、癌症、衰老等),免疫力,体力和认知学习能力。

宫外生长发育迟缓(EUGR):指早产儿生后纠正胎龄 40 周内生长速率低于宫内孕晚期的生长速率,小于宫内生长速率期望值的第 10 百分位,可影响头围和身长。

营养程序化:即在发育的关键期或敏感期的营养状况将对机体或各器官功能产生长期乃至终生的影响。

(3)营养支持目标要基于"两个体重标准"和"三个年龄阶段"。

两个体重标准:国外是指出生体重<1000g 和>1000g,我国则以 1500g 为界,即<1500g 和>1500g。

三个年龄阶段:包括转变期、稳定-生长期和出院后期,见表 5-4。

表 5-4 早产儿营养治疗的三个年龄阶段

分期	年龄阶段	目标
过渡阶段	生后 $7 \sim 10$ 天内,以新生儿疾病和生理学不稳定为特征	"基础的"营养支持,预防过度分解,维持营养和代谢平衡

分期	年龄阶段	目标
稳定生长期	临床平稳至出院,生理病理状态基本稳定、体重增长	"积极的"营养支持,提供充足的营养支持达到正常胎儿在宫内的生长速率,平均 15g/(kg·d),极低出生体重儿的理想速率应达到 18~20g/(kg·d)
出院后时期	出院至矫正胎龄 1 岁,家庭喂养完成追赶性生长	"适度的"全肠内营养,提供合理喂养方案,帮助其完成追赶性生长

2.肠内营养

只要肠道有功能就要利用它。早期肠内营养对维持早产儿消化道结构和功能的完整性是必需的,兼有直接的营养作用和间接的促进胃肠功能成熟的作用。

(1)肠内营养的指征:无先天性消化道畸形及严重疾患、能耐受胃肠道喂养的所有早产儿。

(2)喂养禁忌证。

绝对禁忌证:先天性消化道畸形等原因所致消化道梗阻,消化道出血、怀疑或明确诊断为 NEC。

相对禁忌证:血流动力学不稳定(休克需液体复苏或血管活性药物多巴胺＞5μg/(kg·min)、动脉导管未闭(PDA)需药物或手术关闭,各种原因所致多脏器功能障碍。

(3)开始喂养时间:①出生体重＞1000g、病情相对稳定者可于生后 12 小时内开始喂养;②有严重围生期窒息(Apgar 评分 5 分钟)、脐动脉插管或超低出生体重儿可适当延迟至 24~48小时开奶;③消化道梗阻、怀疑或诊断 NEC、血流动力学不稳定、多器官功能障碍者在病情缓解之前不宜喂养。

(4)奶源选择:首选亲母母乳喂养,如无法获得母乳则以捐赠母乳替代,最后选择早产儿专用院内配方乳喂养。

(5)早期微量喂养(EMF):喂养量＜10mL/(kg·d),适用于胃肠道发育不成熟的早产儿。EMF 为非营养性喂养,目的在于促进胃肠道功能成熟,改善喂养耐受性。

(6)喂养方式选择:取决于吸吮-吞咽-呼吸三者之间的协调发育成熟度。

经口喂养:包括母乳喂养和奶瓶喂养,适用于吸吮、吞咽功能较好者。

鼻饲喂养:为一种非生理性的喂养方法,使早产儿吸吮机会受限,故应配合非营养性吸吮逐步向经口喂养过渡。鼻饲喂养适应证包括:①＜32 周的早产儿;②吸吮、吞咽功能不协调,不能耐受经口喂养者;③因疾病本身或治疗因素不能经口喂养者;④作为奶瓶喂养不足的补充。

口腔支持:采用非营养性吸吮、口腔按摩、吞咽功能训练等促进吸吮-吞咽-呼吸功能成熟。喂奶前先进行经口喂养评估,喂奶时予以体位支持、下颌支持及根据患儿呼吸情况调整节律。

3.胃肠喂养中的问题及对策

(1)喂养不耐受:传统观念常常将喂养不耐受定义为一组临床综合征。①喂奶后频繁呕吐,呕吐次数≥3 次/d。②残余奶量超过上次喂养量的 30% 或大于 2mL/kg 或持续喂养时超过 1 小时的量。③腹胀,24 小时腹围增加＞1.5cm,伴有肠型。④胃内回抽出咖啡样物或胃残留物被胆汁污染。⑤大便潜血阳性,或大便稀薄,还原物质超过 2%(乳糖吸收不良)。⑥奶量不增加或减少>3 天。⑦体质量不增,10 天后体重增加<15g/(kg·d)。⑧呼吸暂停和心动过缓的发生明显增加。若出现上述情况之一即可考虑为喂养不耐受。

而目前最新研究证明:①无需常规检查胃残余量(GRV),在喂养量固定的情况下检测 GRV 是没有必要的,且不把 GRV 作为早期识别 NEC 的一项重要考虑指标。只有达到最小喂养量后才在喂养前检查胃残余量;②因受观察者测量差异的影响,腹围不作为衡量喂养耐受性的可靠指标,无须常规测量腹围;③单纯的绿色或黄色胃残留物是无关紧要的,只有当胃潴留物中有出血时才需禁食;呕吐物为胆汁时可能表明有肠梗阻。干预方法包括优选母乳喂养、早期微量喂养、个性化喂养、暂停喂养、口服胃动力药等。

(2)坏死性小肠结肠炎(NEC):临床表现差异较大,或以全身非特异性感染为主,或表现为典型胃肠道症状,如腹胀、呕吐、便血三联征,X 线呈非典型或典型表现。处理措施包括禁食、胃肠减压、积极抗感染、肠外营养和支持治疗,肠穿孔者需手术治疗。

4.肠外营养

(1)适应证:在肠内营养尚未建立前或因疾病影响不能经肠道喂养者。肠外营养可提供足够的葡萄糖、氨基酸、脂肪乳、电解质、维生素和微量元素等,以维持早产儿早期的生长所需,营养的目标是达到宫内生长的速度,即 15~20g/(kg·d)。

(2)输注途径:包括周围静脉营养和中心静脉营养。周围静脉营养主要通过外周静脉输入部分营养液,中心静脉营养可经 PICC 输入,适合需要静脉营养 2 周以上的早产儿,能量摄入从 30~50kcal/(kg·d)开始,以后每天增加 10kcal/kg,直至达到 110~130kcal/(kg·d),葡萄糖、脂肪、蛋白质按比例分配,同时补充维生素和微量元素,奶量达 120mL/kg 时可停静脉营养。

(四)黄疸管理

黄疸治疗要充分考虑胆红素值、出生体重、日龄以及有无胆红素脑病的高危因素 4 个方面,重点在于防止胆红素脑病的发生。

1.光疗

治疗黄疸的主要手段。

(1)胎龄<30 周的极低出生体重儿可实施预防性光疗。

(2)生后 7 天内(尤其是≤3 天时),胆红素值接近但尚未达到干预标准者,应严密监测胆红素水平。

(3)"考虑光疗"是指在该日龄的血清胆红素水平,根据临床病史、病程和体检做出判断,权衡利弊之后选择光疗或严密监测胆红素值。

(4)光疗设备有光疗箱、光疗毯、LED 光疗仪,分蓝光、绿光、白光,以蓝光最好。分连续光疗和间隙光疗,前者为 24 小时连续照射,后者为照 10~12 小时,间歇 10~12 小时,具体照射时间依病情而定。

(5)光疗失败是指光疗 4~6 小时后,血清胆红素仍上升 0.5mg/(dL·h),应积极准备换血。

2.换血疗法

换血疗法是治疗新生儿重度黄疸非常有效的方法。

3.药物治疗

对高胆红素血症的药物治疗包括肝酶诱导剂、白蛋白、免疫球蛋白、熊去氧胆酸等,也可予微生态制剂以减少肠肝循环。

4.护理措施

(1)密切观察黄疸变化情况,有无神经系统症状。

(2)维持体液平衡,光疗时增加 15%～20% 的水分摄入量,通过体重判断经皮水分丢失量。

(3)做好皮肤护理,戴手套/袜子、勤翻身,防止指甲抓伤皮肤或背部、足跟皮肤擦伤。

(4)用不透光的眼罩和尿不湿保护眼睛和会阴部,尿不湿不宜过大,尽量使更多的皮肤裸露。

(5)皮肤暴露部分禁止涂抹婴儿油和爽身粉等。

(6)密切监测体温变化,体温过高时予暂停光疗,对症处理。

(7)尽早开始肠道喂养并给予灌肠促使胎便排出,减少肠肝循环。

(8)观察有无腹泻、青铜症、皮疹、低钙血症等光疗常见副作用,给予对症处理。

(五)感染管理

1.感染监测

密切观察感染征象,必要时行相关实验室检查,如白细胞计数和分类、血小板、血培养、C反应蛋白(CRP)、降钙素原(PCT)等。

2.用药特点

对可疑感染者尽早获得病原学资料,根据病原学特点和药敏结果选择敏感抗生素治疗。

3.减少医源性感染

(1)尽量减少皮肤穿刺等侵入性操作,保持皮肤的完整性。

(2)加强手卫生管理,接触患儿前后均应洗手。

(3)侵入性操作时严格执行无菌技术。

(4)做好静脉导管维护,加强肠内营养管理,尽量缩短静脉置管天数。

4.护理措施

(1)以预防为主,严格执行消毒隔离制度。

(2)做好病室空气、物品及设备的清洁消毒工作,定期进行环境检测。

(3)加强皮肤护理、口腔护理、脐部护理等个人清洁卫生。

(4)做好机械通气患者的气道护理等。

第四节　极低及超低体重儿的评估及护理

VLBWI 和 ELBWI 多见于 32 周以下的早产儿,由于各器官脏器发育极不成熟,生活能力极为低下,容易发生各种严重并发症。近年来随着围生医学、新生儿医学和护理技术的发展,VLBWI 和 ELBWI 的存活率明显提高。据调查,发达国家此类患儿的存活率达 80% 以上,其中最低体重为 243g,且 70% 不伴有严重并发症。我国部分发达地区对 VLBWI 和 ELBWI 的救治水平已赶超发达国家水平。影响此类患儿出生的主要危险因素包括多胎妊娠、妊娠高血压综合征、孕期感染、胎盘早剥、胎膜早破、早产等,因此加强围生期保健和高危因素管理尤其重要。

一、围生期管理

1.宫内转运

在医疗条件较差的基层医院预计有 VLBWI 和 ELBWI 出生时,应在产前通过宫内转运至有 NICU 的医院进行分娩。研究表明,宫内转运的早产儿比分娩后转运者存活率更高,且远期并发症的发生率更低。

2.多学科合作

由产科和儿科医生共同讨论决定最佳的分娩时间和分娩方式,以保证对母亲和胎儿的伤害最小。

3.患儿父母共同参与决策

产前向父母提供关于 VLBWI 和 ELBWI 即将面临的挑战和未知情况,包括存活率、出生后面临的一系列问题、远期并发症和预后等问题,让父母参与决策。

(1)存活率:存活率的统计大多是根据出生体重来的,而产前只能通过胎龄估计体重,两者之间大致的关系为:24 周≈600g,25 周≈750g,26 周≈850g,27 周≈1000g。

(2)出生后面临的问题:低体温、低血糖、呼吸暂停和呼吸窘迫综合征需呼吸支持治疗,肠内营养尚未建立或喂养不耐受需静脉营养支持和脐动静脉置管,心律失常、低血压或动脉导管未闭、感染、颅内出血、黄疸、电解质紊乱等。

(3)远期并发症及预后:支气管肺发育不良、慢性肺疾病、医院感染、早产儿视网膜病变、贫血、听力及神经系统后遗症等。

(4)父母的需求及愿望:充分征求患儿父母的意见决定是否积极治疗。在国外,对于胎龄≥25周者均应积极进行复苏;胎龄≤24周者根据父母的态度决定是否抢救;<23周者不主张积极复苏。

二、出生时管理

(一)分娩准备

1.人员准备

VLBWI 和 ELBWI 分娩时,产房至少应有 2 名熟练掌握新生儿复苏的儿科医生和 1 名 NICU 护理人员在场,有条件者配备呼吸治疗师,产前进行明确分工,以确保抢救工作的有序进行。

2.环境准备

分娩间提前预热至 26～28℃,湿度 55%～65%。

3.物品准备

预热辐射台和包被,准备聚乙烯保鲜膜、保鲜袋,喉镜、舌片(0 号、00 号)、气管导管

(2.5mm、3.0mm)、T-组合复苏器、早产儿面罩、空氧混合仪、脉搏血氧饱和度仪等。

4.药品准备

生理盐水、1:10000 肾上腺素等急救药物。

(二)分娩处理

1.保暖

研究表明出生体重<1500g 或胎龄<30 周的早产儿生后 1 分钟内无须擦干,立即用聚乙烯保鲜膜/塑料袋包裹全身并戴绒帽可明显减少散热和氧耗。同时应密切监测体表温度和核心温度之差,以早期识别寒冷应激、低体温、低血容量等。

2.复苏

(1)条件允许的情况下尽量延迟结扎脐带至少 60 秒,并将患儿置于母亲低位,以便进行母婴输血。

(2)选用 T-组合复苏器和空氧混合仪进行复苏。

(3)对于胎龄<27 周和体重<1000g 者应在生后 15 分钟内预防性使用肺泡表面活性物质,可使 RDS 的发生风险降低 20%～30%,死亡风险降低 40%。

(4)胎龄在 28～30 周的早产儿生后出现 RDS 的早期症状,且暂不需机械通气时,可早期使用 nCPAP 辅助通气,可降低气管插管和 PS 的使用率。

3.血压

呼吸稳定后及时监测血压,若平均动脉压在数值上低于胎龄即为低血压,需用生理盐水进行扩容,首剂 10mL/kg,5～10 分钟内缓慢静脉注射。

4.外周静脉穿刺和脐动静脉置管

呼吸稳定后应立即行外周静脉置管,予静脉注射,以免发生低血糖。危重患儿可行脐动静脉置管用于动脉血压监测和静脉注射。

5.体位

保持呼吸道通畅,将患儿置于鼻吸气体位、四肢屈曲、头部和躯干保持在中线位置,更换尿不湿时避免过高抬起双下肢,以免引起血流动力学改变增加颅内出血风险。

6.其他

严密监测血糖和血气,发现低血糖或酸中毒给予相应的处理。出生情况较好者可在 NICU 完成静脉穿刺、脐动静脉置管、PS 应用等操作。

三、NICU 管理

(一)体温管理

(1)按照早产儿体温管理常规进行。

(2)维持适中温度

极低/超低出生体重儿暖箱温度调节参考标准。湿度高虽可减少蒸发散热,但同时也增加细菌滋生的可能,增加感染的风险,因此,临床应加以关注,可根据实际情况及患儿体温情况进行调整,一般建议极低/超低出生体重儿暖箱湿度调节。

极低及超低出生体重儿的暖箱湿度还需要根据患儿血钠水平进行调整,一般情况下 Na^+ 正常值为135~145mmol/L,当血 Na^+ 升高,需调高湿度,血 Na^+ 降低,需调低湿度。

(3)护理措施。

袋鼠式护理:又名"皮肤-皮肤"接触护理,适用于病情相对稳定的早产儿,可予生后立即送入母亲怀里进行接触,以减少辐射和传导散热。但是胎龄<28 周者应至少延迟 2 周实施袋鼠式护理,过早进行反而会增加热量散失。

水床式"鸟巢"护理:在传统鸟巢的基础上增加水垫,婴儿四肢靠近身体中线呈屈曲状,活动范围局限在鸟巢内,能量消耗减少,水垫温暖而柔软,运动时水垫产生类似母亲子宫内的羊水声,使患儿感觉温暖而舒适,更好地维持中性体温。

控制呼吸机温湿度:呼吸道吸入干冷的氧气会降低机体的核心温度,机械通气时保证湿化水温度在 37℃,可有效减少蒸发散热和不显性失水。

静脉加温输液:是指用输血输液加温装置将输入液体持续加温,使其达到 36~37℃ 的一种输液方法。实施加温输液不仅可以避免常温输液给机体带来的不良刺激,还能改善血液循环,预防低体温,且不会引起包装袋和液体成分改变。

日常保暖:所有操作集中在暖箱内完成,能经小窗口完成的尽量不要打开箱门,对于极低和超低体重儿采用床旁擦浴,对于体重<750g 的早产儿可在皮肤表面涂抹乳化膏以减少经皮水分散失。

(二)呼吸管理

(1)按照早产儿护理管理常规进行。

(2)RDS 的护理:采用联合预防的方法(产前孕母地塞米松肌内注射+产后早期使用 PS)可有效降低 RDS 的发生风险。①对有 RDS 高危因素或已有 RDS 者,应尽快使用 PS 制剂。②对于胎龄<26 周,吸入氧浓度>0.3 或胎龄>26 周,吸入氧浓度>0.4 的早产儿应早期气管内注入 PS。③治疗常采用猪肺 PS,剂量为 200mg/kg。根据临床情况,必要时使用第二剂或第三剂。④采用 INSURE 模式,即气管内插管-注入 PS-拔管后应用 nCPAP,可有效降低机械通气使用率或缩短呼吸机的使用时间,并可降低 BPD 的发生率或减轻 CLD 的严重程度。

3.保护性通气策略

是指最大限度地利用患儿的自主呼吸潜能,采用自主或部分通气模式(患者触发通气、辅助/控制通气、同步间隙指令通气、低压力支持通气等),低容量通气或压力调节容量控制通气,允许性高碳酸血症,高频通气模式,使其达到最佳 PEEP,以维持 PaO_2 在 50~70mmHg,pH>7.2 的情况下维持 $PaCO_2$ 在 45~60mmHg 的一种通气策略。同时应尽量缩短有创机械通气的时间,加强呼吸机温湿化的管理。

(三)循环管理

1.动脉导管未闭(PDA)

正常情况下,动脉导管在生后 24~48 小时功能性关闭。早产儿由于导管收缩机制不成熟,导致动脉导管常不能关闭或功能性关闭后又重新开放。胎龄越小,PDA 发生率越高,极低体重儿发生率为 40%~50%,超低体重儿高达 70%。PDA 的存在使血流动力学明显改变,从而导致肺出血、充血性心力衰竭等。

(1)限制液量及输液速度:有症状的PDA应早期处理,限制液量在80～100mL/kg可有效降低PDA和BPD的发生。

(2)药物治疗:可使用吲哚美辛或布洛芬口服。

(3)手术治疗:当出现药物禁忌或使用2个疗程后关闭失败,且心肺功能严重受影响时需及时进行外科手术结扎动脉导管。

2.低血压

由于极低/超低体重儿心肌收缩力弱,代偿能力有限,由PDA导致的左向右分流容易导致低血压或血压波动过大。

(1)评估:理论上极低、超低体重儿的平均动脉压值应大于胎龄值,但临床上应以临床表现为主,综合评估心率、心律、肢端循环、尿量以及毛细血管再充盈时间等。

(2)处理:无明显低血容量表现的极低/超低体重儿不主张积极扩容,短期内血容量增加会导致急性心力衰竭和颅内出血。可使用多巴胺和多巴酚丁胺等血管活性药物,难治性低血压亦可使用糖皮质激素治疗。

3.持续肺动脉高压PPHN

由于极低/超低体重儿容易发生低氧血症、高碳酸血症、代谢性酸中毒、心功能不全、循环血量减少以及低体温,使肺动脉痉挛而发生PPHN。对于体重＞1000g者,在严密监测其凝血功能、血小板和高铁血红蛋白的情况下可给予一氧化氮(NO)吸入治疗。

(四)贫血管理

1.极低/超低体重儿贫血的特点

(1)出生体重越低,贫血出现时间越早、持续时间越长且临床表现更严重。极低/超低体重儿血红蛋白在生后4～8周可达最低值,有研究表明,极低/超低体重儿中有超过60%的患儿经过输血治疗。

(2)胎龄越小、体重越轻者体内红细胞生成素(EPO)水平越低。

(3)由于追赶性生长,体重增长10%以上者可发生稀释性贫血。

2.治疗及护理

(1)减少医源性失血:尽量延迟结扎脐带60秒以增加母-婴输血,检查需要时尽量采用末梢血,计划性采血,并记录每日采血量。

(2)药物治疗:可尽早补充EPO,可减少输血次数和输血量,同时注意补充铁剂、维生素E和维生素B_{12}。

(3)输血:成分输血,缺什么补什么。输血指征:当Hb＜70～80g/L,并出现以下情况时可予输血治疗。①胎龄＜30周,吃奶费力。②心率＞160次/min,呼吸＞50次/min。③增长速率＜25g/(kg·d)。

(五)血糖管理

1.极低/超低体重儿糖代谢特点

(1)低血糖症。

肝糖原储备不足:肝糖原储备发生在胎儿期的最后4～8周。

脑对糖原需求量大:脑细胞能量代谢快,神经系统发育不完善,对肾上腺素反应不敏感,极易发生低血糖症。

(2)高血糖症。

胰腺功能缺陷:胰岛素生成不足,静脉注射时不能抑制肝脏合成糖原。

糖原摄取减少:肌肉、脂肪组织对糖原的摄取减少。

葡萄糖清除率水平低下:ELBWI 不能耐受 $5\sim6mg/(kg \cdot min)$ 的输液速度,据报道,VLBWI 高血糖的发生率为 $25\%\sim75\%$,ELBWI 高血糖发生率为 $45\%\sim80\%$。

2.治疗及护理

(1)严密监测血糖:每天 $3\sim4$ 次,必要时增加监测频率,直到血糖稳定后可减少监测频率。

(2)低血糖处理。①早期喂养。②静脉注射,葡萄糖起始速度为 $4\sim6mg/(kg \cdot min)$。③血糖小于2.6mmol/L时,予 10% GS $6\sim8mg/(kg \cdot min)$,小于 1.7mmol/L 时,予 10% GS $8\sim10mg/(kg \cdot min)$。④反复低血糖者给予病因治疗。

(3)高血糖处理。①根据血糖水平调整输液速度和量,起始速度为 $2\sim3mg/(kg \cdot min)$。②输注抗生素等药物采用 5% GS。③当血糖持续>15mmol/L 时可使用胰岛素,开始剂量为 $0.1U/(kg \cdot h)$,根据血糖结果进行调整。

(六)感染管理

1.抗体缺乏

由于极低/超低体重儿缺乏来自母体的抗体,细胞免疫和体液免疫均不成熟,在子宫内、出生时及出生后均可感染。

2.皮肤屏障功能弱

胎龄 $32\sim34$ 周时皮肤屏障功能逐渐成熟,极低/超低体重儿缺乏分泌型 IgA 提供的保护层,生后 $2\sim3$ 天皮肤即可出现细菌定植。

3.医院感染发生率高

以接触感染和各种导管相关血流感染为主,主要为耐药菌和条件致病菌所致,血行感染发生率可达50%。早发性败血症发生率为 $1.5\%\sim2.4\%$,且增加神经系统并发症及死亡风险;迟发型败血症发生率大于 11%,且胎龄越小、体重越轻发生率越高。

(七)营养管理

1.喂养目标

根据加拿大版的极低出生体重儿喂养指南推荐,超低出生体重儿生后 2 周内达到全肠道喂养,$150\sim180mL/(kg \cdot d)$,极低出生体重儿生后 1 周内达到全肠道喂养。对于不能耐受大量肠内喂养,如 $180mL/(kg \cdot d)$ 或者更多的超低出生体重儿需要个体化评估,并提供个体化营养方案。

2.非营养性喂养开始的时间、喂养量、禁忌证

(1)开始时间:生后 24 小时内开始非营养性喂养,对某些极低,超低体重儿可适当谨慎处理,若生后 $24\sim48$ 小时仍无母乳(包括捐赠母乳),可考虑配方奶喂养。

(2)喂养量:$10\sim15mL/(kg \cdot d)$。

(3)禁忌证:肠梗阻或可能出现肠梗阻时应停止喂养。窒息、呼吸窘迫、败血症、低血压、血

糖代谢紊乱、机械通气、脐血管置管均不是非营养性喂养的禁忌证,但需谨慎喂养及做好评估。

3.营养性喂养的喂养量、增加速度

(1)ELBWI:从 15～20mL/(kg·d)开始,每天增加 15～20mL/kg,观察 2～3 天,如耐受良好,可提高加奶速度。

(2)VLBWI:从 30mL/(kg·d)开始,每天加奶 30mL/kg。

4.喂养耐受性的评估

(1)不用常规检查胃内潴留物,只在每餐最小喂养量时检查餐前潴留量。加拿大极低出生体重儿喂养指南建议的每餐最小喂养量在出生体重<500g、500～749g、750～1000g、>1000g 时分别为 2mL、3mL、4mL、5mL。

(2)不必常规测量腹围。单纯的绿色或黄色胃内容物无临床意义,呕吐胆汁样物提示可能存在肠梗阻,有血性胃内容物时则需要禁食。

(3)胃潴留的处理。①如潴留量<5mL/kg 或<上次喂养量的 50%,可将潴留物注回胃内;若下次喂养前仍有潴留,则喂养量需减去潴留量。②如潴留量>5mL/kg 或大于上次喂养量的 50%,则回注前次喂养量的 50%,并暂禁食一次;若下一次喂养仍有潴留,则根据临床情况减慢喂奶速度或禁食;若减慢喂奶速度后仍存在胃潴留,则减少奶量为可耐受量。③回抽胃内容物时使用最小号注射器,抽吸时应缓慢轻柔操作。④喂奶后把新生儿置于俯卧位半小时,有助于缓解胃潴留。

5.特殊情况下的喂养建议

(1)无创辅助通气患儿:应谨慎加奶,不能把腹胀作为喂养不耐受的唯一征象。

(2)胃食管反流患儿(GER)。

喂养建议:①喂奶后应左侧卧位,半小时后改为俯卧位,头部抬高30°;②在家庭护理中,婴儿睡觉时应采取仰卧位;③不建议使用多潘立酮、质子泵抑制剂、H₂受体阻滞剂作为治疗药物;④考虑为 GER 时避免使用增稠剂喂养。

喂奶时间:疑诊为 GER 且体位治疗无效时,可延长每次喂奶时间到 30～90 分钟,症状改善后尽快缩短喂奶时间。

喂养途径:GER 的最后手段是持续喂奶或幽门喂养,应尽量避免使用此方法。目前使用红霉素预防和治疗喂养不耐受证据不足。

6.母乳强化剂

当肠内喂养量达到 100mL/(kg·d)时开始添加母乳强化剂。初始时可采取半量强化(即每次进行母乳喂养时加入的母乳强化剂为标准强化量的一半),即再根据耐受情况增加至全量强化。

7.甘油灌肠

不建议使用每日甘油灌肠的方法来尽快达到全肠道喂养,个别患儿使用甘油灌肠前应充分考虑其排便规律和奶量消化情况再做决定。

(八)筛查

1.早产儿视网膜病变(ROP)筛查

(1)高危因素:早产、低出生体重、高浓度氧疗。早产视网膜发育不成熟是根本原因。

（2）发病机制：在高危因素作用下视网膜血管收缩、阻塞、发育停止，导致视网膜缺氧，继发大量生长因子产生，刺激新生血管形成，从而导致 ROP。

（3）ROP 特点：①胎龄越小，体重越低，发生率越高；②氧浓度越高、氧疗时间越长、动脉血氧分压越高，ROP 病情越重、发生率越高。

（4）筛查制度：①首次筛查时间：生后 3～4 周，或纠正胎龄 32 周；②筛查频率：每 2 周一次，直至纠正胎龄 42 周；③确诊 ROP 患儿每周 1 次。

2.听力筛查

极低，超低体重儿的大脑受许多围生期不良因素影响，听力障碍发生率可高达 11%。筛查时机：①出院前予耳声发射/听性脑干反应进行听力初筛，通过者随访至 3 岁；②未通过者，生后 42 天时进行复筛，对听力障碍者或有家族史者采用耳聋基因筛查进行早期诊断并尽早干预。

（九）发育支持护理

绿色婴儿：尽量营造宫内生长环境，主张轻柔护理，减少外界一切不良刺激，让婴儿自己生长发育，促进神经行为稳定性，减少缺氧和损伤。尤其是生后 4 小时内，尽量减少干预，保持患儿安静舒适，维持正常生命体征。

（十）出院后干预

1.出院标准

（1）能经口饮入 30～40mL/次。

（2）体重达 2000g 以上，增长速度为 10～30g/(kg·d)。

（3）近期无心动过缓及呼吸暂停发生。

（4）已停止用药及用氧一段时间。

（5）无黄疸。

（6）纠正胎龄达 35～36 周。

2.门诊随访

（1）随访频率：第一年的前半年每 1～2 个月 1 次，后半年每 2～3 个月 1 次，1 年以后每半年随访 1 次。

（2）随访方式：门诊、家庭访视、电话随访等。

（3）随访重点：神经系统发育情况、智力发育情况、生长发育、营养评估、行为测试、视力筛查、听力筛查、头颅 B 超或 CT、脑电图检查、心血管检查等。

第五节 早期新生儿肠内营养

一、肠内营养选择

（一）母乳

含有免疫原性物质、抗感染因子、激素和消化酶等配方奶中缺乏的物质，能促进新生儿消化道成熟、宿主免疫和神经系统发育,因此,母乳是新生儿喂养的首选。对于早产儿来说,母乳除了以上优点外还可以改善喂养耐受性,还可降低患 NEC 的风险和改善神经预后。早产儿,尤其是极早的早产儿,由于出生时营养素储存少、出生后营养素需求高,所以单纯母乳喂养不能满足其追赶生长的需求,因此需要添加母乳强化剂。

1.适应证

小三阳:母乳 DNA(一),但乳头皲裂或破溃时需暂停母乳喂养,SLE、肾疾病、正规治疗后的梅毒母亲;甲状腺疾病:丙硫氧嘧啶(PTU)每日 125~300mg,甲疏咪唑每日<10mg 相对安全,但需要监测婴儿甲状腺功能,无条件随访者,不强调母乳喂养。

2.禁忌证

大三阳、艾滋病、梅毒螺旋体感染或携带者、母乳中药物浓度较高、心功能不全、巨细胞病毒感染、接受放射性治疗、乳房局部单纯疱疹感染(如一侧患病,可另一侧哺乳)、活动性结核、吸毒、酗酒。

(二)配方奶

因某些情况缺乏母乳或母乳不足时,可选用专业制造的足月儿或早产儿配方奶。早产儿配方奶适用于胃肠道功能发育正常的足月新生儿,或是胎龄>34 周且出生体重>2kg 无营养不良高危风险的早产儿。

1.适应证

<32 周的早产儿,吸吮吞咽功能不完全不能经奶瓶喂养者;由于疾病本身或治疗上的原因不能经奶瓶喂养者;作为奶瓶喂养不足的补充。

2.配方奶的配制与保存注意事项

(1)所有用具均需要高温消毒。

(2)在专用配制室或经分配区域进行配制。

(3)严格遵守无菌操作原则。

(4)病房内配制应即配即用。

(5)中心配制,应在配制完毕后 4℃冰箱储存,喂养前将奶瓶(放置于 50~60℃的温水内)加温,常温下保存时间不超过 4 小时。

(6)若为持续输液泵肠道喂养或间歇输液泵输注,应每 8 小时更换注射器,每 2 小时更换输注管道。

(三)特殊配方奶

临床存在特殊生理或病理情况时,应根据患儿情况合理选择特殊配方奶。

(1)二糖不耐受导致大便稀软的患儿可选用不含二糖的豆奶配方奶。

(2)脂肪吸收障碍或胆汁淤积症时选用含 MCT 的配方奶。

(3)存在继发于短肠综合征或严重肠黏膜损伤的明显吸收障碍,开始用要素配方或半要素配方。

(4)对于持续且严重的吸收障碍,则需要特殊组合配方,配方中葡萄糖、氨基酸和 MCT 等营养要素要分别配制。

二、肠内喂养途径

经口喂养能刺激唾液分泌和胃肠蠕动,是肠内营养的首选。对于早产儿开始进行经口喂养的时间,国内外尚未形成统一的临床指南。通常来说,出生胎龄＞34周,吸吮、吞咽和呼吸功能协调的新生儿,可采用经口喂养;胎龄＜32周的早产儿如伴有呼吸窘迫、存在吸吮吞咽功能障碍或患儿患有特定消化道畸形的患儿宜选择管饲喂养;胎龄32～34周的早产儿可根据临床情况选择经口喂养、管饲喂养或两者结合。

评估患儿开始喂养耐受能力的标准:①无明显的腹胀;②触摸腹部时无疼痛感;③存在肠鸣音;④抽取胃内时无胆汁样胃内容物;⑤无胃肠道出血现象;⑥呼吸、心血管和血液学稳定。

(一)管饲喂养

1.管饲喂养置入

(1)经鼻或经口:根据患儿临床情况选择鼻胃管、口胃管、胃造口管或空肠造口管进行喂养。胃管经胃喂养符合生理状态,可促进胃消化酶和胃酸分泌,此外还能耐受较大容量和较高渗透压,减少腹泻和倾倒综合征的发生。

新生儿尤其早产儿呼吸主要经鼻呼吸,占总呼吸时间的90%,鼻腔留置胃管势必会造成鼻腔横截面积减少,不同程度地影响呼吸功能,所以早产儿宜选择口胃管以减少上气管阻塞。经口留置胃管因腔道大,胃管移动度大,且部分早产儿反应性觅食反射使胃管易于脱出。因此,为防止胃管脱出及掌握胃管脱出程度,留置胃管时必须在胃管上贴胶布以做好标记,然后再用透明敷贴固定。每次注入奶液及药物前,均应检查胃管,轻轻抽吸,证实胃管在胃内,才可慢慢注入奶液。若发现胃管脱出,应重新置入。

(2)经胃造口:经胃造口是为由各种原因导致吞咽困难无法经口正常喂养的患儿,提供胃肠内营养的通道。适用于长期管饲(＞6～8周)、食管气管瘘和食管闭锁等先天性畸形、食管损伤和生长迟缓的患儿。

胃造口的护理中需注意,注奶前先评估造口周围的情况,导管的完整和胃内是否有残留,每次记录残余量和奶量。喂奶时,取头高足低位,减少造瘘口的张力,喂奶完毕后,可适当注入少量气体。使用强力防过敏敷贴应用高举平台法,妥善对胃造瘘管进行固定,避免牵拉、盘绕和腹壁的缺血坏死或造瘘管脱出,过紧会导致胃壁和腹壁的缺血坏死或造瘘管脱出,过松会引起管旁外渗致伤口感染。观察造口管刻度,防止造口管牵拉引起疼痛和移位。

(3)经空肠造口:适用于上消化道畸形,如空肠闭锁的患儿。空肠营养管输注营养液时,需观察患儿有无腹泻、呕吐、腹胀等耐受不良情况,如有应及时做好记录并通知医师酌情减量或停止输注。每次管饲完毕后,注入生理盐水2～3mL冲尽管饲内的残留物。开始时因输注速度较慢,应勤观察,并且保证输液泵匀速维持营养液,以防止堵管。不使用营养液时,每间隔6小时应用生理盐水2～3mL冲洗营养管,保证其通畅。

2.管饲输注方式

管饲肠内营养可通过间歇管饲法或连续管饲法给予。临床上多采用前者,后者用于严重的胃食管反流和喂养不耐受的患儿。

(1)间歇鼻饲管注入法:用注射器向胃管内定时定量注入奶液,利用重力作用使注射器内奶液自然缓慢流入胃中或间歇缓慢滴注。

适应证:①体重1000～1500g或胎龄＜32周吸吮和吞咽功能不协调的早产儿;②胎龄较大但吸吮和吞咽功能较差的婴儿,需要直接哺乳和间歇鼻饲管法并用。

间歇鼻饲管喂养的特点。①优点:此方法模拟正常的喂养模式和允许肠道激素的周期性释放,会较快地促进胃肠道成熟,改善喂养的耐受性。②缺点:由于是在相对较短的时间一次性注入,可引起胃过度扩张、腹内压力增高、膈肌上升,造成短暂的呼吸暂停、发绀及pH和氧分压降低。

(2)连续鼻饲管注入法:指应用输液泵连续缓慢输注喂养。

适应证与禁忌证:①适用于伴有严重呼吸窘迫综合征、已经对喂养不耐受及胃内潴留较多的早产儿、极低出生体重儿;②频繁发作呼吸暂停的早产儿不适宜此方法。

持续鼻饲管法的特点。①优点:对于极低出生体重儿持续注入比间歇注入吸收效果好,体重增长快。②缺点:会影响胃肠激素的规律性分泌,导致经口喂养的时间延长。需要严密监测胃容量,尤其是频发呼吸暂停早产儿。

操作方法:每日将10～20mL/kg的奶均分为6～8次,抽取于20mL注射器内,连接胃管固定注射器于微量注射泵上,以1～2mL的速度24小时连续缓慢注入胃内。为防止奶液变质,连续泵入时需每2小时更换1次新鲜奶液及注射器。每2～4小时常规抽取胃内残余奶量,已调整滴入速度,防止由于胃潴留发现不及时引起的腹胀等并发症。

(二)经口喂养

经口喂养对于有吞咽动作的早产儿,可以满足其口欲要求,锻炼吸吮及吞咽功能,促进神经内分泌系统发育。经口喂养过程中给新生儿造成视觉、感觉的刺激,使迷走神经兴奋,刺激G细胞释放胃动素及促进胃酸的分泌,促进胃肠蠕动,加速胃排空,减少食管反流等并发症。

1.经口喂养准备的评估

准备经口喂养是指早产儿是否可以开始经口喂养或从鼻饲管喂养转换到经口喂养。主要分为两类。①开始经口喂养准备,即是否可以从管饲/无管饲转换到使用奶瓶或者母乳喂养。评估指标:主要与早产儿的成熟度、口腔运动功能有关,评估错误会导致误吸、呼吸暂停、低氧血症等。②是指单次经口喂养准备,即建立经口喂养后,评估是否可以进行某次奶瓶/母乳喂养。评估指标:取决于早产儿的成熟程度、疾病严重程度、喂养前的自主神经功能、运动功能及行为状态组织等。这5个因素对早产儿的喂养表现、吸吮-吞咽-呼吸协调性、喂养中和喂养后的自主神经功能、运动功能及行为状态组织等具有重要影响。

2.经口喂养表现的评估

指奶瓶喂养的有效性,主要通过3个指标完成评估。

(1)喂养速度:每分钟平均摄奶量,反映口腔运动功能及患儿疲劳程度。

(2)喂养成效:进食最初5分钟摄入奶量占医嘱奶量的比例,反映出现疲劳状态前进食情况。

(3)摄入奶量比例:指单次经口摄入奶量占医嘱奶量的比例,反映了口腔运动能力和耐力情况。

3.经口喂养技能训练

能够促进经口腔喂养的方法:早期肠内营养、喂养前刺激口腔、非营养性吸吮、喂养中口腔支持都十分有用。

(1)NNS:指对无法经口喂养的早产儿,在胃管喂养的同时给予无孔安慰奶嘴吸吮。可促进吸吮、吞咽反射和消化功能的成熟,从而缩短管饲时间。但 NNS 属于喂养的过渡期,每次喂养前不能超过 2 分钟。

(2)口腔刺激:通过对早产儿面颊、口腔、牙龈、舌等部位进行触摸、牵拉等刺激,促进早产儿口腔运动相关反射的建立和巩固,为早产儿尽快适应经口进食做好准备。

4.经口喂养过程中促进喂养的方式

(1)合适的喂养用具:选择合适大小的奶瓶及合适型号的奶嘴,准确控制奶液的流量,促进吸吮、吞咽、呼吸的协调。奶孔过大,奶液流速加快,新生儿来不及吞咽,容易呛奶或溢奶;奶孔过小,奶液流速过慢,新生儿吸吮时易导致疲乏,能量消耗加大影响体重生长。

(2)哺乳方法:喂养时最好抱起孩子,孩子身体稍稍弯曲,头、颈、躯干呈一条直线;双肩对称、内收、前伸;双手屈曲靠近身体中线,下颌内收,同母乳喂养姿势。倾斜奶瓶,使奶头充满乳汁,以免喂奶时吸入瓶中的空气,引起溢奶或呛奶。注意观察喂养时的吸吮、吞咽、呼吸情况,观察婴儿面色、SpO_2,必要时拔出奶嘴给予间歇喂养。喂奶后将新生儿竖起轻轻拍其背部,排出吞入的空气,防止呕吐。

三、肠内喂养常见并发症

(一)喂养不耐受

1.相关因素

早产儿肠内营养中最常面临的问题。在临床上,喂养不耐受通常包括腹胀及触痛、肠鸣音减弱或消失、胃潴留、呕吐和大便性状改变等;偶尔也会出现呼吸暂停次数增加、心率减慢、血氧饱和度下降或精神萎靡等,也提示可能是喂养不耐受。胃残留液的性质,也是评估喂养耐受性的一个方法。绿色或胆汁样胃内容物可能提示为肠梗阻,但更常见的原因是胃过度膨胀和胆汁反流到胃内。血性的残留液提示肠道炎症,也可能与胃管刺激黏膜有关。出现上述情况时,通常会暂禁食 1 次或减少喂养奶量,下次喂养前在根据情况判断是否可以继续喂养。

2.相关护理

(1)体位:研究表明,将早产儿抬高床头 30°～40°,在喂奶后采取右侧卧位、俯卧位都可以减少胃内潴留量,并防止反流物吸入。俯卧位能降低胃内容物对肺下段的压迫,是肺通气/血流比值更合适,可改善肺通气,从而胃肠功能得到改善,排空时间缩短,减少喂养不耐受的发生。鸟巢式卧位使早产儿有边界感和安全感,有利于头手互动,维持生命体征的稳定,促进早产儿胃内容物的消化吸收,减少胃潴留量和反流,减少喂养不耐受的发生。

(2)刺激排便:在出现胃、十二指肠运动减少和胃排空延迟前,常先有排便延迟或排便次数改变。因此,早产儿喂养不耐受常伴随排便不畅,又加重喂养不耐受、延长其持续时间。刺激排便能激发排便反射、促进结肠动力成熟畅通排泄。避免胃肠功能的丧失,加速了胃肠运动对奶液形成的消化作用,有利于胃排空,增加早产儿对乳汁的摄入量和喂养的耐受性。当刺激排便与非营养性吸吮结合,可明显减少早产儿胃潴留、腹胀消失时间,喂养耐受及达到完全胃肠道内喂养的时间更短。

(3)腹部按摩:腹部按摩对于胃肠蠕动是一种正向作用,可促进食物的吸收,减轻腹胀。在喂奶前、后 30 分钟,在早产儿腹部顺时针方向环形按摩,每日 3～4 次,每次 5～10 分钟,可刺激早产儿体表的触觉感受器和压力感受器,反射性引起副交感神经,使胃泌素、胰岛素水平明显提高,促进营养物质的消化吸收和利用,减少喂养不耐受的发生。

(4)观察处理:胃潴留、腹胀、呕吐是早产儿喂养不耐受最常见的临床表现,但喂养不耐受的初期变化往往比较微小,所以医务人员应具有敏锐的观察力,及时意识到早产儿行为状态的细小变化,如腹胀、触痛、肠鸣音是否存在,性质如何;每次喂奶前,抽出胃残留液体的量和性状、呕吐和大便性状的改变。偶尔,反复的呼吸暂停和心动过缓、SpO_2 降低和精神萎靡等也可能提示喂养不耐受。

(二)呕吐

呕吐是指胃内容物和一部分小肠内容物在消化道逆行而上,自口腔排出的反射性动作,是消化道功能障碍的一种表现。

1.相关因素

(1)新生儿食管较松弛,胃内容量小、食管下端括约肌压力低、贲门括约肌发育较差、胃呈水平位、肠道调节功能差及胃内蛋白酶分泌少等。

(2)新生儿胃管需要定期更换,在重置胃管时也会因为刺激咽喉部引起恶心、呕吐。喂养时速度过快也会导致胃或十二指肠急性扩张,发生反流呕吐。

(3)喂养次数过频、奶量过多,喂奶后剧烈哭闹,奶后过早的翻动患儿等都容易引起呕吐。

(4)感染引起的呕吐是新生儿最常见的,感染可以来自胃肠道内或胃肠道外,以胃肠道内感染多见,呕吐即使肠炎最早期的表现。

2.相关护理

(1)喂奶时、喂奶后均取 30°右侧卧斜坡卧位,使奶汁经胃进入十二指肠,防止反流。

(2)每次喂奶前评估腹胀情况、必要时评估腹围。特别是对行无创机械通气的患儿,当腹围增加 2cm 及有轻度腹胀时即应引起重视,及时汇报,以防止腹压增加引起呕吐、反流发生。

(3)置胃管时动作轻柔,插至咽喉部若有恶心时应暂缓,防止呕吐发生。每次喂奶前确认鼻饲管位置后回抽胃内残余,监测胃潴留量。

(4)吸痰时动作应轻柔,应在喂奶前完成吸痰,减少刺激。

(5)喂养过程中如出现腹胀、反流、喂养早期残留奶超过总摄入量的 30%,以及呼吸暂停次数增加,应停止经口喂养改用胃肠外营养。

(三)腹泻

1.相关因素

通常发生于鼻饲开始使用高渗性饮食,胃肠道分泌大量水以稀释溶液的浓度,肠道蠕动加速,易产生腹泻。鼻饲宜采用逐步适应的方法,配合加入抗痉挛和收敛药物可控制腹泻。此外,肠道细菌感染也可引起腹泻。

2.相关护理

(1)每次换尿布时注意观察大便的色、性状、量及气味。发现有腹泻现象及时通知医生,留取粪标本送检排除感染。

(2)若因奶粉的渗透压较高引起的腹泻,应及时调整合适奶粉,避免腹泻的发生。

(3)必要时根据医嘱选用调节肠道菌群或收敛的药物对症治疗,并观察药物的不良反应,防止便秘。

四、胃管相关的并发症

(一)反流与误吸

1.相关因素

早产儿因食管下括约肌张力不足,胃食管反流发生率高。昏迷及意识障碍患儿,由于吞咽及咳嗽反射减弱或消失增加了反流、误吸发生的可能性。

2.相关护理

(1)抬高床头 30°,喂养后采取左侧卧位,有利于防止胃食管反流。

(2)注意鼻饲管输注速度宜慢。

(3)注意胃管插入深度不能偏浅,每次喂奶前回抽胃潴留,监测胃潴留量。

(4)吸痰时动作轻柔,应在喂奶前吸引,减少刺激。

(5)注意观察:如在管饲喂养过程中出现面色发绀、呛咳或呼吸困难、心率和 SpO_2 下降等,应怀疑发生误吸,立即停止鼻饲,取右侧卧位,抽吸胃内容物,并及时给予吸氧等措施,防止反流造成严重后果。

(二)导管堵塞

1.相关因素

主要与导管过细,摄入的食物或药物颗粒过大,喂养后胃管未及时冲管,奶汁黏附胃管壁,导致狭窄甚至堵塞有关。

2.相关护理

(1)根据新生儿的体重、胎龄选择合适的软硬适度的胃管,新生儿一般常用一次性的 F6 或 F8 号硅胶胃管。

(2)每次管饲后应及时向胃内打入少量的空气,清除残留在胃管中的奶汁,防止堵管发生。

(3)喂药时应将药片溶解后注入,应避免药物和奶汁混合。

(三)胃管移位

1.相关因素

胃管固定不妥当,经口管饲时固定在脸颊部,因口腔空间大,当患儿有哭闹、恶心等腹腔压力增高或口舌活动时,胃管自口腔内滑出;固定在下额处,若口腔分泌物过多,容易浸湿敷贴,造成胃管移位甚至滑脱。患儿哭闹烦躁时未及时处理,胃管被自行拔出,引起导管滑脱。

2.相关护理

(1)无呼吸急促的患儿尽量采用经鼻置胃管,并且敷贴固定时尽量靠近鼻翼部。

(2)经口管饲时尽量固定在口腔中央的下额处,并在每次巡回时观察敷贴固定是否牢固,发现有浸湿,及时更换。

(3)患儿哭吵烦躁时及时给予安慰,防止胃管脱出。

(4)每次喂奶前应该核对插入胃管的深度,发现有移位时及时处理。

(四)消化道穿孔

1.相关因素

插胃管时动作粗鲁或体重较轻的患儿使用过粗、过硬的胃管;胃管插的位置偏深,反复刺激胃黏膜引起溃疡,甚至出血穿孔。

2.相关护理

(1)根据妊娠周、体重选择合适胃管。

(2)插胃管时动作轻柔,遇到阻力不可盲目用力,可以退出重新置管。

(3)每 2~4 小时更换体位,防止胃管固定在胃部同一位置引起反复刺激,造成黏膜损伤。

五、新生儿母乳喂养及护理

(一)母乳喂养的优点

1.母乳喂养适合婴儿的需要

母乳中所含营养素质量最适合新生儿需求,消化、吸收和利用率较高,为其他配方奶所不及。

2.母乳喂养不易发生过敏

因属于人体蛋白质,而牛、羊乳的蛋白质为异种蛋白质,新生儿胃肠道功能差,被吸收后可能成为变应原,易引起肠道少量出血、湿疹等症状。

3.母乳增强新生儿的免疫力

人乳中含有大量的活性免疫因子,可保护肠黏膜和呼吸道黏膜免受细菌、病毒、微生物侵犯。故母乳喂养新生儿,患有呼吸道感染及感染性腹泻的极少。

4.经济、方便

母乳几乎无菌,温度适宜,随时可喂。母乳喂养不易过量,减少婴儿肥胖症的发生。

5.促进母婴之间的感情

哺乳时母亲与婴儿密切接触相互沟通,有利于培养新生儿与母亲之间的感情,满足双方的感情需求,利于新生儿心理发展。

6.对母亲的好处

加快乳母产后子宫复原,防止产后子宫出血。哺乳的母亲也会减少乳腺癌、卵巢癌的发生率。

(二)母乳营养成分

1.蛋白质

蛋白质是构造机体的最基本的物质基础。母乳中蛋白质含量相当低,但人初乳中含量明显高于成熟乳,随着婴儿对蛋白质的需要量降低和乳腺的成熟,乳汁中的蛋白质含量下降。牛乳中的乳清蛋白主要为β-乳球蛋白,易引起牛乳蛋白过敏和肠痉挛。人乳乳清蛋白含有比较易消化的可溶性蛋白质,更易于消化。

2.脂肪

母乳中 50%～55% 的能量由脂肪提供。脂肪在母乳中是以脂肪小球的形成存在的,易于消化吸收。

3.糖类

母乳中的糖类是由乳糖和寡糖组成的。乳糖可分解为半乳糖和葡萄糖。新生儿粪便中存在的少量乳糖有助于大便的软化、更多肠道有益菌群和矿物质吸收。

4.矿物质、微量元素和电解质

钙和磷是骨骼的主要组成分,并对维持神经与肌肉正常兴奋性和细胞膜的正常功能有重要作用。母乳中钙含量低于牛乳,但其钙磷比例恰当,吸收率高。

5.维生素

母乳中维生素含量与母体摄入量有关,水溶性维生素比脂溶性维生素更能反映母亲的膳食情况。

(三)强化母乳

母乳中具有无可比拟的营养,早产儿肠内营养首选也应为母乳。但纯母乳不能满足早产儿的追赶生长需求,为克服早产儿的营养不足,可以添加一种含有能量、蛋白质、常量矿物质、微量元素和多种维生素的制剂,称为母乳强化剂。以促进早产儿短期体重、头围和身长的增长,可降低早产儿院内感染的发生率。

(四)母乳喂养护理

1.母乳前安抚

很多母亲会本能地用喂奶来安抚新生儿,但如果事先没有被安抚好的话,喂养往往比较困难。新生儿如果感到烦躁,很难找到舒服的位置有效衔乳。哭泣也会扰乱新生儿舌应该放的位置,烦躁的孩子会拱起身体、四肢僵直、口部肌肉绷紧。新生儿母亲要学会留意孩子饥饿的征兆,如搜寻(头扭来扭去、嘴巴张着,好像在寻找乳头)、吃手指、攥紧拳头及蹬直腿,应该在孩子饿及大哭之前就喂奶。

2.母乳的喂养姿势

(1)摇篮式抱法。

放置枕头:如果母亲坐在椅子上,可以借助腿上的枕头和脚凳,将孩子抱到母亲胸部的高度。把孩子抱在臂弯里,颈部靠在母亲的胳膊肘附近,身体靠在前臂上,用手掌拖住孩子的臀部,如果孩子的位置过低,吃奶的时候会向下扯乳头,让乳头遭到拉伸和摩擦,所以应该抱起孩子而不是弯腰将胸部贴向孩子。

让孩子的身体放直:让孩子的整个身体倾斜,面向母亲,肚子对肚子,脸对着乳房。孩子的头和身体应该保持在同一条直线上,不要向后仰或歪着。不要让孩子扭头或是伸长颈部才能碰到乳头。喂奶时,还要注意不要让孩子的身体摇晃而偏离母亲的身体。

安置孩子的手臂:侧抱着孩子,让其面对母亲的胸部,手臂垂放在身侧,这样,孩子的手臂不会难受地挤在母亲与孩子身体中间,也不会阻碍母亲抱紧孩子。

让孩子身体弯曲:将孩子的身体抱住,搂在胸前。母亲尽量用另一条手臂(要用来拖住乳房的那条手臂)穿过孩子的两腿间,这样孩子朝上的那条腿就能塞在母亲的手臂和枕头之间,可以防止孩子身体摇晃、挺伸或扭动。此外,让孩子的身体弯曲地依偎在母亲的怀里,会使其整个身体放松,吸吮乳汁的肌肉也得到放松,能够更好地衔乳。

(2)橄榄球式抱法:孩子如果衔乳困难,或喜欢拱背、来回扭动、频繁松开乳房,可以尝试采用这种方法喂奶。这种姿势比较适用于早产儿或母亲乳房较大者。让孩子腰部自然弯曲,有助于孩子更好地放松。母亲端坐在床或是舒适的扶手椅上,身侧放一个或多个枕头,顺着要喂奶的那边抱起,手托住孩子的脖子,让他的腿朝上斜置,靠在支撑母亲背部的枕头或椅背上。避免托住孩子的后脑勺,确定孩子的足没有蹬到椅背。

(3)侧卧式:母亲和孩子面对面侧卧于床上,母亲侧卧时,应尽量放松,背和臀部要成一直线,用手或小枕头承托孩子的背部,以紧贴母亲的身体。让孩子面向母亲、侧身躺在臂弯里,当孩子的脸朝向母亲的乳房后,可用小枕头或折叠的毛毯放在孩子的背部,以固定位置。

母亲可以用另一只手承托乳房,以帮助孩子更好地吸吮。侧卧姿势对于夜间哺乳和午睡哺乳非常适用,但刚开始母乳喂养的时候,侧卧姿势并不是最好的选择,因为这个姿势不利于调整孩子的头部,引导其衔乳。最好在孩子养成了良好的衔乳习惯之后,再采用侧卧的姿势。

(4)交叉式抱法:这种抱法完全支撑孩子的身体,可以让母亲更容易地观察到孩子衔乳时的嘴巴,也能更好地控制孩子的头部,比较适用于非常小的婴儿、患儿,伤残儿或母亲喜欢这种体位。①先放在一个枕头在腿上,用摇篮式方法抱住孩子,然后交换胳膊。一只手托住孩子的后颈,正好在耳朵下方。孩子侧身面向母亲,鼻子对着乳头。②用空闲的手从下方呈"U"形托起乳房,拇指和示指偏离乳头 3~5cm,轻轻挤压乳房,使之形成楔形,同时身体稍微向后拉,使皮肤拉紧。③用这种方法抱住孩子,微微让他的头倾斜,然后用乳头去触碰孩子的下唇,鼓励其张嘴。一旦嘴张大,立即拉近孩子,让乳头先放到孩子的下颚及舌头上,然后让孩子更靠近母亲的身体,乳房的碰触也会促使孩子嘴巴张得更大,孩子会含住更多的乳晕。

3.母乳喂养常见问题及解决方法

(1)哺乳过程中婴儿哭闹:检查孩子吃奶的姿势是否正确,应含住大部分的乳晕而不是乳头处。确保孩子双唇外翻,舌前端伸出到下牙龈上方,罩在下唇和乳房中间。不要让乳房遮住孩子的鼻子令其无法呼吸,也不可将乳汁滴入孩子鼻子内。

(2)乳母乳头疼痛:乳头皮肤较嫩,刚开始哺乳时易发生皲裂。纠正患儿吸吮姿势及乳母哺乳体位;乳汁哺乳后可将少量乳汁涂抹于乳头上利于皲裂的乳头康复;不要用肥皂水、乙醇擦拭乳头;如疼痛严重时应停止哺乳,用吸奶器吸出乳汁,待好转后继续哺乳。

(3)乳房肿胀:乳房急剧增大、充盈的过程称为生理性肿胀。帮助母亲建立射乳反射,刺激射乳反射的方法,如喝一些热的牛奶、汤类,不能饮咖啡或浓茶;洗热水澡或用热水袋、热毛巾热敷有肿块的部位,有利于与乳腺管通畅;刺激乳头并给予按摩;如果有红、肿、热、痛等炎症表现,应及时就医。

(4)乳腺炎:需要母亲和孩子一起休息以缓解压力,恢复免疫系统的正常运作;给乳房冷热交替外敷。冷敷可以缓解疼痛,热敷可以促进血液循环;应在频发乳腺炎的一侧频繁喂奶或利用吸奶器,清空滞留的液体;如反复发作,有持续发热的症状应及时就医。

(5)乳汁减少:要保证充足的休息,放松心情和补充足够的液体,才能确保充足的乳汁供应。

4.母婴分离后母乳采集、储存、运输及复温方法

(1)采集前准备:清洁双手及乳房(清水即可),清洁吸奶器(用专用的清洁剂清洗,流动水彻底冲净后,煮沸或用奶瓶消毒锅进行消毒)。

(2)采集方法:采取舒适的体位,先刺激泌乳反射;启动吸奶器靠近乳房,用手托住乳房和吸入护罩,确保其密封性,防止奶液溢出;压力应缓慢上调,保持有节律性的负压吸引;吸入结束后立即将母乳导入无菌集奶器或集奶袋内;如奶量过多,每次采集不可过满,集奶器或集奶袋 3/4 即可。

(3)储存方法及时间:①冰箱保存,冷冻保存可保存 6 个月以上,冷藏保存可保存 24 小时左右,②常温保存:常温可保存约 4 小时,已经加热后的在室温最多可保存 2 小时。

(4)复温方法。①冷冻的母乳可先入冷藏室解冻,或在冷水下解冻,不建议采用热水或室温内解冻。②隔水法:冷藏的母乳可以把母乳倒进奶瓶内或无菌容器内,放进温热的水里浸泡,并且要随时晃动容器使受热均匀。③温奶器加热:把温奶器或恒温调奶器温度设定在 45℃ 左右,加热母乳。冷冻后的母乳可能会出现分层现象,在喂奶前轻轻摇匀即可。

(5)运送:选择包装牢固的容器,放入冷凝包或干冰内运送母乳,不建议使用普通冰块,保证运送过程中母乳处于冷冻状态。

参考文献

[1]李小寒.基础护理学[M].6版.北京:人民卫生出版社,2017.

[2]吴欣娟.外科护理学[M].6版.北京:人民卫生出版社,2017.

[3]尤黎明.内科护理学[M].6版.北京:人民卫生出版社,2017.

[4]石国凤.护理专业核心知识手册[M].北京:中国中医药出版社,2019.

[5]范玲.护理管理学[M].4版.北京:人民卫生出版社,2017.

[6]崔焱.儿科护理学[M].6版.北京:人民卫生出版社,2017.

[7]张建欣.内科护理学[M].北京:北京大学医学出版社,2015.

[8]黄人健,李秀华.内科护理学高级教程[M].北京:科学出版社,2018.

[9]冯丽华,史铁英.内科护理学[M].4版.北京:人民卫生出版社,2018.

[10]林梅英,朱启华.内科护理[M].3版.北京:人民卫生出版社,2015.

[11]路潜.外科护理学[M].北京:北京大学医学出版社,2015.

[12]王立红,田溢卿.实用手术室护理手册[M].北京:化学工业出版社,2019.

[13]郭莉.手术室护理实践指南[M].北京:人民卫生出版社,2019.

[14]李宝丽,刘玉昌.实用骨科护理手册[M].北京:化学工业出版社,2019.

[15]莫伟,李海燕.外周血管疾病介入护理学[M].北京:人民卫生出版社,2017.

[16]李麟荪,徐阳,林汉英.介入护理学[M].北京:人民卫生出版社,2015.

[17]安力彬,陆虹.妇产科护理学[M].6版.北京:人民卫生出版社,2017.

[18]陆虹,何荣华.妇产科护理学[M].北京:北京大学医学出版社,2015.

[19]夏海鸥.妇产科护理学[M]4版.北京:人民卫生出版社,2019.

[20]姜梅.妇产科护理指南[M].北京:人民卫生出版社,2018.

[21]陈少红,王燕,宁雁.实用妇产科护理手册[M].北京:化学工业出版社,2019.

[22]林晓云.儿科护理学[M].北京:北京大学医学出版社,2015.

[23]郭梦安.急诊护理学[M].北京:中国医药科技出版社,2018.

[24]燕铁斌,尹安春.康复护理学[M].4版.北京:人民卫生出版社,2017.

[25]刘素霞,马悦霞.实用神经内科护理手册[M].北京:化学工业出版社,2019.

[26]刘芳,杨莘.神经内科重症护理手册[M].北京:人民卫生出版社,2017.

[27]杨蓉,冯灵.神经内科护理手册[M].北京:科学出版社,2015.

[28]陈茂君,蒋艳,游潮.神经外科护理手册[M].2版.北京:科学出版社,2019.

［29］丁淑贞,于桂花.神经外科临床护理一本通［M］.北京:中国协和医科大学出版社,2016.

［30］胡雁,陆箴琦.实用肿瘤护理［M］.2 版.上海:上海科学技术出版社,2013.

［31］王丰松.实用临床肿瘤护理［M］.北京:科学出版社,2018.

［32］葛艳红,张玥.实用内分泌科护理手册［M］.北京:化学工业出版社,2019.

［33］袁丽,武仁华.内分泌科护理手册［M］.2 版.北京:科学出版社,2015.

［34］张仲景.老年护理学［M］.4 版.北京:人民卫生出版社,2017.

［35］邓科穗,钟清玲.老年护理学［M］.北京:中国医药科技出版社,2016.